Doenças autoimunes

Doenças autoimunes

Previna e reverta todo um universo de doenças inflamatórias

Amy Myers

Tradução de
Marcelo Brandão Cipolla
Daniel Eiti Missato Cipolla
Evandro Ferreira e Silva

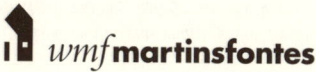

Esta obra foi publicada originalmente em inglês com o título
THE AUTOIMMUNE SOLUTION:
Prevent and Reverse the Full Spectrum of Inflammatory Symptoms and Diseases
por HarperOne, selo da HarperCollins Publishers.
Publicado por acordo com a HarperCollins Publishers.

Copyright @ 2015, Amy Myers, M.D.
Copyright © 2016, Editora WMF Martins Fontes Ltda.,
São Paulo, para a presente edição.

Todos os direitos reservados. Este livro não pode ser reproduzido, no todo ou em parte, armazenado em sistemas eletrônicos recuperáveis nem transmitido por nenhuma forma ou meio eletrônico, mecânico ou outros, sem a prévia autorização por escrito do editor.

1ª edição 2016
6ª tiragem 2021

Tradução
Marcelo Brandão Cipolla
Daniel Eiti Missato Cipolla
Evandro Ferreira e Silva

Revisão técnica
Dr. Sérgio Spalter

Acompanhamento editorial
Cecilia Bassarani

Revisões
Marisa Rosa Teixeira
Ana Maria de O. M. Barbosa

Edição de arte
Katia Harumi Terasaka

Produção gráfica
Geraldo Alves

Paginação
Moacir Katsumi Matsusaki

Dados Internacionais de Catalogação na Publicação (CIP)
(Câmara Brasileira do Livro, SP, Brasil)

Myers, Amy
  Doenças autoimunes : previna e reverta todo um universo de doenças inflamatórias / Amy Myers ; tradução de Marcelo Brandão Cipolla, Daniel Eiti Missato Cipolla e Evandro Ferreira e Silva. – São Paulo : Editora WMF Martins Fontes, 2016.

  Título original: The autoimmune solution: prevent and reverse the full spectrum of inflammatory symptoms and diseases.
  ISBN 978-85-469-0086-2

  1. Cura 2. Doenças autoimunes – Obras de divulgação 3. Sistema imunológico I. Título.

16-04214   CDD-616.978

Índices para catálogo sistemático:
1. Doenças autoimunes : Obras de divulgação : Medicina   616.978

Todos os direitos desta edição reservados à
Editora WMF Martins Fontes Ltda.
Rua Prof. Laerte Ramos de Carvalho, 133 01325-030 São Paulo SP Brasil
Tel. (11) 3293-8150 e-mail: info@wmfmartinsfontes.com.br
http://www.wmfmartinsfontes.com.br

Ao PAPAI
e
a quantos sofrem de doenças autoimunes.
Que vocês possam encontrar neste livro
um caminho alternativo e uma solução.

Sumário

Parte I A epidemia autoimune

    1 A minha jornada autoimune – e a sua   *3*

    2 Mitos e fatos sobre a autoimunidade   *29*

    3 Você é seu inimigo: como atua a autoimunidade   *41*

Parte II A raiz do problema

    4 Cure seu intestino   *63*

    5 Livre-se do glúten, dos cereais e das leguminosas   *85*

    6 Controle as toxinas   *109*

    7 Cure suas infecções e alivie seu estresse   *137*

Parte III Aprenda os meios

    8 Como pôr em prática o Método Myers   *161*

    9 Seu protocolo de 30 dias: plano alimentar e receitas   *177*

Parte IV Viva a solução

    10 O Método Myers como um modo de vida   *269*

    11 Como se orientar no labirinto da medicina   *283*

    12 Um mundo de esperança: histórias de sucesso   *291*

Agradecimentos *305*

Apêndice A: Organismos geneticamente modificados (OGMs) *307*

Apêndice B: Metais pesados *312*

Apêndice C: Fungos tóxicos *314*

Apêndice D: Odontologia biológica *317*

Apêndice E: Desintoxique sua casa *322*

Apêndice F: Melhore seu sono *326*

Apêndice G: Rastreador de sintomas do Método Myers *329*

Recursos *331*

Bibliografia selecionada *341*

Notas *360*

Índice remissivo *361*

Parte I

A epidemia autoimune

CAPÍTULO 1
A minha jornada autoimune – e a sua

Há cerca de dez anos, desenvolvi uma doença autoimune – e a medicina convencional me deixou na mão. Não quero que ela faça a mesma coisa com você.

Se você é um dos 50 milhões de norte-americanos que sofrem de doenças autoimunes, este livro é para você. Se é uma das centenas de milhões de pessoas que lutam contra uma doença inflamatória que aumenta o risco de surgimento de uma enfermidade autoimune – transtornos como artrite, asma, eczema ou doença cardiovascular –, este livro é para você. E, se é um dos milhões de pessoas cujo pai ou mãe, cônjuge, irmão ou irmã, amigo ou amiga, filho ou filha está tendo de enfrentar uma doença autoimune, este livro também é para você. Quer queira reverter seu transtorno autoimune, evitar desenvolver um transtorno autoimune ou dar apoio a quem sofre de um transtorno desses, este livro pode mudar sua vida.

Eu mesma sou médica e, por isso, não gosto de criticar outros médicos, quanto mais os protocolos-padrão que eles seguem, mas a verdade tem de ser dita: no que se refere ao tratamento de doenças autoimunes, a medicina convencional fracassou clamorosamente. As típicas armas usadas nesse combate são medicamentos que talvez aliviem os sintomas, talvez não; que podem prejudicar sua vida por causa de severos efeitos colaterais; que costumam deixar o paciente permanentemente ansioso diante da possibilidade de pegar uma infecção; e que podem parar de funcionar depois de alguns anos, levando você a ter de tomar remédios ainda mais fortes. A filosofia convencional é a de que os transtornos autoimunes são inevitáveis e podem ser apenas administrados, mas não prevenidos nem revertidos. Como resultado, os pacientes passam a depender completamente de seus médicos e dos medicamentos que lhes são prescritos e tornam-se incapazes de viver sem sofrer um medo constante e, muitas vezes, sem sofrer dor.

Nestas páginas, vou lhe ensinar a adotar uma dieta e um estilo de vida saudáveis, acompanhado de suplementos de alta qualidade, para eliminar os sintomas das doenças, parar de tomar medicamentos e gozar daquela saúde vibrante e total que você sempre desejou. Vou lhe mostrar por que a mudança na dieta e a cura do intestino podem fazer uma diferença tremenda; ao mesmo tempo, o corpo será libertado de sua carga tóxica, as infecções devem ser curadas e sua carga de estresse, aliviada. Vou ajudar você a assumir o controle sobre sua saúde, fazendo escolhas que apoiem seu próprio corpo e o mantenham aceso, em forma e cheio de energia.

Por que tanta autoconfiança da minha parte? Porque, ao longo dos anos, tratei milhares de pacientes com esta abordagem – e também tratei a mim mesma. Como eu disse, a medicina convencional me deixou na mão; por isso, tive de desenvolver uma solução para a autoimunidade, uma solução que me ajudasse a superar os terríveis efeitos colaterais dos tratamentos convencionais e me permitisse ter uma vida ativa e saudável.

Se você me der apenas 30 dias, posso ajudá-lo a retomar o controle sobre sua vida também. Se sofre de autoimunidade, posso lhe mostrar como reverter o transtorno, eliminar os sintomas e até largar os medicamentos. Se sofre de uma doença inflamatória, posso ajudá-lo a curá-la e a impedir que ela se transforme num transtorno autoimune. Se conhece alguém que tem problemas de autoimunidade, posso ensiná-lo a oferecer a seu ente querido o apoio e a orientação de que ele precisa para que sua vida mude completamente.

Gostou da ideia? Então, vamos começar. Mal posso esperar para que você encontre a solução para sua autoimunidade.

O FRACASSO DA MEDICINA CONVENCIONAL

Antes de examinarmos a alternativa tão necessária, vamos lançar um breve olhar sobre a situação com que você ou seus entes queridos estão tendo de lidar, ou aquilo com que você terá de lidar caso sua doença inflamatória se transforme em autoimunidade. Você talvez se veja indo de médico em médico, pois ninguém conseguirá saber qual é o seu problema. Há mais de 100 doenças autoimunes reconhecidas, e muitas delas não são bem compreendidas pela medicina convencional.

Por causa disso, muitos médicos e outros profissionais da medicina se veem perdidos quando alguém aparece diante deles com um conjunto de sintomas autoimunes que não se encaixam num diagnóstico que eles reconheçam. O problema se torna ainda pior pelo fato de a medicina convencional se dividir em inúmeras especialidades. Se um médico diagnosticar um transtorno autoimune, você não será encaminhado para um "especialista em imunidade" (a menos que venha se consultar comigo!). O mais provável é que seja mandado a um especialista no tratamento do sistema específico que está sendo atacado: um reumatologista para artrite reumatoide; um gastroenterologista para doença celíaca, doença de Crohn ou colite ulcerativa; um endocrinologista para doença de Graves, tireoidite de Hashimoto ou diabetes; e por aí afora. Se tiver duas doenças autoimunes, como acontece com muita gente, é provável que tenha de ir a dois especialistas diferentes; para três doenças, três especialistas; e assim por diante.

Essa fragmentação dá a entender que seu problema é uma doença de um órgão em particular, mas a verdade é que ele é uma doença do sistema imunológico como um todo. Todas essas doenças, apesar de afetar diferentes sistemas orgânicos, nascem de uma causa comum: uma disfunção do sistema imunológico. Minha abordagem se baseia em irmos à raiz do problema: remover os elementos que puseram seu sistema imunológico fora dos trilhos e fortalecê-lo em vez de suprimi-lo. É por isso que o uso desta abordagem habilita você a reverter e prevenir muitas doenças autoimunes ao mesmo tempo.

Uma vez que os transtornos autoimunes têm um componente genético, é possível que seu médico se preocupe caso você tenha um histórico familiar de autoimunidade que inclua pelo menos um genitor, irmão ou irmã, tio ou tia, avô ou avó. É possível que você tenha começado a procurar respostas quando percebeu que um ou mais membros da sua família tinham doenças como artrite reumatoide, doença de Crohn, lúpus ou tireoidite de Hashimoto.

Tenha ou não um histórico familiar, provavelmente alguém lhe dirá que seus genes é que vão determinar se você vai desenvolver autoimunidade ou não, que não há nada a fazer para preveni-la e que, uma vez que a autoimunidade se manifeste, não há mais como revertê-la. Isso acaba por tornar meio agourenta a busca de um diagnóstico, pois no fim do caminho não há uma promessa de saúde, mas somente a perspectiva de uma doença que só vai piorar dia após dia.

Na maioria dos casos, com ou sem um diagnóstico, seu clínico geral vai encaminhá-lo a um especialista – talvez um reumatologista, um endocrinologista, um gastroenterologista ou um neurologista. Caso tenha sido constatado que você tem uma doença dolorosa e debilitante, como a artrite reumatoide – uma inflamação das articulações –, o especialista provavelmente lhe dirá que esse transtorno, como todas as doenças autoimunes, é irreversível. A dor nas articulações que o levou a consultar o médico? Era só o começo. Vai acabar se tornando tão severa e tão debilitante que você sentirá dor quase o tempo todo e terá grande dificuldade para se movimentar. Esqueça a ideia de dar passeios românticos pela praia ou levar os netos ao parque de

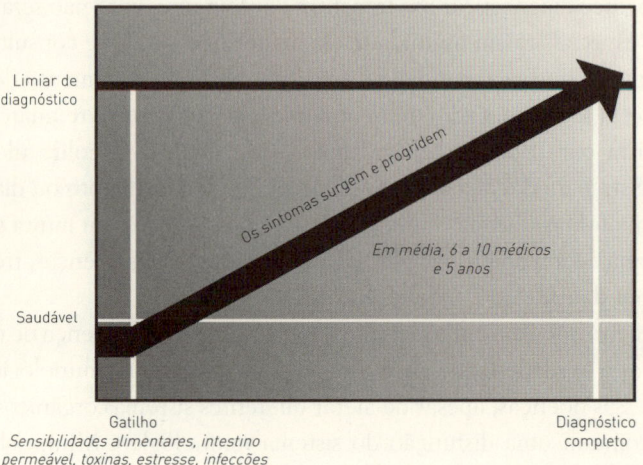

diversões. Se conseguir subir uma escada ou fazer breves compras no *shopping center*, você será uma pessoa de sorte.

O especialista lhe oferecerá um leque de poderosos medicamentos para combater seus sintomas e aliviar sua dor.

"E os efeitos colaterais?", pergunta você.

"De fato, estes medicamentos têm efeitos colaterais significativos", responde ele. "Você vai ter de aprender a conviver com eles."

Ou talvez seu diagnóstico seja mais brando – tireoidite de Hashimoto, por exemplo, uma doença em que seu sistema imunológico ataca a tireoide e a impede de produzir o hormônio tireoidiano. Se assim for, o especialista terá notícias mais felizes a lhe dar: basta que você tome um suplemento de hormônio tireoidiano todos os dias pelo resto da vida. O medicamento é barato, você não sofrerá efeitos colaterais e, embora a dose provavelmente tenha de ir aumentando aos poucos, sua vida continuará basicamente como era antes.

Você não gosta da ideia de assistir à lenta destruição de sua tireoide pelo seu próprio corpo. Mesmo assim, a sugestão do médico não parece tão má – pelo menos até você chegar em casa e fazer suas próprias pesquisas. Logo descobre um fato que a maioria dos médicos não conta a seus pacientes: quem tem uma doença autoimune tem uma probabilidade pelo menos três vezes maior de desenvolver outra. E se a próxima for algo realmente debilitante, como lúpus ou esclerose múltipla?

Na consulta seguinte, você pergunta ao médico sobre essa assustadora perspectiva e ele confirma que sua pesquisa estava correta: o fato de ter uma doença autoimune triplica sua probabilidade de desenvolver outras. Mas ele também lhe diz que não há nada que você possa fazer para impedir que isso aconteça. Pela medicina convencional, quem comanda sua doença são seus genes e quem comanda sua saúde é o médico.

Seja qual for a sua doença, as consultas com especialistas tendem a ser breves. Os planos de saúde pagam aos médicos por uma consulta de 15 minutos, de modo que esse é todo o tempo que eles podem, em geral, lhe dedicar. Você tem uma tremenda lista de perguntas, mas, na maioria dos casos, terá apenas tempo suficiente para ouvir o especialista confirmar que não há quase nada que você possa fazer para tornar mais

---

SINAIS DE ALERTA

Uma doença autoimune é aquele em que um sistema imunológico disfuncional ataca os tecidos do próprio corpo. Os sintomas e/ou diagnósticos a seguir podem ser sinais quer de uma doença autoimune já instalada, quer de um sistema imunológico inflamado que corre o risco de se tornar autoimune.

- acne
- alergias
- Alzheimer
- ansiedade
- articulações inchadas, avermelhadas ou doloridas
- artrite
- asma
- cistos mamários
- coágulos sanguíneos
- deficiência de vitamina B_{12}
- depressão
- doença cardiovascular
- dor de cabeça
- dores musculares
- dores nas articulações
- eczema
- fadiga
- fibroides uterinos
- infertilidade
- mente nublada (dificuldade de concentração, ou simplesmente não se sentir "inteligente")
- obesidade ou excesso de peso, especialmente no abdome
- olhos secos
- pancreatite
- pedras na vesícula
- problemas de sono (dificuldade para dormir ou permanecer dormindo)
- problemas digestivos (gases, inchaço abdominal, indigestão, constipação, diarreia, refluxo/azia)
- queda de cabelo
- refluxo ácido
- TDH/TDAH

lento o progresso de uma doença autoimune, quanto mais revertê-la. Simplesmente terá de tomar os medicamentos prescritos pelo "padrão de tratamento" convencional e torcer para que eles façam alguma diferença sem provocar muitos efeitos colaterais. Se tiver sorte, os medicamentos eliminarão todos os seus sintomas. Na maioria das vezes, contudo, o alívio que você pode esperar é apenas limitado. Mesmo que os sintomas desapareçam completamente, a tempestade autoimune continua trovejando dentro do seu corpo e você não faz ideia de quais possam ser seus efeitos.

Depois você fica sabendo que, mesmo que o médico encontre um medicamento que funcione, é possível que hora ou outra ele *pare* de funcionar. Na melhor das hipóteses, o médico encontrará então outro medicamento que também funcionará por certo tempo. Na segunda melhor, o novo medicamento lhe imporá alguns efeitos colaterais destrutivos, talvez até dolorosos. Na pior, você embarcará numa jornada infinita de frustração, dor e desespero, experimentando medicamento atrás de medicamento enquanto sua doença vai se tornando cada vez mais dolorosa e restritiva e sua vida vai se empatando até quase parar.

À medida que o tratamento progride, você constata que os piores efeitos colaterais não são necessariamente aqueles que têm base médica: há também o preço pessoal que você paga por ter a doença. Talvez você não consiga brincar com seus netos, pois suas articulações doem demais ou o imunossupressor que você toma o deixa vulnerável demais a um potencial resfriado ou gripe. Talvez não consiga fazer aquela segunda lua de mel ou tirar as esperadas férias familiares, pois seus músculos doem,

---

ESTE LIVRO PODE BENEFICIÁ-LO SE...

- você tem um transtorno autoimune;

- você sofre de autismo, síndrome da fadiga crônica, fibromialgia ou qualquer outra doença intimamente relacionada aos transtornos autoimunes; ou

- se você está em qualquer ponto daquilo que chamo de "espectro autoimune" – um caminho em que a dieta, o estilo de vida e/ou a genética lhe deixam em risco de desenvolver autoimunidade.

Embora os sintomas de cada uma dessas doenças sejam diferentes, todas elas resultam de desequilíbrios digestivos e imunológicos. Curando o intestino e dando apoio ao sistema imunológico, o Método Myers é eficaz para tratar todas as doenças autoimunes e aquelas que têm relação com elas. Também é um meio eficaz para prevenir essas doenças.

> ### SERÁ O AUTISMO UM TRANSTORNO AUTOIMUNE?
>
> Pesquisas recentes indicam que o autismo talvez tenha um componente autoimune. Com efeito, já tratei em minha clínica crianças que estavam no espectro do autismo e todas elas se beneficiaram imensamente de seguir o Método Myers. Se você tem um filho no espectro do autismo, o programa delineado neste livro com certeza o ajudará.

você se sente exausto ou simplesmente está fraco demais. Talvez se veja faltando repetidamente ao trabalho ou trabalhando menos horas por dia; talvez até corra o risco de ser demitido.

Senão, quem sofre é a sua vida social. Afinal de contas, você passa quase o tempo todo exausto, irritado e "fora de si". Seus amigos lhe ligam e sugerem um jantar, um *show*, uma caminhada ou mesmo uma longa conversa pelo telefone. Mas, na maioria das vezes, você simplesmente não tem energia. Talvez você se sinta desanimado demais para se divertir, ou tenha medo de ser tão má companhia que seus amigos, familiares e entes queridos vão acabar se cansando de ficar com você.

Por fim você descobre o pior de tudo: a impotência. Você sente que seu corpo, sua saúde e sua própria vida estão essencialmente fora do seu controle. Pergunta ao médico se há algo que possa fazer para melhorar as coisas – quem sabe alterar sua dieta? Num programa de TV, você ouviu alguém dizer que o glúten contribui para as doenças autoimunes. Será que você deve abandonar o pão e as massas e começar a viver sem comer glúten? Há pouco tempo, uma amiga lhe mandou um *link* para um artigo sobre uma doença chamada "intestino permeável". Você não deveria pesquisar mais sobre o assunto?

Também neste caso a medicina convencional é muito clara. As doenças autoimunes não têm a ver com o sistema digestório, mas com o sistema imunológico! A dieta faz pouca diferença, ou nenhuma. Demonizar o glúten? Apenas uma moda. É verdade que certas pessoas sofrem de uma doença autoimune relacionada ao glúten chamada doença celíaca, mas nós já fizemos os exames e não é isso que você tem, então... não se preocupe com o glúten.

O médico lhe diz, enfim, que o melhor que você tem a fazer é aceitar sua doença, aprender a conviver com os efeitos colaterais e ter a esperança de que os medicamentos continuem funcionando.

Felizmente, existe outro caminho.

O MÉTODO MYERS: UMA SOLUÇÃO

A medicina convencional procura um diagnóstico e trata os sintomas. O Método Myers, por outro lado, se baseia na medicina funcional, uma abordagem médica que examina o modo como todos os sistemas do corpo interagem e busca fazer com que todos funcionem otimamente. Entende-se que a dieta, o estilo de vida, os fatores ambientais e o estresse desempenham papéis importantíssimos, quer para mantê-lo saudável, quer para deixá-lo doente.

Nenhuma abordagem, nem mesmo o Método Myers, é capaz de curar as doenças autoimunes. Na ciência médica, a palavra "cura" significa que uma doença acabou definitivamente, ao passo que a palavra "remissão" indica que a doença acabou temporariamente e a palavra "reversão" significa que a doença permanece no corpo, mas sem sintomas.

Como ninguém ainda descobriu como curar as doenças autoimunes, o Método Myers lhe oferece a segunda melhor alternativa: reversão e prevenção. O Método Myers alivia os sintomas, ajuda você a largar os medicamentos e o habilita a viver com vitalidade e energia – e sem dor. Não se trata de aprender a conviver com uma doença; antes, de criar as melhores condições para que você tenha saúde durante toda a sua vida.

Esta abordagem se apoia sobre quatro pilares, cada um dos quais foi testado experimentalmente e gerou resultados incríveis no decorrer dos meus muitos anos de prática de medicina:

❶ **Cure seu intestino.** Afinal de contas, 80 por cento do sistema imunológico está no intestino. O intestino é a porta da saúde; por isso, se ele não for saudável, o sistema imunológico também não será.

❷ **Livre-se do glúten, dos cereais, das leguminosas e de outros alimentos que causam inflamação crônica.** A inflamação é uma resposta do organismo como um todo que, em pequenas doses, pode ajudar você a se curar. Porém, quando se torna crônica, causa estresse no corpo inteiro, especialmente no sistema imunológico. Se você sofre de uma doença autoimune, é a inflamação que provoca os sintomas e torna a doença pior. Se você está no espectro da autoimunidade, o aumento da inflamação pode precipitar em você um transtorno autoimune propriamente dito.

O glúten – uma proteína encontrada no trigo, no centeio, na cevada e em muitos outros cereais – estressa o sistema digestório, aumentando o risco de que você tenha um transtorno chamado de intestino permeável, que sobrecarrega ainda mais o sistema imunológico. Muitos outros alimentos, entre os quais cereais e leguminosas que não contêm glúten, também desencadeiam inflamações. É por isso que, no Método Myers, você vai cortar o glúten e limpar sua dieta, curando seu intestino, diminuindo a inflamação e revertendo a autoimunidade.

❸ **Controle as toxinas.** Todos os dias, somos atacados por milhares de toxinas – em casa, no trabalho, ao ar livre – e nosso sistema imunológico sente o baque desse combate. Se você tem uma doença autoimune ou se encontra em qualquer ponto do espectro autoimune, o grau da sua sobrecarga tóxica pode fazer a diferença entre a saúde e a doença.

❹ **Cure suas infecções e alivie seu estresse.** Certas infecções também podem desencadear uma doença autoimune, assim como o estresse físico, mental e emocional. Num círculo vicioso, o estresse também pode desencadear ou voltar a desencadear uma infecção, ao passo que as infecções aumentam a carga de estresse do corpo. Ou seja, quando você tira esse peso de cima do seu sistema imunológico, dá passos importantes rumo à reversão dos sintomas.

O Método Myers se baseia nas pesquisas mais avançadas e recentes publicadas nas revistas científicas mais respeitáveis. Na verdade, acabei de fazer as entrevistas para minha Cúpula Autoimune (www.autoimmunesummit.com) com 40 pesquisadores, cientistas, médicos e professores de todos os Estados Unidos, que concordaram unanimemente com a validade da abordagem dos quatro pilares. Esta também se baseia na minha experiência pessoal de paciente e de médica. Ao contrário da medicina convencional, o Método Myers é um tratamento otimista que dá mais poder ao paciente e lhe oferece a oportunidade de levar uma vida mais vibrante, energizada – e sem dor.

Você pode, com certeza, voltar a brincar com seus netos. Pode tornar mais lento, deter e até reverter o avanço da sua doença, eliminando os sintomas dela, libertando-se da dor e reduzindo os medicamentos, ou mesmo eliminando-os de vez. Você pode, sem dúvida, se tornar novamente aquela pessoa animada e enérgica que já foi um dia – ou, se vem sofrendo desse mal desde a adolescência, pode se tornar a pessoa saudável e confiante que sempre quis ser. E mais uma coisa: você mesmo pode administrar sua doença e seu tratamento.

Depois de completar 30 dias de prática do Método Myers, você já vai se sentir muito melhor; em alguns meses, estará livre de sintomas. Alguns de vocês talvez precisem da ajuda de um praticante de medicina funcional para atingir a plena recuperação; porém, na maioria dos casos, este livro será o suficiente.

Apliquei esta abordagem em milhares de pacientes e vi que ela funciona. Na verdade, pessoas de todos os Estados Unidos me procuram – muitas vezes à custa de muito dinheiro e esforço – porque estão ansiosas para encontrar um jeito diferente e melhor de tratar os transtornos autoimunes. Não estão contentes com os tratamentos convencionais oferecidos pelos médicos; querem uma *solução* para a autoimunidade. O Método Myers é essa solução: uma abordagem eficaz de longo prazo para reverter e prevenir transtornos autoimunes.

Também eu pratiquei o Método Myers. Durante anos e anos, sofri de uma doença autoimune que me lançou na dolorosa busca de um novo tipo de tratamento. No fim, tive de inventar minha própria solução.

MINHA JORNADA AUTOIMUNE

Eu não acreditava no que estava acontecendo comigo.

Eu estava deitada na cama, aterrorizada por um ataque de pânico. Queria desesperadamente continuar cursando o segundo ano da faculdade de medicina, mas estava lutando contra os terríveis sintomas da doença de Graves, uma enfermidade autoimune em que a glândula tireoide ataca a si própria e produz quantidades excessivas do seu hormônio. Por horríveis que fossem os sintomas, a sensação de impotência era ainda pior – a sensação de que minha vida já não me pertencia.

Os primeiros sinais haviam surgido no comecinho do segundo ano da faculdade de medicina que eu fazia no Centro de Ciências da Saúde da Universidade Estadual da Louisiana, em Nova Orleans. Como acontece com a maioria dos transtornos autoimunes, eu não tinha a mínima ideia do que estava se passando. Pela primeira vez na vida, fui vítima de ataques de pânico. Apesar de mal fazer exercícios e de consumir quantidades astronômicas de pizza e bolachinhas de aveia, eu estava perdendo peso como uma maratonista. Caí do manequim 38 para o manequim 34 em poucos meses. Parece o programa ideal de perda de peso, mas a verdade é que foi assustador emagrecer tanto de repente e pelo visto sem razão nenhuma. Eu não parava de suar e meu coração estava sempre acelerado. Minha mente também estava acelerada, em parte por causa da doença e em parte porque eu estava tão assustada. Nunca sabia quando poderia ter um ataque de pânico. Minhas pernas estavam tão fracas que tremiam a cada vez em que eu descia uma escada. Quando pegava a caneta para tomar notas na sala de aula, minha mão também balançava com uma tremedeira que eu mal e mal conseguia controlar.

Foi então que comecei a ter insônia. Virava e mexia a noite inteira, noite após noite. Se você já teve insônia, conhece o tormento de ficar deitada sem dormir horas a fio, morta de exaustão e incapaz de cair no sono. Em pouco tempo, a perspectiva de enfrentar outra noite sem dormir começa a se tornar quase tão ruim quanto a insônia em si. Eu me sentia aprisionada numa jaula de ansiedade, tontura e fadiga. "*Tem de* haver uma solução", eu dizia a mim mesma enquanto contemplava, infeliz, minha cadelinha, Bella, dormindo a sono solto. Mas minha vida estava então daquele jeito, e eu não conseguia deixar de me perguntar se ela seria assim para sempre.

Por fim, meus tremores pioraram tanto que minhas amigas repararam. Ficaram alarmadas e me convenceram a ir a uma médica – que rapidamente pôs de lado todas as minhas preocupações.

"Acho que isso não passa de estresse", disse ela com pressa. "Você está no segundo ano da faculdade de medicina, e é comum que os estudantes achem que estão com todas as doenças sobre as quais estão aprendendo. Se fosse você, eu não me preocuparia."

Por dolorosa que tenha sido a resposta dela, me serviu de lição. Hoje em dia, quando uma paciente me procura em lágrimas, insistindo que o médico não prestou atenção a uma parte importante da sua história, estou sempre disposta a ouvi-la. "Você conhece seu corpo melhor do que eu" – é o que digo a meus pacientes, desejando que minha primeira médica me tivesse dito algo semelhante.

Pelo menos eu sabia o suficiente para confiar em meus instintos. Afinal de contas, já havia passado por vários períodos estressantes em minha vida e nunca reagira daquele jeito. Como a combativa mulher da Louisiana que minha mãe me ensinara a ser, exigi uma avaliação médica completa e testes de laboratório.

Aconteceu que meu instinto estava certo. Eu não estava em pânico por causa dos cursos e exames nem estava misteriosamente ficando louca. Tinha uma moléstia real e diagnosticável: a doença de Graves. Minhas misérias enfim encontraram um nome.

A doença de Graves é uma enfermidade em que a tireoide trabalha mais do que devia. Dobra de tamanho e produz todos os sintomas de que eu vinha sofrendo: taquicardia, tremores, fraqueza muscular, perturbações no sono, excessiva perda de peso. No entanto, saber o nome da minha doença foi o único consolo que obtive, pois os tratamentos médicos convencionais para a doença de Graves eram aterrorizantes. Havia três opções no menu, e nenhuma delas parecia ser o caminho que levava a uma vida feliz.

A primeira escolha, e a menos invasiva, era tomar um medicamento chamado propiltiouracil. O propiltiouracil impediria minha tireoide de trabalhar tanto e de produzir hormônio em excesso.

Parece bom, correto? Mas então prestei atenção nos efeitos colaterais. Eis uma listinha parcial: erupções cutâneas, prurido, urticária, queda anormal de cabelos, mudanças na pigmentação da pele, edemas, náuseas, vômitos, azia, perda do paladar, dores nos músculos e nas articulações, parestesias (formigamento e perda da sensação nos membros) e dores de cabeça. Outro efeito colateral relacionado a essa terapia, conquanto menos comum, é uma doença chamada agranulocitose, ou seja, uma diminuição da quantidade de glóbulos brancos no sangue, que pode abrir caminho para lesões infecciosas da garganta, do trato gastrointestinal e da pele, juntamente com uma sensação geral de enfermidade e febre.

Tudo bem. Quais eram as outras duas opções?

Basicamente, eram duas maneiras diferentes de destruir minha tireoide. Ela poderia ser removida cirurgicamente ou, se eu quisesse, poderia fazer um procedimento chamado ablação da tireoide, no qual engoliria uma pílula radioativa para matar a glândula.

Apesar de estar matriculada numa faculdade de medicina convencional, eu acreditava que havia outros caminhos para a saúde além dos medicamentos e cirurgias. Estava claro que a nutrição, por exemplo, era eficaz para promover a saúde a curto e a longo prazo.

Quando era criança, minha mãe fazia boa parte da nossa comida em casa: pão de trigo integral, iogurte natural orgânico, granola e biscoitos de aveia, além dos pimentões e tomates que ela cultivava na nossa própria horta. Não consumíamos alimentos processados e industrializados; mal tínhamos comidas enlatadas em nossa despensa. Sempre comíamos juntos, em família – sobretudo a comida saudável da década de 1970, ou seja, arroz integral, tofu, broto de feijão e muitas hortaliças. Raramente ficávamos doentes e eu tinha orgulho da dieta saudável que nos fazia tão bem. Aos 14 anos, até virei vegetariana.

Foi então que minha mãe ficou com câncer.

Só tinha 59 anos na época, e eu tinha 29. Eu passara dois anos incríveis como voluntária do Peace Corps no sertão do Paraguai, havia acabado de voltar para os Estados Unidos e estava cumprindo os últimos pré-requisitos para poder fazer a faculdade de medicina. Quando fiquei sabendo da doença da minha mãe, não conseguia acreditar. Minha mãe sempre fora a própria encarnação da saúde. Parecia 10 ou 15 anos mais jovem do que era, corria 5 quilômetros por dia e até dava aulas de ioga. Porém, de repente, descobriu que tinha câncer do pâncreas, uma doença cuja cura é desconhecida pela medicina convencional.

Foi um alerta para mim. Descobri que, mesmo que estejamos fazendo tudo direitinho – ou que acreditemos estar fazendo tudo direitinho –, ainda podemos ficar terrivelmente doentes.

Em certa medida, isso se deve ao fato de a maioria das doenças graves ser multifatorial. A genética tem seu papel, assim como as toxinas do nosso ambiente. Não temos um controle total sobre as condições que criam nossos transtornos de saúde.

Também descobri – embora isso ainda tenha demorado vários anos – que nossa dieta familiar "saudável" estava, na verdade, envenenando todos nós. O pão de trigo integral, os cereais e as leguminosas que constituíam a base de nossas refeições familiares estavam cheios de substâncias químicas que causam inflamação e podem ter desencadeado o câncer da minha mãe, agravado a doença autoimune do meu pai (uma doença chamada polimiosite, cujos sintomas são dores nas articulações e fraqueza) e me predisposto a ter meus próprios problemas de saúde.

Enquanto isso, a doença de mamãe me deixou claríssimo que os médicos convencionais eram totalmente impermeáveis a qualquer outra abordagem, em especial se esta envolvesse nutrição, suplementos ou qualquer coisa natural. Quando conversei com o médico de mamãe sobre alguns alimentos curativos de que eu ouvira falar, ele zombou de mim e da própria ideia de que a nutrição pudesse ter algum papel de destaque: "Sua mãe também poderia pendurar uma melancia no pescoço e pular num pé só. Isso talvez a ajudasse, mas provavelmente não ajudará" – foi isso que ele me disse. Preparando-me para entrar na faculdade de medicina, compreendi que essa resposta era típica da mentalidade que eu encontraria ali. Desde o começo tive a intenção de me tornar uma médica integradora, que visse o corpo como uma unidade e usasse o máximo possível a dieta alimentar e as abordagens naturais. A experiência de mamãe simplesmente confirmou que seria dificílimo integrar as duas abordagens.

Enquanto isso, a medicina convencional não podia oferecer nada à minha mãe, exceto quimioterapia. Mesmo assim, não se esperava que a quimioterapia a curasse, mas que simplesmente adiasse o inevitável. Minha mãe morreu menos de cinco meses depois do diagnóstico. Entrei na faculdade de medicina no ano seguinte – e um ano depois estava sofrendo da doença de Graves.

Agora sei que, além da dieta, o estresse também é um fator importante para o desenvolvimento da autoimunidade. É claro que o estresse da morte da minha mãe ajudou a desencadear a doença de Graves em mim. Mas havia ainda outros fatores envolvidos:

Dieta. Como vegetariana, minha dieta era baseada em muito glúten, cereais e leguminosas, além de leite e laticínios, sementes oleaginosas e outros tipos de sementes. Esses alimentos aparentemente saudáveis haviam, na verdade, inflamado todo o meu organismo, predispondo-me a ter problemas no sistema imunológico. Se eu, como tanta gente, tinha uma predisposição genética à autoimunidade, essa dieta praticamente garantiu que minha predisposição tenha se transformado numa doença propriamente dita.

Intestino permeável. Minha dieta rica em carboidratos me predispôs a desenvolver uma doença chamada "síndrome do supercrescimento bacteriano no intestino delgado" (SBID), que por sua vez gerou o intestino permeável, em que as paredes intestinais se tornam porosas, o que tem consequências perigosas para os sistemas digestório e imunológico. (Você saberá mais sobre o intestino permeável nos capítulos 4 e 5.)

Toxinas. Os metais pesados também são fatores que desencadeiam doenças autoimunes, e eu de fato havia estado muito exposta ao mercúrio: nas vacinações semanais que recebia durante a época dos Peace Corps, no atum enlatado que eu adorava e numa estadia prolongada na China, onde o ar é densamente poluído por metais pesados. Se tivesse reduzido essa exposição ao mercúrio, poderia ter aliviado meu fardo tóxico e talvez meu sistema imunológico não tivesse saído dos trilhos.

Infecções. Certos tipos de infecções representam mais um fator de risco para a autoimunidade. E adivinhe: eu tinha tido uma delas, o vírus de Epstein-Barr (VEB), que havia provocado em mim um caso grave de mononucleose quando eu estava no ensino médio. O VEB também tem relação com a síndrome da fadiga crônica, e é por isso que as pessoas que sofrem dessa síndrome correm o mesmo risco de desenvolver transtornos autoimunes.

Se eu soubesse naquela época o que sei hoje, teria compreendido quantos fatores de risco eu acumulava – e teria sabido como usar a dieta, a cura do intestino, a desintoxicação e o alívio do estresse para prevenir minha doença. Se mesmo assim houvesse sucumbido a um transtorno autoimune, teria pelo menos sido capaz de me tratar, aliviando meus sintomas, recuperando a saúde e evitando as horríveis opções oferecidas pela medicina convencional.

Porém, nós estávamos então no ano 2000 e a medicina funcional ainda estava engatinhando. Meus médicos convencionais me deram as três opções desagradáveis de que falei acima e, que eu soubesse, eram minhas únicas alternativas.

Na esperança de encontrar um caminho melhor, fui a um médico chinês tradicional e comecei a tomar muitas ervas na forma de um pó marrom de gosto horrível. Elas não melhoraram muito a minha situação; além disso, me preocupava o fato de, se eu em algum momento precisasse de um tratamento de emergência, os médicos não teriam a menor noção de quais poderiam ser as interações entre os medicamentos que me seriam administrados e as ervas que eu estava tomando – aliás, nem sequer saberiam o que eu tomava. Apesar de estar perdendo cada vez mais a fé na medicina convencional, eu não queria abandoná-la por completo.

Assim, com relutância, optei pelo propiltiouracil. Minha primeira lição sobre os efeitos colaterais potencialmente desastrosos veio alguns meses depois, quando o medicamento começou a destruir meu fígado e desenvolvi hepatite tóxica. A doença foi tão grave que fiquei de cama por um longo período e quase tive de abandonar a faculdade.

Minhas opções eram, então, a cirurgia ou a ablação – remover minha tireoide ou destruí-la. Enquanto isso, eu continuava consumindo minha dieta "saudável" baseada em cereais, que ainda fazia meu sistema imunológico atacar minha tireoide.

Escolhi a ablação e disse adeus à minha tireoide, escolha que lamento até hoje. Se conhecesse a medicina funcional, poderia ainda estar com minha tireoide, vivendo saudável e sem sintomas, com o corpo intacto.

Na época, porém, eu não conhecia outro caminho. Simplesmente tenho de dizer a mim mesma que fiz o melhor possível com o conhecimento que tinha.

Não obstante, mesmo então eu sabia intuitivamente que *havia* um caminho melhor – uma abordagem à saúde que se baseasse na capacidade curativa natural do corpo, em vez de atacar o corpo por meio de medicamentos potentes e cirurgias invasivas. Sempre soube que existia outro tipo de medicina, embora ignorasse como se chamava nem como encontrá-la. Entrei na faculdade de medicina decidida a encontrar esse outro tipo de cura, e fui a todos os lugares onde pudesse aprender mais sobre medicina integrativa e alternativa. Cheguei a ser presidente do grupo de estudos de medicina alternativa e complementar da faculdade. Porém, não encontrei nenhuma abordagem que parecesse chegar à raiz do problema.

Assim, quando me formei na faculdade de medicina, decidi fazer medicina de emergência. Com essa especialização, sempre me seria possível trabalhar em outros países, coisa que eu adorava e havia me levado aos Peace Corps. E, uma vez que os médicos especialistas em emergência não têm consultório, eu teria liberdade para praticar aquele outro tipo de medicina – assim que conseguisse saber como era.

Mudei-me para Austin, no Texas, onde dividia meu tempo entre o centro de traumatologia geral do Hospital Brackenridge e o centro de traumatologia pediátrica do Centro Médico Infantil Dell. Como médica de sala de emergência, tive a oportunidade de tratar pessoas em condições extremas e me orgulhava das vidas que ajudava a salvar. O fato de recuperar uma criança às portas da morte e, assim, ajudar não somente a ela, mas também a toda a sua família, me fazia lembrar o quão poderoso pode ser o tratamento médico correto.

Contudo, a grande maioria das pessoas que eu atendia não me procurava em razão de um trauma qualquer, mas de algum problema relacionado a uma doença crônica. Isso me partia o coração, pois não havia quase nada que a medicina convencional pudesse fazer para ajudá-las. Além de ter me deixado na mão, a medicina convencional – e eu junto com ela – estava deixando na mão todos aqueles pacientes.

Enquanto isso, eu continuava tendo problemas de saúde. A ablação havia liberado em minha corrente sanguínea uma grande quantidade de hormônio tireoidiano, de modo que sofri de mudanças radicais de humor durante meses. Uma vez que meu organismo ainda estava inflamado, desenvolvi a síndrome do cólon irritável. Mesmo quando os piores sintomas se foram, eu nunca me sentia realmente saudável. O máximo que eu conseguia era "não me sentir doente".

Então, finalmente encontrei o que estava procurando. Descobri a medicina funcional.

MEDICINA FUNCIONAL: RECUPERAR O EQUILÍBRIO DO CORPO

Hoje em dia, a medicina funcional é bem conhecida. O trabalho de pioneiros como Jeffrey Bland, Mark Hyman, David Perlmutter, Alejandro Junger e Frank Lipman ajudou a popularizar essa poderosa abordagem de cura e saúde. Em vez de retalhar o corpo e dividi-lo em diferentes especialidades, como faz a medicina convencional – sistema imunológico, sistema digestório, ad-renais, tireoide –, a medicina funcional vê o corpo como um único sistema integrado. Sob essa ótica, a saúde não é alcançada medicando-se os sintomas individuais ou mesmo as doenças individuais. Ao contrário, é o corpo inteiro que é tratado, dando-se atenção a como os sistemas orgânicos se afetam mutuamente a cada momento.

Por exemplo, 80 por cento do seu sistema imunológico está dentro do seu trato intestinal. Por isso, a perspectiva da medicina funcional – e talvez também o simples bom senso – indica que, para curar o sistema imunológico, é preciso primeiro curar o intestino.

A medicina funcional também faz uso da nutrição na forma de alimentos e suplementos. Um médico especializado em medicina funcional diria: "Você não pegou a doença de Graves por causa de uma deficiência de propiltiouracil ou de radiação. Pegou-a porque seu corpo precisava de determinado tipo de nutrição ou de proteção que ele não estava obtendo." O papel da medicina funcional, portanto, é dar ao corpo o que lhe falta.

É claro que isso às vezes inclui medicamentos. Mesmo assim, a meta é sempre a de recuperar a saúde plena de todos os sistemas do organismo por meio de uma abordagem o máximo natural e não invasiva.

Hoje eu sei dessas coisas; na verdade, pratico-as. Porém, até 2009, jamais havia sequer ouvido falar de medicina funcional. Por sorte, decidi ir ao Simpósio de Assistência Médica Integrativa, onde o dr. Mark Hyman, pioneiro da medicina funcional, deu uma palestra explicando que as inflamações, as toxinas, o intestino permeável e as sensibilidades alimentares eram as causas fundamentais da maioria das doenças crônicas. Aprendi também que havia um vínculo entre o glúten e as doenças autoimunes – especialmente as da tireoide.

Fui fisgada – completamente. Mergulhei no programa de formação do Instituto de Medicina Funcional, o que me confirmou que era exatamente aquilo que eu vinha procurando durante todos aqueles anos. Essa era a abordagem que, por intuição, eu sabia que existia, aquela abordagem à qual eu nunca tinha sido capaz de dar um nome. Era um jeito de tratar os pacientes que fazia sentido para mim, enfocando não o uso de medicamentos para curar doenças, mas o uso dos recursos do próprio corpo para criar saúde. Finalmente pude me tornar a médica que sempre sonhara ser. Assim, com um alívio e uma gratidão imensos, abri meu próprio consultório.

> ## A AUTOIMUNIDADE NOS ESTADOS UNIDOS
>
> Abaixo, algumas estimativas sobre a incidência de transtornos autoimunes nos Estados Unidos. Algumas dessas doenças são consideradas transtornos autoimunes, ao passo que outras apenas se assemelham à autoimunidade. Para todas elas, no entanto, o Método Myers constitui um protocolo eficaz para reverter a progressão da doença, aliviar seus sintomas e permitir que você volte a levar uma vida saudável e vigorosa.
>
> **Doença de Graves** – 10 milhões
> **Psoríase** – 7,5 milhões
> **Fibromialgia** – 5 milhões
> **Lúpus** – 3,5 milhões
> **Doença celíaca** – 3 milhões
> **Tireoidite de Hashimoto** – 3 milhões
> **Artrite reumatoide** – 1,3 milhão
>
> **Síndrome de fadiga crônica** – 1 milhão
> **Doença de Crohn** – 700 mil
> **Colite ulcerativa** – 700 mil
> **Esclerose múltipla** – de 250 mil a 300 mil
> **Esclerodermia** – 300 mil
> **Diabetes tipo 1** – de 25 mil a 50 mil

Também estava ansiosa para saber se essa nova abordagem poderia ajudar *a mim*. Nos primeiros passos do desenvolvimento do Método Myers, cortei da minha dieta vários alimentos inflamatórios e esperei ansiosamente pelos resultados. Como era de esperar, em 30 dias me senti melhor.

Continuei deixando aqueles alimentos fora da minha dieta. Além disso, tratei as infecções em meu intestino, otimizei a capacidade do meu corpo de se livrar de toxinas e aprendi a lidar melhor com o estresse.

Depois de me sentir doente durante tantos anos, aquela nova dieta parecia um milagre da medicina. Foi o fim da ansiedade, dos ataques de pânico e do intestino irritável. De repente me vi cheia de energia e finalmente me senti bem. Encontrara a solução para minha autoimunidade. Quando parei para ver o que eu fizera para reverter meus sintomas e recuperar a verdadeira saúde, descobri os fundamentos do Método Myers.

O ESPECTRO AUTOIMUNE

Quando começamos a ver o corpo a partir da perspectiva da medicina funcional, compreendemos que não existe uma única categoria isolada chamada "autoimunidade". Ao contrário, o que existe é aquilo que chamo de "espectro autoimune".

No alto do espectro estão aquelas pessoas que têm doenças autoimunes propriamente ditas. Suponhamos que você tenha esclerose múltipla, por exemplo. Caso siga o Método Myers, poderá gozar de uma vida longa e saudável, praticamente sem sintomas. Uma vez que seu sistema imunológico já não esteja atacando sua medula espinhal – a característica que define a esclerose múltipla –, seus músculos poderão se tornar fortes e saudáveis novamente. Porém, seu sistema imunológico ainda estará a postos para atacar os tecidos do seu corpo; no momento em que seu nível de inflamação aumentar – por causa da má dieta, da carga tóxica, do estresse ou de algum outro fator –, os sintomas anteriores retornarão.

No meio do espectro estão aqueles que sofrem de doenças e/ou sintomas inflamatórios que ainda não se transformaram em doenças autoimunes: asma, alergias, dor nas articulações e nos músculos, fadiga e problemas digestivos. A obesidade também entra nessa categoria, pois o excesso de gordura corporal – especialmente no abdome – cria inflamação. (Falando em círculo vicioso, a inflamação também dificulta a perda de peso.) Esses sinais significativos de inflamação indicam que, mesmo que você ainda não tenha uma doença autoimune, corre o forte risco de desenvolver uma.

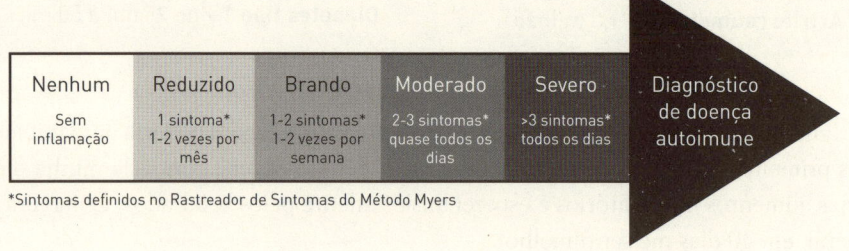

*Sintomas definidos no Rastreador de Sintomas do Método Myers

Por fim, na parte mais baixa do espectro estão aqueles que têm inflamação moderada. Talvez estejam comendo mal, mas por enquanto ainda conseguem aguentar. Têm alguns problemas intestinais que se manifestam em problemas digestivos, como refluxo ou constipação, ou surgem como sintomas que aparentemente nada têm a ver com o assunto, como acne, fadiga ou depressão. (Veja a lista de sintomas na página 7.) Talvez você esteja exposto a muitas toxinas por causa dos fungos que infestam o seu porão ou do mercúrio liberado por suas obturações dentárias, mas ainda não deu sinais de doença. Talvez esteja levando uma vida de muito estresse, mas até agora sente que consegue dar conta do recado.

Nesta parte baixa do espectro, talvez você já tenha sintomas menores de inflamação, como acne, síndrome do cólon irritável, excesso de peso ou um caso leve de asma – algo que só aparece de vez em quando, mas também nunca vai embora de vez. Entretanto, se a inflamação prosseguir aumentando, você continuará subindo no espectro. Seus sintomas provavelmente vão piorar, e talvez você até desenvolva uma doença autoimune.

Outro fator a se levar em conta para você saber em que ponto do espectro está é o histórico médico da sua família. Quanto maior o número de seus parentes com uma doença autoimune, maior o risco de você desenvolver uma também – e o risco aumenta quando eles são parentes muito próximos ou de primeiro grau (pais ou irmãos). Ou seja, mesmo que você apresente relativamente poucos sintomas, o fato de ter um ou mais parentes com uma doença autoimune pode situá-lo numa faixa superior do espectro.

Está se perguntando em que faixa do espectro *você* está? Para descobrir, preencha o Rastreador de Sintomas do Método Myers, abaixo, e responda às perguntas subsequentes.

RASTREADOR DE SINTOMAS DO MÉTODO MYERS

Atribua notas aos seguintes sintomas para os últimos sete dias numa escala de 0 a 4 baseada na severidade. 0 = Nenhum, 1 = Reduzido, 2 = Brando, 3 = Moderado, 4 = Severo.

CABEÇA
____ cefaleia
____ enxaqueca
____ vertigem
____ dificuldade para dormir
Total ____

MENTE
____ neblina mental
____ memória ruim
____ problemas de coordenação
____ dificuldade para tomar decisões
____ fala lenta/gaguejante
____ déficit de atenção/ aprendizado
Total ____

OLHOS
____ pálpebras inchadas, vermelhas
____ olheiras
____ olhos saltados
____ problemas de visão
____ olhos lacrimejantes, com coceira
Total ____

NARIZ
____ congestão nasal
____ excesso de muco
____ corrimento
____ problemas nos sínus
____ espirros frequentes
Total ____

OUVIDOS
____ coceira nos ouvidos
____ dor de ouvido, infecções
____ corrimento
____ zumbido no ouvido, perda auditiva
Total ____

BOCA, GARGANTA
____tosse crônica
____pigarro frequente
____dor de garganta
____lábios inchados
____feridas
Total ____

CORAÇÃO
____batimento irregular
____batimento rápido
____dor no peito
Total ____

PULMÕES
____congestão no peito
____asma, bronquite
____falta de fôlego
____dificuldade para respirar
Total ____

PELE
____acne
____urticária, eczema, pele seca
____queda de cabelo
____ataques de calor
____sudorese excessiva
Total ____

PESO
____incapacidade de perder peso
____desejo forte de certos alimentos
____excesso de peso
____peso insuficiente
____ingestão compulsiva de alimentos
____retenção de água, inchaço
Total ____

DIGESTÃO
____náuseas, vômitos
____diarreia
____constipação
____inchaço abdominal
____arrotos, flatulência
____azia, indigestão
____dor/cãibra no estômago ou no intestino
Total ____

EMOÇÕES
____ansiedade
____depressão
____mudanças de humor
____nervosismo
____irritabilidade
Total ____

ENERGIA, ATIVIDADE
____fadiga
____letargia
____hiperatividade
____inquietude
Total ____

ARTICULAÇÕES, MÚSCULOS
____dor nas articulações
____artrite
____músculos enrijecidos
____dores musculares
____fraqueza, cansaço
Total ____

OUTROS

____doenças/infecções frequentes

____micção frequente/urgente

____prurido ou corrimento genital

____prurido anal

Total ____

Total preliminar _____

Agora responda às seguintes perguntas e acrescente estes pontos ao total preliminar para chegar ao seu total geral:

❶ Você tem uma doença autoimune? Se tiver, acrescente 80 pontos.

❷ Você tem mais de uma doença autoimune? Se tiver, acrescente 100 pontos.

❸ Você tem marcadores inflamatórios altos, como a taxa de sedimentação eritrocitária, a proteína C-reativa ou a homocisteína? Se tiver, acrescente 10 pontos.

❹ Você tem uma doença diagnosticada que termina com "ite", como artrite, colite, pancreatite, sinusite ou diverticulite? Se tiver, acrescente 10 pontos.

❺ Você tem um parente de primeiro grau (pai ou irmão) com doença autoimune? Se tiver, acrescente 10 pontos para o primeiro parente e mais 2 pontos para cada outro parente de primeiro grau.

❻ Você tem um parente de segundo grau (avô ou tio) com doença autoimune? Se tiver, acrescente 5 pontos.

❼ Você é mulher?ª Se for, acrescente 5 pontos.

Total geral _____

SEU LUGAR NO ESPECTRO AUTOIMUNE

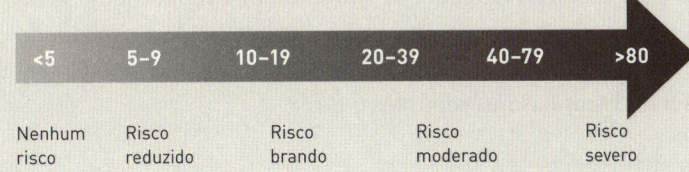

Verifique seu total geral no Rastreador de Sintomas do Método Myers.

Se o seu total geral é menor que 5, parabéns! Seu nível de inflamação é muito baixo, e a esta altura é improvável que você desenvolva uma doença autoimune. Para ficar protegido durante toda a vida, siga o Método Myers e mantenha a inflamação nesse nível saudável.

> **Se o seu total geral está entre 5 e 9,** você está na extremidade inferior do espectro autoimune – mas *está* no espectro. Tem alguns fatores de risco para a autoimunidade, o que aumenta a possibilidade de que desenvolva uma doença autoimune. Para diminuir esse risco e reduzir a inflamação, siga o Método Myers.
>
> **Se o seu total geral está entre 10 e 30,** você está no meio do espectro autoimune, com sintomas significativos que revelam uma inflamação considerável e um risco de brando a moderado de desenvolver a autoimunidade. Você pode reverter sua inflamação, curar seus sintomas e evitar o risco de uma doença autoimune seguindo o Método Myers.
>
> **Se o seu total geral é superior a 30,** você corre risco moderado, quer por ter um ou mais familiares doentes, quer por já ter avançado bastante nas faixas do espectro. Talvez já tenha tido uma doença autoimune diagnosticada ou tenha alguma que não foi diagnosticada. Se ainda não tem um transtorno desse tipo, o histórico médico da sua família e/ou o seu alto nível de inflamação o fazem correr o risco de desenvolver um. Para regredir no espectro e recuperar sua melhor saúde, siga o Método Myers.

PARA IR EM FRENTE

Incluí uma cópia desse teste e do rastreador de sintomas no apêndice G. Faça cinco fotocópias e preencha uma no dia em que começar a seguir o Método Myers. Vá preenchendo as outras nas semanas seguintes, sempre no mesmo dia da semana em que começou o programa. Você poderá acompanhar seu progresso à medida que seus sintomas forem desaparecendo. Se ainda tiver sintomas ao final de 30 dias, faça mais algumas cópias e preencha o rastreador de sintomas uma vez por mês. Se não estiver satisfeito com seu progresso, procure um profissional de saúde especializado em medicina funcional[1] (www.functionalmedicine.org) que o ajude a explorar algumas questões que serão discutidas nos capítulos 6 e 7.

A EPIDEMIA AUTOIMUNE

Se você está familiarizado com a medicina convencional, sabe que a crença mais difundida é que as doenças autoimunes têm origem genética. De acordo com essa ideia,

---

[1] Existem médicos no Brasil praticantes de medicina funcional, mas não existe até o presente momento uma associação brasileira de medicina funcional. (N. do R. T.)

a autoimunidade é um dado, algo que os genes simplesmente mandam o corpo fazer. O quando, o onde e o como dependem apenas dos genes, não de você. Nesse caso, você talvez esteja se perguntando como posso afirmar que existe uma epidemia de autoimunidade. Uma vez que a genética humana evolui bem devagar, a incidência de doenças autoimunes deve permanecer mais ou menos constante, sobretudo no decorrer de poucas gerações.

Contudo, nos últimos 50 anos a incidência de autoimunidade nos Estados Unidos triplicou. Assim como as alergias e a asma, as doenças autoimunes também assumiram proporções epidêmicas em anos recentes. Uma vez que o genoma humano não pode de maneira alguma ter mudado tão rapidamente, é preciso que haja algo no ambiente desencadeando os transtornos autoimunes (e também outras epidemias). Os índices vêm subindo tão rápido que as doenças autoimunes hoje representam a terceira doença crônica mais comum dos Estados Unidos, perdendo somente para as cardiopatias e o câncer[2].

Além disso, conhecemos muitos casos documentados de pessoas que desenvolveram doenças autoimunes sem nenhum histórico familiar dessas doenças. O contrário também é verdade: ao longo dos anos em que venho tratando milhares de pacientes com doenças autoimunes, passei a crer que a maioria desses casos, senão todos, poderia ter sido prevenida se meus pacientes tivessem conhecido e seguido o Método Myers *antes* de seus sistemas imunológicos caírem em tamanho estado de desequilíbrio.

DOENÇAS INFLAMATÓRIAS NO ESPECTRO AUTOIMUNE

- A seguir, as estimativas sobre a incidência de doenças inflamatórias nos Estados Unidos[3].

Acne – 85 por cento de todos os norte-americanos em algum momento da vida

Obesidade – 90 milhões

Sobrepeso – 88 milhões

Doença cardiovascular – 80 milhões

Alergias – 50 milhões

Artrite – 50 milhões

Asma – 25 milhões

Eczema – 7,5 milhões

Síndrome do cólon irritável – 1,4 milhão

---

2 No Brasil, os problemas cardiovasculares, o diabetes, a depressão e as doenças crônicas de coluna são as doenças crônicas mais prevalecentes. (N. do R. T.)
3 No Brasil, a incidência dessas doenças também é alta. (N. do R. T.)

O que está provocando esse aumento alarmante das doenças autoimunes? Há quatro fatores fundamentais:

Dietas saturadas de glúten. Hoje em dia, o glúten está em *toda* parte e domina nossa dieta de um jeito que nossos avós jamais poderiam ter imaginado. Além disso, o tipo de glúten a que estamos expostos hoje não é a mesma proteína que nossos ancestrais conheciam, mas uma substância nova e muito mais perigosa para a nossa saúde. (Para uma explicação mais extensa destes assuntos, veja o capítulo 5.)

Intestino permeável. A dieta, as toxinas, o estresse e os medicamentos contribuem, todos juntos, para causar o intestino permeável, uma doença em que as paredes dos intestinos se tornam mais porosas que o normal. Como resultado disso, o alimento parcialmente digerido vaza para fora do intestino, estressando de diversas maneiras o sistema imunológico e causando, além disso, vários outros problemas de saúde. Você vai saber mais sobre o intestino permeável nos capítulos 4 e 5, onde vai descobrir que ele é uma precondição essencial para o desenvolvimento de doenças autoimunes. Ou seja, o intestino permeável é um fator importantíssimo na epidemia autoimune – e a cura do intestino permeável é um elemento-chave no Método Myers.

A carga tóxica. Como você verá no capítulo 6, estamos expostos a uma carga tóxica que, do mesmo modo, é muito maior do que qualquer coisa que nossos avós tivessem de enfrentar. A quantidade imensa de substâncias químicas presentes no ar, na água e no alimento – toxinas a que estamos expostos praticamente a todo momento, em casa, no trabalho e no ambiente em geral – estressou nosso sistema imunológico num grau nunca antes visto.

Nossa vida estressante. É difícil comparar os níveis de estresse de uma geração a outra, pois a experiência do estresse é altamente subjetiva. No entanto, como vem aumentando a incidência de doenças relacionadas ao estresse, e visto que já se demonstrou que o estresse desencadeia e intensifica os transtornos autoimunes, afirmo com convicção que também ele é um fator fundamental da atual epidemia. (Para saber mais sobre o estresse e a autoimunidade, veja o capítulo 7.)

A HIPÓTESE DA HIGIENE

Há outra teoria importante sobre o porquê de a incidência da autoimunidade estar nas alturas: a "hipótese da higiene". Geralmente pensamos que as bactérias são nocivas, mas a maioria delas é, na verdade, neutra ou amiga – e algumas são absolutamente cruciais para a nossa saúde. De acordo com a hipótese da higiene, essas bactérias estão sendo dizimadas e, por isso, nosso sistema imunológico está sendo tremendamente afetado.

Como você verá no capítulo 4, o parto por cesariana e a alimentação com mamadeira privam os bebês de bactérias cruciais que eles receberiam no canal do nascimento e ao tomar leite materno. Com isso, o sistema imunológico deles fica prejudicado. (A alimentação por mamadeira também priva as crianças de fatores de imunidade recebidos por meio do leite materno.)

Os antibióticos – frequentemente dados às crianças ao menor sinal de mal-estar – matam e dizimam as bactérias amigas, enfraquecendo o sistema imunológico. Além disso, pelo fato de as crianças tomarem vacinas, seu sistema imunológico passa a ficar isolado de todos os desafios e acaba perdendo os recursos de que dispõe para afastar infecções.

Porém, o processo de enfraquecimento imunológico não para por aí. Hoje em dia, as crianças tendem a não brincar na terra e a não ter contato com vacas, cavalos e outros animais, de modo que seu sistema imunológico fica privado de oportunidades de combater bactérias. Os sabonetes antibacterianos e os géis para desinfecção das mãos matam as bactérias amistosas, ao passo que a farinha refinada, as gorduras pouco saudáveis, o excesso de açúcar e os organismos geneticamente modificados (OGMs) favorecem as bactérias ruins e destroem as boas.

Não há dúvida de que o saneamento, os antibióticos e as vacinas da modernidade salvaram muitas vidas, mas eles também estão nos custando a saúde do nosso sistema imunológico. Sugiro que busquemos o caminho do meio. Deixe seus filhos brincarem na terra, esqueça os sabonetes antibacterianos e tome os probióticos que recomendo na página 181. E, antes de permitir que o médico receite antibióticos a seus filhos, verifique se esse tratamento é realmente necessário. O sistema imunológico deles lhe agradecerá por esses cuidados.

UMA LUZ NO FIM DO TÚNEL

Quase sempre, quando os médicos convencionais têm de tratar transtornos autoimunes, eles se oferecem para "administrar" seu problema em vez de "resolvê-lo". A razão é simples: eles não acreditam que os transtornos autoimunes *possam* ser curados.

É aí que nós discordamos, pois eu acredito, *sim*, que podemos resolver o problema da doença autoimune. Embora ainda não exista uma cura que permita que você esqueça de uma vez por todas a sua doença, *existe* um tratamento que pode resolver seus sintomas, tirá-lo da medicação, devolver a sua vitalidade e deixá-lo livre para levar uma vida plena.

Dei ao meu programa o nome de Método Myers porque ele não é somente um tratamento, mas todo um modo de vida. Muitas vezes, um único membro de uma família entra no meu consultório em busca de uma solução para seu problema de saúde. Aos poucos, a busca de respostas dessa pessoa acaba transformando a família inteira, à medida que todos começam a evitar alimentos tóxicos e a preferir alimentos curativos. Já notei muitas vezes que a saúde ruim tem um impulso próprio, mas a boa saúde, felizmente, também o tem. O Método Myers já foi, em muitas ocasiões, a inspiração que desencadeou esse impulso.

Nem sempre é fácil navegar no labirinto da medicina, negociar as restrições dietéticas e simplesmente aguentar a perspectiva de ter de conviver com uma doença autoimune. Mas sei o que fazer para ajudar você, pois já orientei milhares de pacientes e eu mesma vivo essa experiência dia após dia. Pense em mim, portanto, não somente como uma médica, uma pesquisadora e uma professora de ciências, mas também como uma irmã mais velha, uma mentora e um exemplo para sua vida. Neste livro, serei todas essas coisas; e, quando você terminar de ler, vai saber tudo o que é possível aprender num único livro sobre seu sistema imunológico, a cura dos seus sintomas e a obtenção de qualquer ajuda adicional de que você precise.

Quer você já tenha uma doença autoimune, quer esteja em algum ponto inferior do espectro, tenho o prazer de lhe dar as boas-vindas ao Método Myers. Esta abordagem pode proporcionar à sua saúde uma melhora imediata e duradoura, aliviando seus sintomas, aumentando sua vitalidade e dando-lhe a energia de que você precisa para levar a vida que desejaria. A sensação de poder sobre a própria vida que você ganha quando assume o controle sobre sua saúde é extraordinária. E a esperança de saber que você já não será definido pela sua doença talvez seja o maior de todos os benefícios.

Como você verá no capítulo 12, os pacientes que se comprometem a seguir o Método Myers obtêm resultados incríveis. Encontram alívio de seus sintomas, sentem-se energizados e vibrantes, são capazes de largar os medicamentos e passam a levar uma vida rica e plena, longe da sombra da dor, do medo e de uma sequência infinita de consultas médicas. Muito mais rápido do que jamais poderiam imaginar, o "sentir-se bem" se torna o seu estado normal. Essa história também pode ser sua.

CAPÍTULO 2

Mitos e fatos sobre a autoimunidade

É TRISTE, MAS É VERDADE: no que se refere ao tratamento das doenças autoimunes, a medicina convencional simplesmente não funciona. Tratei milhares de pacientes cujos médicos lhes receitaram medicamentos poderosos, correndo o risco de que eles sofressem efeitos colaterais daninhos e deixando-os, no fim, com uma qualidade de vida difícil, na melhor das hipóteses, ou deplorável, na pior. Os médicos disseram a esses pacientes que eles não tinham escolha, exceto aceitar seu destino: uma doença terrível e incurável que não poderia ser detida e mal e mal poderia ser mitigada.

No entanto, após 30 dias de Método Myers, vi esses mesmos pacientes vendendo saúde, cheios de vitalidade, sem dor, donos de novo da própria vida. Nesse caso, por que a medicina convencional não reconhece que *existe* uma solução para a autoimunidade?

À medida que fui pensando nessa pergunta ao longo dos anos, veio-me à mente a figura de Ignaz Semmelweis. Você talvez nunca tenha ouvido falar dele, mas todos os formados em medicina conhecem a história desse inovador médico húngaro.

Semmelweis trabalhava numa clínica obstétrica em Viena no século XIX, época em que milhares de mulheres morriam após o parto de uma doença chamada febre puerperal. Naquele tempo, os médicos tratavam uma mulher atrás da outra nas maternidades sem sequer lavar as mãos entre as pacientes. Por causa disso, a "febre puerperal" matava pelo menos uma mulher em cada dez.

A essa altura da história da medicina, Louis Pasteur ainda não havia elaborado a teoria dos germes. De algum modo, Semmelweis intuiu que a falta de higiene dos médicos estava ajudando a transmitir doenças. Aventou a hipótese de que, se os médicos lavassem as mãos ao final de cada parto, menos mulheres ficariam doentes.

Hoje em dia, é claro, sabemos que Semmelweis estava coberto de razão. Tinha até dados para prová-lo: quando mandou seus estagiários higienizarem as mãos com uma solução de hipoclorito de cálcio, a taxa de mortalidade devida à febre puerperal despencou para menos de 2 por cento.

Seria de esperar que os colegas de Semmelweis ficassem impressionados com seu sucesso e rapidamente adotassem seus métodos. No entanto, os médicos não aceitaram a ideia de que talvez fossem sujos e se recusaram a adotar essa novidade de lavar as mãos. As teorias de Semmelweis só foram absorvidas pela prática comum dos médicos depois de 50 anos.

Por que aqueles médicos não enxergavam algo que é óbvio para nós hoje? Imagino-os de mãos sujas, fazendo partos com o mesmo avental manchado de sangue que estavam usando desde de manhã e zombando da nossa moderna noção de mãos bem lavadas e de um campo cirúrgico esterilizado. Em seguida penso nos médicos convencionais de hoje, que se recusam a admitir o papel da dieta, da saúde intestinal, das toxinas, das infecções e do estresse no tratamento da autoimunidade – e, na verdade, de todos os tipos de doença. Acredito que, daqui a algumas décadas, esses médicos vão parecer tão antiquados e teimosos quanto seus colegas do século XIX.

Um médico convencional lhe diria que a dieta não importa. Mas ela importa, sim, e já vi inúmeros pacientes reverterem suas doenças e poderem parar de tomar medicamentos somente pelo poder da dieta. Um médico convencional lhe diria que sua única opção são os medicamentos. Mas não são – e, de novo, meus pacientes estão aí, de prova. Não quero fazer polêmica, mas, às vezes, é preciso dizer que preto é preto e branco é branco; e, por que não, às vezes o rei da medicina convencional está realmente nu, e precisamos dos médicos especialistas em medicina funcional para nos mostrar que isso é assim.

Sei que eu talvez esteja exigindo demais do leitor. Você está em casa, vendo televisão, e no decorrer de um programa de uma hora é capaz de assistir a até três comerciais de medicamentos contra a autoimunidade, cada um deles cheio de flores, músicas bonitas, pessoas sorridentes e, no final, aquela voz suave dizendo: "Peça informações ao seu médico sobre..." Então você pede informações ao médico, ou talvez até já esteja tomando aquele remédio e se sente satisfeito por já ter feito o que o anúncio lhe manda fazer. Você está dançando conforme a música, está atualizado com o mundo, está seguindo aquela mensagem poderosa que começa com as palavras: "Todos sabem que..."

Se você conversar com o médico sobre a possibilidade de parar de comer glúten ou, mais ainda, de abandonar o arroz, a quinoa e as leguminosas, é provável que ele o encare cheio de pena e balance a cabeça. Talvez ele o avise para tomar cuidado com

> ## OITO GRANDES MITOS SOBRE AS DOENÇAS AUTOIMUNES
>
> **Mito um:** Os transtornos autoimunes não podem ser revertidos.
>
> **Mito dois:** Seus sintomas não vão desaparecer sem o uso de medicamentos agressivos.
>
> **Mito três:** Quando se trata uma doença autoimune com terapia medicamentosa, os efeitos colaterais são pouco importantes.
>
> **Mito quatro:** A melhora da digestão e da saúde intestinal não tem efeito sobre a progressão de uma doença autoimune.
>
> **Mito cinco:** Parar de ingerir glúten não fará nenhuma diferença para sua doença autoimune.
>
> **Mito seis:** A doença autoimune o condena a ter uma péssima qualidade de vida.
>
> **Mito sete:** Os genes são os únicos fatores das doenças autoimunes; os fatores ambientais nada têm a ver com o assunto.
>
> **Mito oito:** Seu sistema imunológico é o que é; não há nada que você possa fazer para apoiá-lo.

essas "charlatanices" ou até se recuse a discutir uma abordagem alternativa. Alguns pacientes meus foram mandados embora por seus médicos porque ousaram pedir um protocolo para ir abandonando aos poucos os medicamentos. Nos três casos, os médicos insistiram em que os medicamentos prescritos representavam o "padrão da medicina", aquele que, segundo a comunidade médica em geral, é o melhor tratamento possível. Em seguida, recusaram-se a continuar tratando seus pacientes "rebeldes".

"Se você não confia em mim, não podemos continuar trabalhando juntos" – foi essa a frase exata que um médico disse a uma jovem que depois se tornou minha paciente. Essa mulher vivia numa cidadezinha minúscula no interior do Texas onde havia somente um especialista habilitado para tratar sua doença. Pelo fato de ela ter ousado questionar as teorias médicas convencionais, teve de ficar sem tratamento nenhum. Não quero que mais ninguém tenha de se ver nessa mesma situação.

Já estudei o que a ciência diz, já li as pesquisas e já tratei milhares de pessoas. Na qualidade de médica e de paciente, estou convicta de que o Método Myers funciona e quero que você tenha essa mesma convicção. Por isso, vamos desafiar cada um dos mitos das teorias convencionais, desmontando cada concepção errônea e substituindo-a pela verdade.

MITO UM: OS TRANSTORNOS AUTOIMUNES NÃO PODEM SER REVERTIDOS

Se você é parecido com a maioria das pessoas que têm doenças autoimunes – e lembre-se de que eu mesma já fui paciente por vários anos –, é mais ou menos isto que ouviu ou vai ouvir quando entrar no consultório médico:

> Sinto muito. Você tem uma doença autoimune. Quando os genes que produzem essa doença são ativados, não podem mais ser desativados. Não podemos curar a doença. A única coisa que podemos fazer agora é administrar os sintomas – e o único caminho para isso são os medicamentos.

Como em tantos outros aspectos da medicina convencional, há muito de verdadeiro nesses comentários. Mas também há várias falsidades. É fato que os transtornos autoimunes têm um componente genético. No entanto, estudos feitos com gêmeos mostram que apenas 25 por cento da autoimunidade é hereditária, de modo que o ambiente representa, de longe, a parte mais importante do problema: 75 por cento, para ser exata.

Além disso, como nos mostra a epigenética – uma área novíssima da medicina –, a expressão genética pode ser modificada. É certo que você não pode mudar seus genes. Pode, no entanto, ativar alguns genes e desativar outros, mudando assim sua expressão genética – à medida que suas qualidades genéticas se manifestem na prática.

É fato que sua doença tem um componente genético. Mas a genética não é tudo. Para que você desenvolva um transtorno autoimune, algo em seu ambiente, dieta ou circunstâncias pessoais tem de *ativar* o grupo de genes que causa os transtornos au-

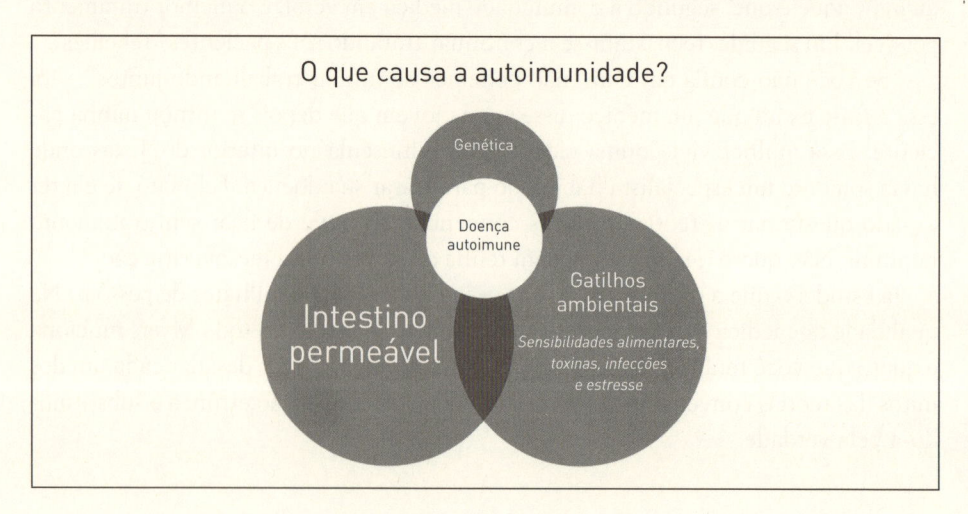

O que causa a autoimunidade?

- Genética
- Doença autoimune
- Intestino permeável
- Gatilhos ambientais
  Sensibilidades alimentares, toxinas, infecções e estresse

toimunes. Uma vez que esses genes estejam ativados, você pode trabalhar para desativá-los ou, pelo menos, para diminuir a intensidade da sua atuação. Por meio da dieta, da cura do intestino e da redução da carga tóxica, pode transmitir aos genes problemáticos a instrução de se "desligar" de novo, devolvendo assim a saúde a seu combalido sistema imunológico. E, se você está em algum ponto do espectro autoimune, pode muitas vezes *prevenir* as doenças autoimunes por meio de sua dieta e de suas escolhas de estilo de vida.

MITO DOIS: SEUS SINTOMAS NÃO VÃO DESAPARECER SEM O USO DE MEDICAMENTOS AGRESSIVOS

Infelizmente, a maioria dos médicos convencionais não dá importância à nutrição como um dos grandes fatores da nossa saúde. A maioria também ignora o poder do glúten de prejudicar nossa digestão, torpedear nosso sistema imunológico e desencadear respostas autoimunes. A prática médica convencional tende, ainda, a fazer pouco-caso do poder nocivo das toxinas que se escondem não somente em nossos alimentos, no ar e na água, mas também em nossos xampus, desodorantes, cosméticos e produtos de limpeza doméstica, para não mencionar nossos móveis, tapetes, colchões, televisores e computadores. O próprio conceito de carga tóxica é desconhecido da maioria dos profissionais de saúde; que dizer então de o quanto seria benéfico aliviar essa carga para aqueles que sofrem de transtornos autoimunes.

Por isso, no que se refere ao combate contra as doenças autoimunes, a medicina convencional conta com uma única arma em seu arsenal: os medicamentos. Uma das classes de medicamentos especialmente perigosos usados para tratar a autoimunidade é a dos chamados "imunossupressores" – medicamentos que suprimem o sistema imunológico. O raciocínio é o seguinte: se o problema é causado por um sistema imunológico hiperativo, a solução consiste em suprimir o referido sistema.

No entanto, você precisa do seu sistema imunológico para combater as bactérias, vírus, toxinas e outras ameaças que o rodeiam todos os dias. E não pode desativar um dos grandes sistemas do corpo sem esperar que isso tenha repercussões significativas. Em consequência, esse tipo de tratamento é doloroso, arriscado e transtorna a vida normal.

Por outro lado, as pessoas que sofrem de transtornos mais severos ouvem reiteradamente de seus médicos convencionais que os medicamentos, juntamente com seus efeitos colaterais potenciais, são o único tratamento possível.

Em vez de usar medicamentos para suprimir o sistema imunológico, o Método Myers usa alimentos e suplementos para fortalecê-lo e apoiá-lo enquanto você cuida de curar seu intestino. O alívio da carga tóxica que pesa sobre o sistema imunológico também ajuda a reequilibrar o corpo, e o mesmo se pode dizer da cura das infecções e da redução do estresse. Os medicamentos *não* são a única opção para o tratamento de transtornos autoimunes.

MITO TRÊS: QUANDO SE TRATA UMA DOENÇA AUTOIMUNE COM TERAPIA MEDICAMENTOSA, OS EFEITOS COLATERAIS SÃO POUCO IMPORTANTES

Quem dera isso fosse verdade – mas não é. Os médicos convencionais, na tentativa de consolar seus pacientes, tendem a afirmar-lhes que os medicamentos não terão efeitos colaterais ou que estes serão insignificantes. Como ex-paciente da medicina convencional, já ouvi isso vezes demais para o meu gosto.

Na realidade, os efeitos colaterais dos medicamentos mais utilizados para tratar os transtornos autoimunes são comuns, frequentes e incômodos. Há algumas exceções, como a tireoidite de Hashimoto, a síndrome de Sjögren, o vitiligo e a psoríase, que em geral exigem tratamentos mais brandos. No entanto, a maioria dos pacientes de doenças autoimunes não tem tanta sorte. Dê uma olhada na tabela ao lado – e, em seguida, agradeça por existir um caminho alternativo, um caminho cujos únicos efeitos colaterais são o aumento da vitalidade e a melhora do humor, do funcionamento cerebral e da saúde em geral.

MITO QUATRO: A MELHORA DA DIGESTÃO E DA SAÚDE INTESTINAL NÃO TEM EFEITO SOBRE A PROGRESSÃO DE UMA DOENÇA AUTOIMUNE

Ouvi meus médicos dizerem isso quando eu era paciente e, agora que exerço a medicina funcional, ouço meus colegas médicos dizerem a mesma coisa: o sistema imunológico e o sistema digestório são dois aspectos diferentes do corpo e um não tem nada a ver com o outro.

Porém, na realidade, você só tem *um* corpo. Todos os seus sistemas "conversam" entre si, e a maior parte do sistema imunológico se localiza no intestino. Como seria possível que não houvesse relação entre a digestão e a imunidade?

Se você tiver um transtorno autoimune, procurar um médico convencional e perguntar sobre problemas digestivos, o mais provável é que ele o encaminhe para um gastroenterologista. Tristemente, a maioria dos gastroenterologistas requisitaria uma endoscopia ou uma colonoscopia antes mesmo de perguntar sobre a sua dieta.

EFEITOS COLATERAIS DE MEDICAMENTOS COMUMENTE PRESCRITOS PARA DOENÇAS AUTOIMUNES

Há três classes principais de medicamentos autoimunes:

Primeira linha de tratamento: **esteroides**, que suprimem o sistema imunológico; e **anti-inflamatórios não esteroidais**, que suprimem as inflamações.

Segunda linha de tratamento: **fármacos antirreumáticos modificadores da doença**, que atuam sobre o DNA e a multiplicação das células.

Terceira linha de tratamento: **medicamentos biológicos**, que mudam o modo de comunicação entre as células do sistema imunológico.

ESTEROIDES

Prednisona[b], usada para tratar artrite, problemas de pele, problemas dos olhos e transtornos autoimunes:

- náuseas
- vômitos
- perda de apetite
- azia
- problemas de sono
- sudorese
- acne
- dor ou cãibra nos músculos
- batimentos cardíacos irregulares
- aumento do índice de açúcar no sangue
- ganho de peso
- febre
- depressão, mudanças de humor, agitação
- possível reação alérgica

ANTI-INFLAMATÓRIOS NÃO ESTEROIDAIS[b]

Ibuprofeno e naproxeno, usados para tratar dores e inflamações de todo tipo, inclusive dores nos músculos e nas articulações e dores de cabeça:

- dor de estômago
- constipação
- diarreia
- gases
- azia
- náuseas
- vômitos
- vertigem

FÁRMACOS ANTIRREUMÁTICOS MODIFICADORES DA DOENÇA

Ácido micofenólico, usado para tratar doenças autoimunes:

- infecções
- sintomas de infecção, como febre e dor de cabeça
- risco de infecção grave
- hematomas e sangramentos
- diminuição da quantidade de glóbulos vermelhos e brancos no sangue
- fadiga
- diarreia

- vertigem, sensação de cabeça leve
- dores abdominais
- inchaço dos tornozelos e dos pés
- hipertensão
- linfoma
- câncer de pele

Etanercepte, usado para tratar artrite reumatoide e outras doenças autoimunes:
- tuberculose e outras infecções
- hepatite B
- problemas sanguíneos
- insuficiência cardíaca
- psoríase
- problemas do sistema nervoso, como esclerose múltipla, convulsões e inflamação dos nervos ou dos olhos
- lúpus induzido por fármacos

Azatioprina, usada para tratar artrite reumatoide:
- risco de câncer de pele, linfoma e outros cânceres
- anemia
- inchaço das glândulas
- abdome inchado ou dolorido
- sudorese noturna
- prurido
- febre
- dor de garganta
- hematomas e sangramentos
- fadiga

Metotrexato, usado para tratar artrite reumatoide e psoríase:
- infecções
- febre ou calafrios
- fadiga
- sintomas semelhantes aos da gripe
- hematomas e sangramentos
- possíveis danos ao fígado, aos pulmões e aos rins
- dor abdominal severa
- náuseas, perda de apetite
- feridas dolorosas na boca
- tosse com catarro amarelo
- falta de fôlego
- sangue na urina
- dificuldade para urinar, micção frequente, queimação ao urinar
- queda de cabelo
- diarreia
- defeitos congênitos em filhos de pacientes
- dor de garganta severa
- dor nos seios nasais com muco amarelo
- herpes
- danos irreversíveis ao fígado ou ao pulmão

Hidroxicloroquina, usada para tratar lúpus e artrite reumatoide:
- náuseas
- cólicas
- perda de apetite
- diarreia
- vertigem
- dor de cabeça
- ansiedade, depressão

MEDICAMENTOS BIOLÓGICOS
Adalimumabe, prescrito para artrite reumatoide e doença de Crohn:
- tuberculose
- hepatite B
- infecções causadas por bactérias, fungos ou vírus que se espalham pelo corpo inteiro
- câncer
- insuficiência cardíaca
- reações do sistema imunológico, como dores em geral, dor nas articulações, falta de fôlego
- reações alérgicas, como dificuldade para respirar, urticária e inchaço no rosto, nos olhos, nos lábios ou na boca
- psoríase
- dor de cabeça
- problemas do sistema nervoso, como amortecimento dos membros, formigamento, problemas de visão, fraqueza nos membros, vertigem
- problemas do sangue, como febre persistente, tendência a desenvolver hematomas ou sangramentos
- problemas do fígado, como fadiga, falta de apetite, vômitos, dor abdominal
- infecções dos seios nasais
- infecções do trato respiratório superior
- náuseas

Anacinra, usado para tratar artrite reumatoide:
- Menor capacidade de combate a infecções; neutropenia (diminuição na quantidade dos glóbulos brancos chamados neutrófilos)
- maior risco de linfoma
- erupções cutâneas severas
- rosto inchado
- dificuldade para respirar
- infecções dos seios nasais e do trato respiratório superior
- reação no local da injeção, com inchaço, formação de hematoma, prurido e ardor
- dor nas articulações
- náuseas
- diarreia
- dor abdominal
- sintomas semelhantes aos da gripe
- piora da artrite reumatoide

O problema de ignorar o intestino é o seguinte: se a maior parte do sistema imunológico está localizada ali, é essencial que você preste atenção ao seu sistema digestório e cure seu intestino permeável para poder reverter os sintomas da autoimunidade. Para ser saudável, você precisa de um intestino saudável. E posso lhe mostrar milhares de pacientes que obtiveram resultados em seu sistema imunológico – quase imediatamente – a partir da cura do sistema digestório.

MITO CINCO: PARAR DE INGERIR GLÚTEN NÃO FARÁ NENHUMA DIFERENÇA PARA SUA DOENÇA AUTOIMUNE

"Comer sem glúten? Isso não passa de uma loucura, uma moda que alguém inventou para ganhar dinheiro. Nós comemos trigo há milhares de anos. Por que de repente ele deixaria de ser saudável?"

É nisso que muita gente acredita a respeito do papel do glúten na nossa saúde, e a maioria dos médicos convencionais pensa assim. Se você disser ao seu médico que está preocupado com o glúten, o mais provável é que ele lhe diga duas coisas: "Podemos fazer um exame de sangue para ver se você tem doença celíaca" e "Você tem algum problema digestivo? Não? Então, não precisa se preocupar com o glúten."

No capítulo 5, vou dar a explicação completa de por que o glúten é ruim para sua doença autoimune, de qual é a diferença entre a rara doença celíaca e a comum sensibilidade ao glúten, e de como você talvez esteja sofrendo de sensibilidade ao glúten sem manifestar nenhum sintoma digestivo. Explicarei por que, mesmo que você não tenha doença celíaca, poderá ainda assim ser sensível ao glúten, e lhe mostrarei exatamente de que modo ele está piorando o estado de seu transtorno autoimune.

A ideia de que o glúten não tem absolutamente nada a ver com sua doença é um dos mitos mais perigosos sobre as doenças autoimunes. Desmontar esse mito talvez seja a coisa mais importante que eu posso fazer para ajudá-lo.

MITO SEIS: A DOENÇA AUTOIMUNE O CONDENA A TER UMA PÉSSIMA QUALIDADE DE VIDA

"Meu médico disse que, com o tempo, vou ficar cada vez mais fraca."

"Tive de pedir a meu filho que não trouxesse meus netos aqui em casa hoje. Não posso correr o risco de ficar doente."

"Às vezes a dor piora tanto que nem consigo sair para dar uma volta com meu marido."

É esse tipo de problema que as pessoas que sofrem de transtornos autoimunes têm a expectativa de viver – mas eles não são inevitáveis de modo algum. Embora a medicina convencional aconselhe os pacientes a aceitar uma qualidade de vida ruim como consequência provável de sua doença, estou aqui para lhe dizer que isso não é algo que tem de acontecer. Se você seguir o Método Myers, poderá ter a expectativa de viver sem sintomas, sem dor e com energia e vigor. Certas pessoas levam mais tempo do que outras para controlar a doença autoimune, e talvez você precise de um apoio suplementar àquele que vou lhe proporcionar neste livro (embora eu também vá lhe indicar todos os recursos de que precisa). No fim das contas, se você limpar sua dieta, eliminar o glúten, os cereais e as leguminosas, consertar seu intestino permeável, aliviar a carga tóxica, curar suas infecções e diminuir o fardo do estresse, poderá ter a esperança de usufruir de uma excelente qualidade de vida.

MITO SETE: OS GENES SÃO OS ÚNICOS FATORES DAS DOENÇAS AUTOIMUNES; OS FATORES AMBIENTAIS NADA TÊM A VER COM O ASSUNTO

Bem, a genética responde por cerca de 25 por cento da probabilidade de você desenvolver um transtorno autoimune. Mas isso significa que os outros 75 por cento são fatores ambientais – e, portanto, estão sujeitos ao seu controle. Essa estatística é, na minha opinião, algo que nos dá muito poder.

Evitar glúten, cereais e leguminosas; curar o intestino; controlar as toxinas; e aliviar a carga de estresse – tudo isso colabora decisivamente para determinar se uma predisposição genética será ativada ou permanecerá dormente. A cura e a prevenção de infecções também podem fazer uma diferença significativa. Mesmo depois de desencadeada uma doença autoimune, a dieta, as toxinas, as infecções e o estresse podem piorar a doença ou colaborar para revertê-la.

Portanto, não se torne um prisioneiro da sua genética. Quaisquer que sejam os genes com que nasceu, você tem o poder de administrar a resposta do seu corpo à autoimunidade – e o poder de criar uma vida saudável e feliz.

MITO OITO: SEU SISTEMA IMUNOLÓGICO É O QUE É; NÃO HÁ NADA QUE VOCÊ POSSA FAZER PARA APOIÁ-LO

Este mito talvez seja o que revela de modo mais eloquente a diferença entre as abordagens convencionais e o Método Myers. Para tratar as doenças autoimunes, os médicos convencionais medicam os sintomas e suprimem o sistema imunológico. O Método Myers trata as doenças autoimunes fortalecendo o sistema imunológico, o que pressupõe a limpeza e o fortalecimento do intestino.

Essa divergência de abordagem se relaciona com as diferenças entre a medicina convencional e a medicina funcional. A primeira muitas vezes procura a solução mais rápida: um medicamento que bloqueia os ácidos estomacais em vez de uma mudança de dieta para vencer o refluxo gastroesofágico; imunossupressores no lugar de uma dieta e um estilo de vida que promovam a saúde. As abordagens convencionais às doenças autoimunes frequentemente produzem mais efeitos colaterais, que exigem mais medicamentos, que produzem ainda outros efeitos colaterais – um círculo vicioso que muitas vezes parece piorar cada vez mais.

O Método Myers, por sua vez, cria um "círculo virtuoso". Apoiando o sistema imunológico por meio da dieta e da desintoxicação, ele promove a vitalidade e a saúde. Seu estado de espírito, suas funções mentais e seu nível geral de energia melhoram. À medida que a inflamação diminui, sua pele começa a brilhar e até seus cabelos ficam mais saudáveis. Você adquire um frescor, se sente bem-disposto e atua melhor. Os efeitos colaterais, desta vez, são positivos e não negativos. É uma espiral ascendente de saúde.

Minha abordagem é fundamentalmente diferente. Sinto esperança todo dia quando entro no consultório e vejo os pacientes cujas vidas mudaram. Quero partilhar essa esperança com você, para que possa deixar de lado os mitos que o rodeiam e abrace a promessa desta abordagem poderosa.

Tenho certeza de que pôr em prática o Método Myers poderá lhe dar o poder de reverter seus sintomas naturalmente, devolvendo-lhe a energia, a vitalidade e a saúde. Mas você não precisa simplesmente aceitar minha palavra. Dê-me 30 dias e veja os resultados por si mesmo.

CAPÍTULO 3

Você é seu inimigo

Como atua a autoimunidade

Um dos piores aspectos das doenças autoimunes é a sensação de que uma presença estranha dominou nosso corpo. Do nada, somos invadidos por uma força misteriosa que nos faz tremer, nos causa dor, nos deixa em pânico, nos debilita, avermelha a nossa pele, rouba o nosso sono e subtrai a nossa concentração, sem mencionar a sobrecarga de fadiga, confusão mental e fraqueza muscular.

Nunca senti que havia perdido tanto o controle da minha vida quanto na época em que estava com a doença de Graves, e vejo o mesmo pânico e a mesma confusão em muitos pacientes que me consultam pela primeira vez. Quando nos sentimos fracos, exaustos e com vertigem, isso já é ruim o suficiente. É assim que nos sentimos quando temos gripe, mas nesse caso sabemos que podemos superar a doença e continuar tocando a nossa vida. Porém, diante de uma doença autoimune, quando o médico já nos comunicou a perspectiva convencional, sentimos que a doença roubou todo o nosso poder – como se somente ela, e não nós, pudesse decidir o nosso futuro. Podemos sair de férias com a família? Pergunte à doença. Podemos assumir um projeto novo e exigente no trabalho? Pergunte à doença. Podemos fazer faculdade de medicina ou direito, ou pós-graduação, passar um ano no Nepal, ou termos filhos, ou treinar triatlo? Pergunte à doença, pois, agora que temos esse misterioso transtorno, já não podemos contar com a integridade do nosso corpo – nem com o nosso nível de energia, nossa concentração mental e nosso bem-estar emocional. *Talvez* esteja tudo bem daqui a um mês ou dois; talvez até estejamos nos sentindo melhor do que agora. *Se* os novos medicamentos funcionarem como devem, *se* não formos acometidos por efeitos colaterais inesperados, *se* o estresse da viagem ou do trabalho extra ou do parto não jogar fora dos trilhos o nosso temperamental sistema imunológico, *se* não pegarmos uma nova infecção, não sofrermos mais estresse ou não tivermos outras dificuldades quando estivermos no exterior, nossa vida talvez continue satisfatória – ou talvez não. Pergunte à doença.

Mesmo que você tenha uma doença mais branda, como psoríase, tireoidite de Hashimoto ou síndrome de Sjögren, a ideia de que seu corpo está se autodestruindo pode ser perturbadora. Seu sistema imunológico parece ter passado de repente para o lado negro, atacando sua pele, sua tireoide, suas membranas mucosas ou alguma outra parte vital da sua anatomia. Pelo menos você sabe que pode continuar vivendo como antes, que pode continuar viajando, fazendo a pós-graduação e pedindo uma promoção, que pode brincar com seus netos ou sair para uma segunda lua de mel. Porém, lá no fundo da sua mente está o conhecimento de que você agora tem uma doença – vitalícia – que nunca poderá ser revertida, mas apenas administrada. Algo deu errado, e, uma vez que a visão convencional é que esse algo foi causado por seus genes, você não poderia ter se prevenido, assim como não poderá se prevenir contra outra doença, talvez pior que a primeira. Talvez essa doença mesmo piore em algum momento, e você não poderá impedir que isso aconteça. Mesmo que os sintomas não sejam ruins, a sensação de falta de poder é terrível.

Aqueles leitores que estão em algum ponto do espectro autoimune têm outro problema para combater. Além de ter de lidar com alguns sintomas inquietantes, que os fazem sentir que não têm controle sobre a própria vida, eles provavelmente não dispõem de um diagnóstico médico que explique o que lhes está acontecendo. Se não sabe o que está acontecendo com você, ou por quê, como poderá assumir o controle de sua saúde, para não dizer de sua vida? Como poderá impedir que seus sintomas piorem, quanto mais agir para revertê-los? Se você perguntar ao seu médico "Há medicamentos para estes meus sintomas?", ou "Por quanto tempo vou ter de tomar isto?", ou "O que vamos fazer se estes medicamentos pararem de funcionar, como aconteceu com os anteriores?", não ouvirá nenhuma resposta animadora. Se perguntar "Há algo que eu possa fazer para melhorar a situação?", mesma coisa. Estar doente já é ruim o suficiente, mas sentir que seus sintomas misteriosos e anônimos roubaram todo o seu poder é pior ainda.

Quero lhe devolver esse poder. A meu ver, o princípio do poder é o conhecimento. Por isso, vou lhe dar uma rápida lição de ciências – uma explicação altamente simplificada, mas útil mesmo assim, de como o seu sistema imunológico funciona – para que você possa entender ao certo o que está acontecendo dentro do seu corpo. A explicação do problema também traz em si o germe de uma solução: quando você entender o que vou dizer neste capítulo, será capaz de compreender o motivo exato pelo qual minhas recomendações vão colaborar para reverter seus sintomas, impedi-los de piorar e conduzir você a um novo nível de saúde e vitalidade.

A chave está em ver o seu corpo como um amigo e aliado, não como um inimigo sabotador. Porém, como você poderá fazer isso se não entende o que seu corpo está fazendo e por que está reagindo dessa maneira? A leitura deste capítulo resolverá esse problema. O conhecimento da sua fisiologia lhe dará poder para agir a fim de fortalecer e apoiar seu sistema imunológico, pôr fim a seus sintomas, largar os medicamentos e recuperar a saúde.

O SISTEMA IMUNOLÓGICO, SEU PROTETOR

Quando paramos para pensar, vemos que o corpo humano é extremamente vulnerável. Bactérias, vírus e parasitas vivem sobre a nossa pele. Flutuam no ar ao nosso redor, prontos para ser inspirados pelo nosso pulmão. E é claro que esses inimigos microscópicos rastejam sobre nossos alimentos e mergulham dentro da água que bebemos, de modo que os colocamos inadvertidamente para dentro do nosso corpo, engolindo-os. Às vezes, parece notável que qualquer um de nós seja capaz de sobreviver.

No meio dessa sopa tóxica, o que nos mantém seguros? Nosso heroico sistema imunológico, uma configuração bioquímica extraordinariamente complexa cuja primeira prioridade é nos proteger.

É incrível pensar que o sistema imunológico funciona ininterruptamente, embora a maior parte do tempo nem sequer nos lembremos de que *temos* um sistema imunológico. É como se fôssemos protegidos por uma equipe de segurança secreta, que trabalha por trás do pano identificando em silêncio potenciais perigos, expulsando discretamente os agressores e neutralizando calmamente as ameaças. Quando essa equipe de segurança trabalha direitinho, é realmente uma das grandes maravilhas do corpo humano.

Porém, quando o sistema imunológico deixa de funcionar adequadamente, o caos toma conta da situação. A medicina convencional reage prescrevendo medicamentos que *controlam* o sistema imunológico: suprimem-no, modulam-no e compensam-no. Ao mesmo tempo, ela medica os sintomas resultantes do fracasso da imunidade.

Um tratamento convencional comum para muitas doenças autoimunes, por exemplo, são os esteroides, talvez na forma de prednisona. Os esteroides suprimem o sistema imunológico; o raciocínio é que eles vão acalmar o sistema imunológico hiperativo e trazê-lo de volta ao nível normal para que ele pare de atacar os tecidos do próprio paciente.

Essa abordagem apresenta dois grandes problemas, no entanto. Em primeiro lugar, a prednisona têm vários efeitos colaterais problemáticos, como você viu na página 35.

Em segundo lugar, quando ela suprime o sistema imunológico, não necessariamente o traz ao nível normal – pode suprimi-lo para um nível *abaixo* do normal, deixando o paciente perigosamente vulnerável a ameaças que uma função imunológica normal seria capaz de afastar, mesmo aquelas aparentemente tão pequenas quanto um vírus do resfriado ou, quem sabe, algumas bactérias alojadas em alimentos mal lavados. É por isso que os pacientes que tomam imunossupressores geralmente devem ter cuidado para não ter contato com crianças, não ficar no meio de multidões, não tomar avião e não se colocar em outras situações onde possam estar expostos a doenças e infecções.

Outro tratamento comum para doenças autoimunes é o metotrexato, que também interfere na função imunológica a fim de obrigar o sistema imunológico hiperativo a funcionar num nível normal, de modo a não atacar os tecidos do paciente.

Não sabemos exatamente como o metotrexato funciona. Foi desenvolvido a princípio para ser um medicamento anticâncer, pois parece impedir as células de usar folato (uma forma de vitamina B) para fabricar DNA e RNA, impedindo-as portanto de se multiplicar. Isso é muito bom para impedir a multiplicação das células cancerosas, mas também prejudica a divisão das células normais e saudáveis, sobretudo aquelas células de crescimento rápido que revestem o intestino e realimentam a medula óssea. Também nesse caso, o perigo é que o medicamento suprima o sistema imunológico para baixo do nível normal, a ponto de deixar o paciente vulnerável a doenças e infecções.

Além disso, o metotrexato pode ter efeitos colaterais (página 36) mais severos ainda que os associados à prednisona.

Outro exemplo de um imunossupressor ainda mais forte é o ácido micofenólico, desenvolvido originalmente para suprimir o sistema imunológico de pessoas que recebem transplantes de órgãos a fim de impedir a rejeição do novo órgão. Mais tarde, os pesquisadores descobriram que ele também podia ser usado para suprimir o sistema imunológico hiperativo de pessoas que sofrem de doenças autoimunes. Também nesse caso, contudo, não há como calibrar o grau em que o medicamento suprime o sistema imunológico do paciente, que corre o perpétuo risco de ficar com a imunidade demasiado baixa.

É claro que ele também pode ter efeitos colaterais (página 35) ainda mais perturbadores do que os dos outros imunossupressores.

Em vez de suprimir seu sistema imunológico, vamos adotar uma abordagem diferente. Vamos *apoiar* seu sistema imunológico, removendo os obstáculos que prejudicam seu funcionamento e garantindo que ele tenha todos os recursos necessários. Vamos dar ao seu sistema imunológico o alimento de que ele precisa e vamos nutri-lo com alguns suplementos de alta qualidade. Para remover aqueles obstáculos, também vamos curar seu intestino, aliviar sua carga tóxica, reduzir seu estresse e curar suas infecções. Seu sistema imunológico se tornará forte e sadio, seus sintomas desaparecerão e "Estou ótimo!" passará a ser o seu novo estado normal.

UMA BARREIRA CONTRA O PERIGO

Seu sistema imunológico começa a trabalhar na fronteira entre seu corpo e o mundo exterior. Quando bactérias pousam sobre a sua pele, um dos elementos que as impedem de infectar seu corpo é a própria estrutura física da epiderme. Porém, o sistema imunológico também opera na superfície da pele, sempre pronto a combater (como você logo verá) qualquer organismo invasor que busque penetrar em seus poros.

Do mesmo modo, quando você respira bactérias ou toxinas por meio do nariz e dos pulmões, os pelinhos dentro das narinas e os cílios capilares dentro dos pulmões atuam como barreiras *físicas* para impedir a entrada dos invasores. Ao mesmo tempo, seu sistema imunológico cria uma barreira *química*, produzindo o muco do nariz e dos pulmões, que absorve e neutraliza muitos perigos.

A verdadeira glória do sistema imunológico, no entanto, surge quando você engole alguma coisa, pois ele produz então todo um exército de substâncias químicas assassinas prontas para destruir quaisquer bactérias ou vírus problemáticos, ou qualquer outra ameaça que você por acaso ingira junto com a comida. Uma vez que a maioria das ameaças com que você se depara entra pela sua boca, os cientistas estimam que 80 por cento do sistema imunológico se localiza no intestino.

O que isso significa é que, quando o intestino não está funcionando bem, o sistema imunológico fica comprometido. Como você verá nos capítulos 4 e 5, o revestimento interno do intestino – o chamado epitélio – tem uma espessura de apenas uma célula. Boa parte do seu sistema imunológico fica do outro lado dessa fina muralha. Quando as células da parede intestinal estão sadias, o sistema imunológico pode relaxar e trabalhar normalmente. Quando elas estão comprometidas, no entanto, e permitem que o alimento parcialmente digerido vaze pela parede intestinal, o sistema imunológico também se compromete. O resultado disso pode ser um sistema imunológico hiperativo e, com o tempo, doenças autoimunes. *Você precisa de um intestino saudável para ter um sistema imunológico saudável.*

O SISTEMA IMUNOLÓGICO INATO: SUA PRIMEIRA LINHA DE DEFESA

O sistema imunológico tem duas partes: a "inata" e a "adaptativa". A primeira linha de defesa, a mais rápida e a mais imediata é a do sistema inato. Essa é a parte mais primitiva do seu sistema imunológico, aquela que você tem em comum com os vegetais, os fungos, os insetos e os organismos multicelulares.

O sistema imunológico inato está sempre pronto a agir com rapidez e eficiência. Não tem "memória" e, por isso, não confere uma imunidade duradoura. Há outra parte do sistema imunológico que possui uma espécie de memória; desse modo, impede que você pegue certas doenças mais do que uma vez e o mantém a salvo de uma doença contra a qual foi vacinado. Essa parte mais lenta mas mais "inteligente" da equipe é chamada de sistema imunológico adaptativo, e vamos abordá-la daqui a pouquinho. Por ora, vamos falar sobre o sistema imunológico inato, que é mais rápido e menos bem informado. Ele não mantém registros de todas as doenças que você já teve; pelo contrário, tem de recomeçar do zero a cada vez que enfrenta uma ameaça, correndo para defender você e expulsando os invasores como se nunca os tivesse visto. É como aquela parte da equipe de segurança que reage imediatamente, antes de ter tempo de consultar os arquivos da polícia ou verificar antecedentes num computador.

Seu sistema imunológico inato frequentemente trabalha por meio de um mecanismo conhecido como "inflamação aguda". "Inflamação" é aquilo que você já sabe: uma reação quente que representa os esforços do corpo para afastar uma infecção. "Aguda" significa que essa inflamação é uma resposta específica e temporária a determinado problema; o contrário da inflamação aguda é a "inflamação crônica", que é uma resposta duradoura e persistente. (A inflamação crônica é a resposta que nos preocupa, e é sobre ela que vamos falar ao longo de todo o livro.)

Suponhamos que você corte o dedo num portão enferrujado. Esse portão velho e imundo está simplesmente infestado de bactérias nocivas. Agora que você cortou o dedo, foi como se tivesse aberto a porta para essas bactérias e oferecido a elas uma festa de boas-vindas. Se não aparecer alguma forma de proteção, essas bactérias nocivas vão infectar seu dedo e, talvez, assumir o controle de outras partes do seu corpo[c].

O sistema imunológico inato parte para o resgate. Envia toda uma equipe de substâncias químicas assassinas para o local da infecção, criando a inflamação aguda que é a sua principal arma. A inflamação aguda é, na verdade, uma tentativa de curar a infecção, embora essa cura possa ser um processo desconfortável e até doloroso que, por definição, envolve vermelhidão, inchaço, calor e dor:

> **Vermelhidão.** Células sanguíneas correm ao local da infecção, levando consigo substâncias químicas imunes. A grande quantidade de células sanguíneas abaixo da superfície da pele a deixa vermelha.
>
> **Inchaço.** Líquidos também acorrem ao local. Alguns trazem mais substâncias químicas assassinas, outros levam embora as células que caem mortas nessa épica batalha. O excesso de líquidos faz com que o local inche.
>
> **Calor.** Todo esse sangue é quente com o calor do corpo. O excesso de sangue gera calor.

Dor. Os subprodutos dessas reações químicas estimulam suas terminações nervosas, criando a reação do sistema nervoso que chamamos de dor. A dor é útil, pois alerta você de que seu corpo foi atacado e de que o ataque é grave. Não é que alguém gritou com você ou o ameaçou; você realmente sofreu um corte, um golpe ou uma infecção. A dor o avisa do que está acontecendo para que você procure ajuda.

O SISTEMA IMUNOLÓGICO ADAPTATIVO: SUA SEGUNDA LINHA DE DEFESA

Seu sistema imunológico inato nunca chega a "aprender" nada. Encare-o como aquela parte da equipe de segurança que fica na porta, aqueles caras que não mantêm registros nem desenvolvem abordagens direcionadas e específicas para determinados invasores. Eles são ótimos para correr instantaneamente para o local onde ocorreu uma ameaça, mas sua abordagem é sempre igual. A única fórmula que eles conhecem é "intruso = inflamação".

Já o sistema imunológico adaptativo demora um pouquinho mais para entrar em ação. Na verdade, ele se desenvolve com o tempo, pois acumula e retém toneladas de informações acerca de quais intrusos o ameaçaram e qual é a melhor forma de lidar com eles. Seu sistema imunológico adaptativo permite que você reconheça algumas dessas ameaças e desenvolva contra elas uma proteção permanente.

Sempre que você corta o dedo, está exposto a infecções causadas por bactérias nocivas. É por isso que as feridas abertas são o local de atuação predileto do sistema imunológico inato. Mas, uma vez que você tenha uma doença como o sarampo, por exemplo, nunca mais precisa se preocupar com a possibilidade de pegá-la de novo, pois é o seu sistema imunológico adaptativo que está em jogo aí. Depois da primeira vez em que ele encontra o vírus do sarampo, seu sistema imunológico adaptativo descobre como dar a você uma imunidade permanente – um conjunto de armas específicas capazes de cortar o mal daquele vírus pela raiz sempre que ele tentar invadir seu corpo novamente.

É assim que funciona a vacinação. Quando você é vacinado contra a poliomielite, seu corpo é exposto a uma quantidade muito pequena do vírus da pólio. Seu sistema imunológico adaptativo aprende a reconhecer aquele vírus e desenvolve uma estratégia de longo prazo contra ele. Graças a essa estratégia, você fica protegido pelo resto da vida contra aquele invasor em particular.

É claro que algumas respostas imunes adaptativas duram menos – semanas, meses ou anos, mas não a vida inteira. E é por isso que certas vacinas têm de ser administradas mais de uma vez.

OS ANTICORPOS: AS ARMAS PREDILETAS DO SISTEMA IMUNOLÓGICO ADAPTATIVO

O sistema imunológico adaptativo reconhece e ataca intrusos por meio de um mecanismo biológico engenhoso chamado "anticorpo".

Um anticorpo é uma grande proteína em forma de Y produzida por uma parte do sistema imunológico chamada "célula B" e secretada pelos glóbulos brancos. Às vezes é necessário outro tipo de célula, chamada "célula T auxiliar", para ajudar a ativar a célula B.

Para que seu sistema imunológico adaptativo funcione direito, todos esses tipos de células precisam estar saudáveis. No entanto, você não precisa se lembrar dos nomes de todas as células. Lembre-se apenas do anticorpo.

Os anticorpos fazem parte das "forças especiais" da sua equipe de segurança. Em essência, o seu sistema imunológico adaptativo estuda determinada ameaça e desenvolve uma estratégia de proteção específica para atingi-la. Essa estratégia de proteção envolve a mobilização de células imunes para criar inflamações que, por sua vez, destruam os intrusos – mas essa reação visa especificamente a determinado tipo de intruso. A inflamação só começa quando o anticorpo detecta a ameaça particular que já aprendeu a reconhecer.

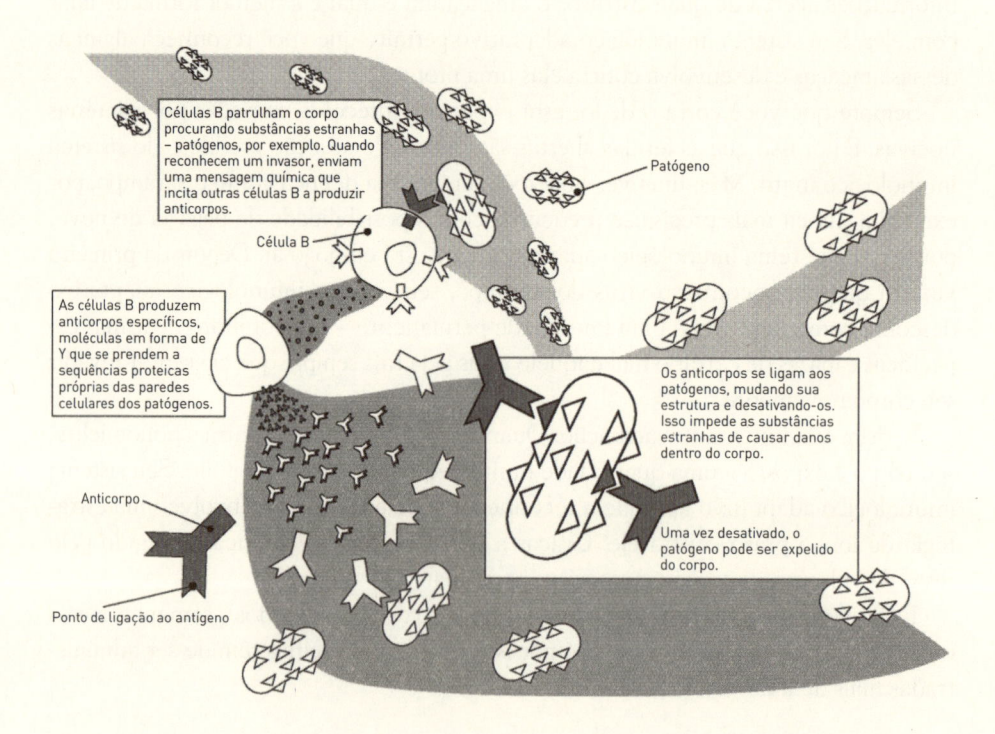

Células B patrulham o corpo procurando substâncias estranhas – patógenos, por exemplo. Quando reconhecem um invasor, enviam uma mensagem química que incita outras células B a produzir anticorpos.

Célula B

Patógeno

As células B produzem anticorpos específicos, moléculas em forma de Y que se prendem a sequências proteicas próprias das paredes celulares dos patógenos.

Os anticorpos se ligam aos patógenos, mudando sua estrutura e desativando-os. Isso impede as substâncias estranhas de causar danos dentro do corpo.

Anticorpo

Uma vez desativado, o patógeno pode ser expelido do corpo.

Ponto de ligação ao antígeno

> **CONHEÇA SUA EQUIPE DE SEGURANÇA**
>
> Seu sistema imunológico é um sistema complexo com muitas partes diferentes, mas estes são os membros principais da equipe. Você não precisa se lembrar dos nomes de todos eles, porém sempre é bom saber que eles estão a postos para nos proteger!
>
> - Os **anticorpos** identificam os invasores e provocam inflamações para combatê-los.
> - Os **linfócitos** são células do sistema imunológico fabricadas no sistema linfático. Entre eles constam as células B e as células T.
> - As **células B** produzem anticorpos e inflamações. Também produzem as citocinas, substâncias químicas "mensageiras" que transmitem a outras partes do sistema imunológico as instruções de gerar inflamações, para trazer mais células B e T à cena da invasão.
> - As **células T citotóxicas** fazem parte da resposta inflamatória e atacam os invasores.
> - As **células T auxiliares** dizem às células B e às células T citotóxicas o que elas devem fazer.
> - As **células B reguladoras** ajudam a ativar e desativar o processo inflamatório, de modo que o sistema imunológico não permaneça o tempo todo em estado de alerta e o corpo não fique permanentemente inflamado.

É por isso que temos tantas vacinas diferentes. Os anticorpos que você desenvolve contra a pólio não o protegem nada contra o sarampo, assim como os anticorpos desenvolvidos contra o sarampo não lhe fornecem a mínima defesa contra a pólio. Cada grupo de anticorpos é feito para atacar um único alvo específico, deixando em paz todos os outros micróbios, bactérias e vírus.

É fácil ver por que um sistema imunológico adaptativo é tão útil para animais que conseguem viajar pelo planeta afora, encontrando muitas situações diferentes. A imensa maioria dos organismos é benéfica ou neutra para o ser humano. Se o seu sistema imunológico entrasse em alerta vermelho toda vez que encontrasse um organismo novo, você viveria permanentemente inflamado: vermelho, inchado, febril, dolorido. Pelo fato de a inflamação ser um processo doloroso e exigente, o melhor é guardá-la para quando é realmente necessária – quando estamos sendo atacados por algo que é mesmo uma ameaça.

O grande paradoxo do sistema imunológico adaptativo é que ele nos torna ao mesmo tempo mais vulneráveis e mais fortes. Ou seja, você pode pegar sarampo *uma vez*, pois seu sistema imunológico não entra imediatamente em alerta vermelho sempre que encontra um organismo desconhecido. Na primeira vez em que você encontra o vírus do sarampo, a segurança o deixa entrar na festa. Porém, quando o sistema imunológico adaptativo entende que o vírus do sarampo lhe faz mal, ele produz anticorpos específicos – mais ou menos como se a foto de um criminoso conhecido fosse colada no mural da Central de Operações. "Fiquem de olho nesse cara", ouvem os anticorpos. "Se vocês o virem de novo, avisem-nos, e vamos despejar em cima dele toda a inflamação que temos no nosso arsenal." Enquanto isso, outros organismos estranhos – talvez num alimento novo que você nunca experimentou, ou uma nova bactéria num país que você nunca visitou – ganham o mesmo passe livre para entrar em seu corpo.

É claro que às vezes ocorre uma sobreposição. Os anticorpos que protegem você contra uma doença de tempos a tempos respondem a uma ou mais doenças diferentes. Na verdade, o próprio conceito de vacina foi inventado no século XVIII quando o médico Edward Jenner percebeu que as pessoas que haviam tido varíola bovina – uma doença desagradável, mas não fatal – pareciam ser imunes à varíola humana, que era frequentemente fatal. Jenner descobriu que, se provocasse em seus pacientes um caso brando de varíola bovina, eles estariam a partir de então protegidos contra a varíola humana.

Jenner não entendia exatamente como isso funcionava, mas nós entendemos. Quando um paciente desenvolve anticorpos contra a varíola bovina, esses anticorpos são capazes de desencadear uma resposta inflamatória direcionada não somente para o vírus da varíola bovina, mas também para o vírus da varíola humana, que é muito parecido. É como se a equipe da Central de Operações visse o vírus da varíola humana e pensasse: "Ei, esse cara é muito parecido com a fotografia da varíola bovina. Vamos atrás dele também!" Ou seja, os anticorpos são direcionados para alvos específicos, mas às vezes também atacam alvos parecidos.

Aliás, é assim que funciona a vacina da gripe. Ela infecta seu corpo com três cepas do vírus da gripe; porém, se outra cepa começar a se disseminar naquele ano, a vacina deve protegê-lo contra ela também.

Vamos recapitular todo o processo.

O sistema imunológico adaptativo aprende a reconhecer ameaças específicas e desenvolve anticorpos para combatê-las. Quando um anticorpo detecta uma ameaça, instrui o sistema imunológico a destruí-la com uma avalanche de substâncias químicas inflamatórias. Embora cada anticorpo tenha como alvo uma ameaça específica, os anticorpos podem se "confundir" e atacar novos alvos que apenas se parecem com seu alvo primário.

COMO DIFERENTES TIPOS DE ANTICORPOS CRIAM ALERGIAS E SENSIBILIDADES

Nem todos os anticorpos são criados iguais. Cada um trabalha de um jeito e numa velocidade diferente, conferindo-lhe mais flexibilidade na resposta aos diversos tipos de ameaças.

Apresento a seguir alguns dos principais tipos de antibióticos envolvidos na autoimunidade e na saúde do intestino. Como você vê, o nome de cada um deles começa com "Ig", que significa "imunoglobulina" (um sinônimo de anticorpo). Uma letra aleatória foi atribuída a cada um dos tipos de imunoglobulina: A, E ou G. As letras não significam nada; são simplesmente os nomes que os cientistas lhes deram.

IgA. Este é o tipo de anticorpo mais comum e constitui a maior parte do seu sistema imunológico. A imensa maioria dos IgA se encontra no trato respiratório (nariz, boca, pulmões) e no trato urogenital. Esses anticorpos impedem que bactérias, vírus e parasitas nocivos colonizem e conquistem essas áreas. Os anticorpos IgA também se encontram na saliva, nas lágrimas e no leite materno. Se você tem supercrescimento de leveduras no intestino, é típico que o nível de IgA apareça baixo num exame de fezes. Este é um dos indicadores de que o seu sistema imunológico não está funcionando perfeitamente e de que você terá mais dificuldade para combater infecções.

IgE. Se você tem alergias, os anticorpos IgE estão envolvidos. Essa parte do sistema imunológico entra em ação imediatamente. Assim que detecta um intruso, mobiliza o sistema imunológico inato para liberar um bombardeio de substâncias químicas inflamatórias e protetoras. Infelizmente, os efeitos dessa inflamação muitas vezes são piores que os invasores. Se você tem alergia a amendoim, por exemplo, um único bocado dele pode desencadear uma reação inflamatória rápida e poderosa. Como efeito colateral dessa inflamação, seus pulmões podem inchar tanto que você talvez perca a capacidade de respirar. Não é o amendoim que fecha suas vias aéreas, mas a resposta inflamatória do corpo à semente.

IgG. Este tipo de anticorpo desencadeia uma resposta inflamatória bem mais lenta e menos intensa que a do IgE – uma resposta conhecida como "sensibilidade", e não alergia. O anticorpo IgG cria reações mais sutis que podem demorar até 72 horas para se manifestar, o que dificulta imensamente a detecção do que causou os sintomas. Em decorrência disso, todo o seu organismo pode ficar inflamado em razão de encontros frequentes com várias ameaças; mas, pelo fato de as reações dos IgG serem tão tardias, às vezes é difícil identificar quais são as ameaças e saber como evitá-las. As sensibilidades ao glúten e ao leite e laticínios são consequências comuns da ação desse tipo de anticorpo, e você vai aprender muito mais a respeito a reação nos capítulos 4 e 5, uma vez que a prevenção das reações dos anticorpos IgG é um aspecto fundamental do Método Myers.

RESPOSTAS POSSÍVEIS A UMA DEFESA DOS IGG

Os seguintes sinais de resposta inflamatória podem demorar horas ou até dias para se manifestar depois que seus anticorpos IgG detectam uma ameaça:

Problemas cerebrais (dores de cabeça, ansiedade, depressão, mudanças súbitas de humor, convulsões, TDA/TDAH, confusão mental, falta de concentração, problemas de memória, problemas de sono, sonolência, fadiga)

Problemas de pele (acne, urticária, prurido, vermelhidão, erupções cutâneas)

Problemas digestivos (gases, inchaço abdominal, indigestão, náuseas, constipação, diarreia)

Problemas hormonais (menstruação irregular, desequilíbrios hormonais, acessos de calor)

Problemas metabólicos (ganho de peso, dificuldade para perder peso)

Problemas nos músculos e no esqueleto (dor e inchaço nas articulações, dor muscular, dor nas costas)

Paradoxalmente, esses sintomas não são causados pela ameaça que o sistema imunológico identificou. Ao contrário, são efeitos colaterais da inflamação, das tentativas do sistema imunológico de proteger você.

INFLAMAÇÃO ZERO: UM SISTEMA IMUNOLÓGICO FORTE E SAUDÁVEL

A meta que queremos alcançar – a meta que o Método Myers foi criado para ajudar você a alcançar – é um estado de *inflamação zero*.

Quando você não tem inflamações no seu corpo, isso significa que seu sistema imunológico está em repouso. Ele é tranquilo, forte, bem-disposto e sempre pronto a executar – na medida, não em excesso – a sua tarefa.

Suponhamos que você esteja voando de avião dentro do país, num voo relativamente curto, e que a pessoa ao seu lado esteja com gripe. Ela tosse e alguns vírus da gripe flutuam no ar ao redor do seu rosto. Você aspira pelas narinas algumas moléculas do vírus da gripe – mas não pega gripe. Isso acontece porque o seu sistema imunológico inato, na forma das moléculas chamadas "macrófagos" que revestem seus pulmões e suas vias nasais, está alerta. Os macrófagos (literalmente, "grandes comedores") envolvem e absorvem as moléculas do vírus, mantendo você saudável e seguro.

Tudo funciona tão bem que você nem sequer toma ciência do trabalho incrível que sua equipe de segurança está fazendo. O passageiro no banco à frente, por sua vez, está com o sistema imunológico enfraquecido e, mesmo nesse voo de duas horas, pega a gripe. No dia seguinte está de cama, dolorido e febril – mas você, graças a seu sistema imunológico forte, continua pronto para o que der e vier.

Outro exemplo: suponhamos que você vá ao mercado, compre um maço de brócolis e o coma sem lavá-lo muito bem. O brócolis é plantado no chão, e no pedaço de chão onde ele foi plantado havia um pouco de estrume de vaca, repleto de bactérias nocivas. Sem perceber, você acaba consumindo uma boa quantidade dessas bactérias – e, mesmo assim, não fica doente. Isso acontece porque seu sistema imunológico inato estava a postos, pronto para destruir as bactérias antes de elas poderem causar diarreia ou uma infecção. Essas são as bênçãos de se ter um sistema imunológico forte, e por isso a nossa meta é garantir que seu sistema imunológico seja saudável.

INFLAMAÇÃO AGUDA: UMA RESPOSTA RÁPIDA E TEMPORÁRIA

Às vezes, mesmo com um bom sistema imunológico, você encontra uma ameaça forte demais. Quando isso acontece, seu sistema imunológico põe em ação sua arma predileta: a inflamação aguda.

Suponhamos que, em vez de um voo curto dentro do país, você tenha de fazer uma longa viagem internacional e sente-se de novo ao lado de uma pessoa gripada. Sua exposição à gripe no voo doméstico foi relativamente breve, mas nesse voo internacional você fica exposto a ela por várias horas. Com tanto tempo para agir, o vírus finalmente consegue penetrar suas defesas, fugindo dos macrófagos e passando a ameaçar-lhe. O que acontece então?

O sistema imunológico inato entra de novo em ação. Mobiliza rapidamente uma grande variedade de células assassinas e substâncias químicas inflamatórias criadas para aniquilar o invasor. Os sintomas da gripe não são causados pelo invasor, mas pela arma predileta do sistema imunológico. É a inflamação – e não a gripe em si – a responsável pelo seu nariz vermelho (vermelhidão), congestão das vias nasais (inchaço), febre (calor) e mal-estar geral (dor). Por tratar-se de um caso de inflamação *aguda*, seu sistema imunológico se acalma assim que o invasor é derrotado: a inflamação cede e a vida continua.

Do mesmo modo, quando corta o dedo naquele portão enferrujado, você provavelmente desenvolve certa vermelhidão, inchaço, calor e dor enquanto seu sistema imunológico inato envia substâncias químicas inflamatórias para o local da potencial infecção. Esses sintomas dolorosos ou incômodos são sinais de que seu sistema imunológico está tentando protegê-lo, atacando os invasores com uma inflamação aguda. Daqui a pouco a infecção estará derrotada e a inflamação cederá.

O mais importante a se lembrar é que a inflamação aguda é desencadeada por uma causa particular... e vai embora quando o problema é resolvido. A inflamação aguda pode ser dolorosa ou incômoda, como será confirmado por qualquer pessoa que já tenha passado a noite acordada por causa da gripe. Porém, quando a gripe passa, ela passa; e na maioria dos casos você recupera a boa saúde de antes.

INFLAMAÇÃO CRÔNICA: SEU SISTEMA IMUNOLÓGICO EM PERPÉTUO ESTADO DE ALERTA

Ao contrário da reação aguda, a inflamação *crônica* prossegue por longo tempo, às vezes para sempre. Isso é péssimo, pois a inflamação crônica é um dos piores riscos à saúde que enfrentamos hoje em dia. É a causa subjacente de quase todos os tipos de doença, da acne à doença cardiovascular, e talvez até do câncer. Além disso, como você viu no capítulo 1 (veja "O espectro autoimune", na página 19), a inflamação crônica é um dos grandes fatores das doenças autoimunes: ela as desencadeia, as preserva e as agrava.

Como você acabou de ver, a reação inflamatória deve ser deflagrada em resposta a uma ameaça específica, erradicar a ameaça e depois sumir, dando ao seu corpo a chance de voltar ao normal. No entanto, quando o corpo é exposto a várias ameaças sucessivas e não tem tempo para se recuperar plenamente, ou quando uma ameaça – mesmo de baixo grau – nunca chega a desaparecer por completo, seu sistema imunológico entra em estado de alerta permanente e a inflamação se torna crônica. É como se um pedaço daquele portão enferrujado estivesse alojado dentro do seu dedo: a infecção nunca chega a ir embora de vez. A inflamação é continuamente desencadeada e, por isso, seu corpo sofre.

Quando a inflamação se torna crônica, seu sistema imunológico age como uma equipe de segurança que tem de trabalhar demais e cujos membros já estão dando duro 24 horas por dia há uma semana. Como você pode imaginar, eles provavelmente cometerão muitos erros – com consequências potencialmente desastrosas para a sua saúde.

DOENÇAS ASSOCIADAS À INFLAMAÇÃO CRÔNICA

Cânceres de todos os tipos

Doenças da pele (acne, eczema, rosácea)

Transtornos digestivos (refluxo gastroesofágico, síndrome do intestino irritável, úlceras, pedras na vesícula, gordura no fígado, diverticulite, sensibilidades alimentares, alergias alimentares)

Transtornos dos ossos e das articulações (dor nas costas, dores musculares, artrite)

Transtornos emocionais e cognitivos (ansiedade, depressão, TDA/TDAH, Alzheimer, demência)

Transtornos hormonais (doença fibrocística da mama, endometriose, tumores fibroides)

Transtornos metabólicos (obesidade, diabetes)

Transtornos respiratórios (sinusite, alergias sazonais, asma)

É claro que a inflamação crônica também é associada a doenças autoimunes de todo tipo, bem como a doenças correlatas, como a síndrome da fadiga crônica.

COMPLEXOS IMUNES: A CAUSA OCULTA DA DOR NAS ARTICULAÇÕES

Quando seu sistema imunológico está altamente inflamado, cria conglomerados de substâncias químicas anti-inflamatórias chamadas de "complexos imunes", os quais podem viajar pela corrente sanguínea e acumular-se nas articulações, inflamando-as e produzindo – adivinhe – vermelhidão, inchaço, calor e dor. É por isso que articulações inflamadas são um sinal de alerta: você talvez corra o risco de desenvolver artrite reumatoide, ou talvez já tenha essa doença.

De um jeito ou de outro, você pode curar seus sintomas diminuindo o nível geral de inflamação no seu corpo. Mais uma vez, a redução da inflamação pela prática do Método Myers é a solução tanto para reverter quanto para prevenir doenças autoimunes.

AUTOIMUNIDADE: QUANDO A INFLAMAÇÃO CRÔNICA SE PROLONGA POR TEMPO DEMAIS

Do capítulo 4 ao capítulo 7, você vai se informar sobre os fatores que podem deixar o seu sistema imunológico em permanente estado de alerta, criando inflamação crônica e fazendo com que você corra o risco de desenvolver autoimunidade. Vou lhe dar uma rápida prévia: esses fatores são o problema intestinal chamado intestino permeável (tratado no capítulo 4); glúten, cereais, leguminosas e outros alimentos comuns na sua dieta (discutidos no capítulo 5); toxinas ambientais (exploradas no capítulo 6); certos tipos de infecções; e uma sobrecarga de estresse (ambos examinados no capítulo 7). É por isso que o Método Myers enfoca a melhora da dieta, a cura do intestino, a redução da carga tóxica, o tratamento das infecções e o alívio do estresse. Juntas, essas atitudes põem fim à inflamação crônica, dão uma folga a seu sistema imunológico e fazem com que ele volte a funcionar em seu grau máximo de eficiência.

Se você não tem uma doença autoimune, por favor não se esqueça de que a inflamação crônica pode causar esse tipo de mal. E, se está atualmente sofrendo de uma doença autoimune, a inflamação crônica vai agravá-la. É por isso que, no Método Myers, nosso objetivo é sempre *reduzir, eliminar e prevenir a inflamação crônica*.

Veja na página 7 uma lista de sintomas que podem ocorrer com quem tem inflamação crônica. Essa é a lista de sinais de alerta do espectro autoimune, pois é exatamente a presença de inflamação crônica que determina que alguém esteja no espectro. Quanto mais você estiver inflamado e quanto maior for o tempo ao longo do qual se prolongar a inflamação, maior será o seu risco de contrair uma moléstia autoimune.

Ninguém sabe exatamente como a inflamação crônica se traduz em autoimunidade. O que sabemos é que existe uma correlação alta entre essas duas coisas. A inflamação crônica estressa seu sistema imunológico; e, quando ele fica estressado, tende a fazer coisas erradas.

Voltemos à imagem da equipe de segurança: cinco ou seis guerreiros sentados na Central de Operações, rodeados de invasores hostis. Os invasores – infecções, toxinas, fatores de estresse, bactérias nocivas e todo um exército de outros elementos – assediam o edifício sem cessar e sem cansar. Os membros da equipe estão exaustos – há dias que não dormem –, mas não podem se dar ao luxo de abandonar o posto, nem mesmo para comer ou dormir, pois os ataques não cessam. Tudo o que podem fazer é tomar muito café e comer rosquinhas na esperança de continuar capazes de executar seu trabalho.

O que farão? A princípio, usarão seu poder de fogo de maneira seletiva, escolhendo cuidadosamente os alvos. À medida que o ataque prossegue e eles vão ficando cada vez mais cansados, começam a bombardear toda a área circundante com as armas de que dispõem. Querem apenas que os ataques parem, e a essa altura já não estão pensando direito em como distinguir as grandes ameaças das pequenas ou mesmo as reais das imaginárias. Estão apenas disparando seus maiores canhões na tentativa desesperada de proteger sua posição.

É assim que o seu sistema imunológico reage quando é continuamente atacado pelos tipos errados de comida, pelas toxinas do ambiente, por certas infecções perigosas e por uma sobrecarga de estresse. De início, talvez seja capaz de enfrentar um ou dois desafios. Porém, se eles se sucederem ininterruptamente, a inflamação se tornará cada vez mais forte. A certa altura, seu sistema imunológico assediado poderá simplesmente mudar de lado e passar a atacar seus próprios tecidos. Esta é a zona de perigo: a situação em que você desenvolve uma doença autoimune. Até você encontrar um jeito de fazer parar os ataques e diminuir a intensidade dos combates, seu próprio corpo – um inocente nessa história – será pego no fogo cruzado, com sintomas cada vez piores e uma saúde em permanente declínio.

Como já foi mencionado, seu médico convencional provavelmente reagirá prescrevendo-lhe imunossupressores – medicamentos poderosos que suprimem o sistema imunológico. Na prática, a medicina convencional tenta desarmar a equipe que defende a Central de Operações para que eles não possam acertar os alvos errados. Infelizmente, esses medicamentos também suprimem *toda* a equipe de segurança, até aqueles membros que descansaram bem e estão funcionando direitinho. Com a equipe de segurança inteira de folga, você agora está vulnerável à invasão de inimigos reais. É por isso que, quando faz uso de imunossupressores, você precisa tomar um cuidado imenso para estar sempre com as mãos limpas, evitar a companhia de pessoas doentes e, talvez, até desistir de passar um tempo com seus netos, para não ter nenhuma possibilidade de pegar um resfriado ou coisa parecida.

CHEGA DE CAFÉ E ROSQUINHAS

Lembra-se de que a equipe de segurança se mantinha à base de café e rosquinhas? Com efeito, a cafeína e o açúcar dão a impressão de melhorar momentaneamente nossa situação quando estamos cansados ou estressados – mas o fato é que só pioram o problema; na verdade, ambas essas substâncias *suprimem* o sistema imunológico. Por isso, nos primeiros 30 dias do Método Myers, vou pedir que você deixe de lado a cafeína e o açúcar para poder dar à sua pobre equipe de segurança o apoio de que ela necessita. Talvez você possa readmitir pequenas quantidades desses alimentos em sua dieta quando seu sistema imunológico estiver forte o suficiente; eu mesma os evito, exceto em ocasiões especiais, e assim também fazem muitos dos meus pacientes.

Como médica especializada em medicina funcional, ajo de outra maneira. Tenho pena daqueles heróis que estão na Central de Operações e quero fortalecê-los, não enfraquecê-los. Meu objetivo não é desarmar a equipe de segurança, mas, antes, dar-lhes um pouco de folga e permitir que voltem para o trabalho descansados, relaxados e capazes de usar seu melhor discernimento. Minha estratégia é parar os ataques – reduzir o número de fatores com que seu sistema imunológico tem de lidar. Para tanto, é preciso limpar a dieta, curar o intestino, aliviar a carga tóxica, tratar as infecções e reduzir todo o estresse. Quando esses ataques se abrandarem, seu sistema imunológico se acalmará, parará de atacar seu próprio organismo e poupará seu poder de fogo para descarregá-lo contra as verdadeiras ameaças.

AUTOTOLERÂNCIA

Se eu lhe disser que você precisa ter "autotolerância" para ser saudável, não estarei falando sobre um estado psicológico de autoaceitação (por importante que seja). Estou falando de como seu sistema imunológico deve tolerar os elementos do seu próprio corpo.

A autoimunidade ocorre quando seu sistema imunológico perde a autotolerância e começa a atacar seus próprios tecidos. Se você tem tireoidite de Hashimoto, seu sistema imunológico ataca sua tireoide. Se sofre de esclerose múltipla, ele ataca a bainha de mielina que rodeia o cérebro e a medula espinhal. Se tem polimiosite, ataca seus músculos. Uma vez que o sistema imunológico se desencaminha dessa maneira, já era. Você tem uma doença autoimune e não há cura conhecida.

Felizmente, existe um tratamento eficaz. Você pode deter sua inflamação crônica e aliviar a carga do seu sistema imunológico de várias outras maneiras. Quando o sistema imunológico não está tão estressado, ele recupera a autotolerância e para de atacar você. (A explicação científica completa envolve a capacidade do timo de produzir, regular e equilibrar suas células T.)

Se o nível de inflamação subir novamente, contudo, o mais provável é que seu sistema imunológico saia dos trilhos como já havia feito. Seus anticorpos passarão outra vez a confundir seus tecidos com os de um invasor. Você perderá a autotolerância e seus sintomas retornarão.

É por isso que, onde quer que esteja dentro do espectro autoimune, você deve continuar seguindo o Método Myers: a redução permanente do nível de inflamação é a única maneira pela qual você pode se proteger. Quando você finalmente curar seu intestino, largar os medicamentos e passar a viver sem sintomas, é possível que tenha alguma margem de manobra dentro de alguns aspectos do Método Myers: ovos, plantas da família das solanáceas, uma ocasional bebida alcoólica ou com cafeína, pequenas quantidades de açúcar, talvez até um bolinho sem glúten e sem leite como petisco especial. (Depois de completar os primeiros 30 dias no Método Myers, vá ao meu website para ler um capítulo especial de bônus sobre as coisas que você pode reintroduzir na dieta e quando fazê-lo.) No entanto, o glúten, o leite e os laticínios são tão inflamatórios, e o glúten causa tantos outros problemas, que eu gostaria que você evitasse esses alimentos para sempre, 100 por cento do tempo.

Expliquei isso a uma paciente que estava incomodada com a ideia de abandonar alimentos familiares. Embora ela aceitasse que sua saúde dependia da adoção dessa nova dieta, estava triste e até um pouco em pânico por causa de todas as coisas que nunca mais poderia comer.

"Veja só", eu lhe disse, "neste exato momento, seu intestino está permeável. É como se uma barragem tivesse caído e nós a estivéssemos consertando, tijolinho por tijolinho. Se você comesse um bolinho sem glúten ou um ovo mexido a esta altura do campeonato, estaria derrubando os poucos tijolinhos que já conseguimos recolocar no lugar.

"Mas daqui a pouquinho – talvez em dois meses, talvez um pouco depois – você terá curado seu intestino permeável, resolvido todos os seus sintomas e largado todos os medicamentos. A essa altura, seu intestino estará mais forte. Então, se você quiser comer quinoa, uma omelete ou até um *muffin* sem glúten, eles vão derrubar alguns tijolinhos, mas seremos capazes de consertar o vazamento e repor os tijolinhos no lugar sem muitos problemas. Mas é claro que, mesmo nesse momento, se você comer algum glúten – nem que seja um pouquinho –, vai derrubar *todos* os tijolos e teremos de começar tudo de novo. Porém, você vai ser capaz de tolerar mais alimentos do que pode tolerar agora com segurança."

Ajudou muito para minha paciente visualizar esses tijolinhos. Ela gostou de saber que seria capaz de fortalecer o intestino para enfrentar alguns desafios mais fortes, e compreendeu que a tolerância aos desafios não era ilimitada. Enquanto isso, contentou-se em trabalhar no "conserto da barragem", ciente de que ele fazia parte de um processo que continuaria a levá-la sempre em frente.

Ou seja, a boa notícia é que você *pode* superar a inflamação crônica – e gozar de ilimitada boa saúde. E, uma vez que seu intestino esteja curado e seu sistema imunológico esteja equilibrado, você poderá afrouxar algumas restrições do Método Myers. O primeiro passo, no entanto, é seguir a dieta estritamente por 30 dias. Apenas uma observância de 100 por cento poderá lhe dar os resultados animadores que você quer e merece.

Parte II

A raiz do problema

CAPÍTULO 4
Cure seu intestino

SHENNA, MINHA PACIENTE, ESTAVA ANIMADA. Estávamos começando nossa primeira consulta e ela mostrava-se cheia de esperança de resolver seus sintomas e largar os medicamentos.

Fazia seis anos que Shenna fora diagnosticada como paciente de lúpus. O lúpus é uma doença inflamatória crônica em que o sistema imunológico ataca diversos tecidos e órgãos do corpo, entre os quais as articulações, os rins, a pele, o coração, os pulmões, o cérebro e as células do sangue.

Antes de me consultar, Shenna tinha trabalhado com um médico da medicina convencional que lhe havia prescrito hidroxicloroquina, um dos remédios de primeira linha mais usuais para aquela doença. Ao longo da maior parte daqueles seis anos, Shenna conseguira levar uma vida relativamente normal, embora sofresse com frequência de dor de cabeça, fadiga e depressão. Seu médico lhe disse que os três sintomas eram efeitos colaterais comuns do lúpus – causados quer fisicamente, pela própria doença, quer psicologicamente, pelo estresse de ter de viver com uma doença grave. Diante dessa situação, ele receitou a Shenna o antidepressivo escitalopram, bastante comum.

Shenna não estava contente com os muitos problemas que tinha de enfrentar, mas, como tantos portadores de transtornos autoimunes, achava que não tinha outra opção.

Foi então que ela teve outro "surto", o nome que se dá aos episódios agudos de lúpus e também o termo que se usa quando os sintomas de várias doenças autoimunes pioram de repente. Agora ela estava tendo de lidar com dores no peito, falta de fôlego, dor nas articulações e irritantes episódios de perda de memória. Não conseguia se lembrar dos nomes de pessoas que havia encontrado, esqueceu vários números de telefone familiares e começou a ter dificuldade para se lembrar onde havia estacionado o carro. Diante disso, seu médico acrescentou outro medicamento, ainda mais forte: a prednisona, um esteroide tipicamente prescrito quando o lúpus parece estar progredindo.

Shenna tinha a esperança de que a prednisona controlasse aquele surto. Porém, três meses depois, isso ainda não havia acontecido – e agora ela estava enfrentando todo um novo conjunto de efeitos colaterais: ganho de peso, hematomas surgindo facilmente sobre a pele, agravamento da depressão e uma alta de pressão sanguínea que chegou a preocupar seu clínico geral.

Entre os sintomas e os efeitos colaterais, o novo "normal" de Shenna se transformou numa rotina de faltas ao trabalho, jantares cancelados e ansiosas visitas ao médico. Ela começou a procurar outro caminho. Uma amiga havia lhe encaminhado minha *newsletter* e Shenna deu uma olhada no meu site. Sentiu-se inspirada pela mensagem de esperança que eu oferecia – a perspectiva de uma vida sem sintomas, medicamentos e efeitos colaterais; uma vida de vibração, energia e saúde.

Assim, estávamos no meu consultório.

"Realmente espero que você possa me ajudar", disse Shenna em voz baixa, "mas não sei se isso é possível. Minha avó também teve lúpus e minha mãe tem artrite reumatoide. Sei que as doenças autoimunes são genéticas e sinto que meus genes me condenaram."

Ela balançou a cabeça e olhou para baixo. "O pior é que tenho uma filha de 12 anos. Do jeito que as coisas são para as mulheres da minha família, é difícil não sentir que ela também está condenada."

"Shenna", declarei com firmeza, esperando até que ela olhasse para mim novamente. "Vou lhe dizer algo muito importante. É verdade que você deve ter uma predisposição genética à autoimunidade, mas isso só representa 25 por cento da história. Os outros 75 por cento dependem de você. Isso significa que você mesma pode mudar o rumo das coisas, e provavelmente será capaz de impedir que sua filha tenha de enfrentar o mesmo que você."

Apontei para o questionário de 32 páginas que todos os meus pacientes devem preencher antes da primeira consulta, com perguntas detalhadas acerca de todos os aspectos da sua vida.

"Vamos determinar como sua doença autoimune se desenvolveu", eu lhe disse. "Todas estas informações vão nos ajudar a descobrir isso."

"Verdade, são muitas perguntas. Nenhum dos meus médicos jamais me fez essas perguntas", disse Shenna. "Você até quis saber se fui amamentada no peito ou na mamadeira e se nasci de cesariana. Estou curiosa. O que isso tem a ver com a autoimunidade?"

A DETETIVE DA MEDICINA FUNCIONAL

Um dos melhores atributos da medicina funcional é o modo como ela me permite personalizar minha abordagem. Cada paciente tem sua história, cheia de informações valiosas e pistas importantes. É por isso que uma das primeiras coisas que peço a meus pacientes é que preencham um questionário detalhado que cobre todas as áreas que podem ter a ver com o problema deles. Depois, peço que me contem sua história.

Afinal de contas, a essência da medicina funcional é o entendimento das muitas possibilidades de interação entre fatores aparentemente desconexos. O que você come, como dorme, a quais toxinas está exposto e o grau de estresse em sua vida desempenham papel de destaque em sua saúde, ao lado de muitos outros fatores que às vezes precisam ser desenterrados. Como especialista em medicina funcional, tenho de ser uma espécie de detetive, procurando pistas sobre como os problemas de saúde dos meus pacientes começaram e progrediram.

Como você viu no capítulo 1, muita gente que ainda não tem uma doença autoimune está no espectro autoimune (página 19). Quando encontro meus pacientes com autoimunidade, tento entender como eles foram avançando dentro do espectro e quais fatores provocaram o progresso de seus sintomas. Desse modo, podemos ver como fazê-los *regredir* no espectro, reduzindo suas inflamações e criando saúde.

E, como você viu no capítulo 3, 80 por cento do sistema imunológico está localizado no intestino, o que significa que, se você não tem um intestino saudável, também não pode ter um sistema imunológico saudável. É por isso que a saúde do intestino é um elemento essencial das coisas que quero entender. Se eu descobrir em que ponto a saúde intestinal de um paciente foi comprometida, em geral consigo saber o que causou a autoimunidade. Daí o primeiro pilar do Método Myers ser *Cure seu intestino*.

No entanto, a maioria dos meus pacientes não vem ao consultório em busca de uma solução para seus problemas intestinais. Estão pensando na doença que os levou a me procurar. Também Shenna imaginava que sua história começara apenas seis anos atrás, quando o lúpus fora diagnosticado. Pedi que ela retrocedesse um pouco mais.

"Você não pegou lúpus da noite para o dia", expliquei. "Sua inflamação já devia estar se acumulando havia um bom tempo. Na verdade, aquela cesariana e a amamentação por mamadeira sobre as quais perguntei podem ter muito a ver com o seu estado atual de saúde."

E assim foi que Shenna e eu começamos a juntar as peças da sua história. Como sempre, concentrei-me em duas perguntas:

Como a saúde do intestino de Shenna fora comprometida?
Como esse fato havia criado problemas para seu sistema imunológico?

Daqui a pouco voltaremos a essa história. Primeiro, para entendê-la direitinho, você precisa conhecer o intestino um pouco melhor.

O INTESTINO: A PORTA DE ENTRADA DA SAÚDE

As pessoas sempre me perguntam: "Por que você considera o intestino tão importante?" Digo-lhes que é simples: o intestino é a porta de entrada da saúde.

O intestino faz parte do sistema digestório, um sistema complexo que inclui todas as partes do corpo envolvidas na digestão:

- boca
- esôfago
- estômago
- intestino delgado
- intestino grosso (cólon)
- ânus
- vesícula biliar
- fígado
- pâncreas
- sistema nervoso
- sistema imunológico
- os trilhões de bactérias que vivem no intestino e em outras partes do corpo

Caso qualquer uma dessas partes do sistema digestório pare de funcionar corretamente, o sistema inteiro sofre – e o resultado são sintomas.

Se você tem uma doença autoimune ou está no espectro autoimune, seu sistema digestório está cambaleando sob o peso de uma dieta ruim (até mesmo de alimentos que teoricamente *deveriam* ser saudáveis), medicamentos, toxinas, infecções e excesso de estresse. Todos nós já passamos por isso – mas chegou a hora de mudar.

A boa notícia é que, quando você cura o intestino – o que pode começar a fazer em apenas 30 dias –, já está a meio caminho de reverter e prevenir as doenças autoimunes, sem mencionar a possibilidade de curar muitos outros sintomas que talvez nunca tenha associado à saúde do intestino[d]. Boa parte das questões que tenho de explicar é complexa, mas esta é simples demais: curando o intestino, você vai se curar. Na verdade, a maioria dos seus outros problemas de saúde simplesmente desaparecerá, quem sabe para sempre.

SINAIS DE BOA SAÚDE DIGESTIVA

Você se sente bem depois de comer

Evacua de uma a três vezes por dia – as fezes são sólidas e bem formadas

Não tem gases, inchaço abdominal, cãibras nem dores depois de comer

Não nota a presença de alimento não digerido nas fezes

Não precisa tomar medicamentos digestivos

Não tem refluxo gastroesofágico

SINAIS DE MÁ SAÚDE DIGESTIVA

Acne

Alergias sazonais

Ansiedade

Arrotos

Artrite

Asma

Azia

Baixa contagem de glóbulos brancos

Câncer

Congestão

Constipação (menos de uma evacuação por dia)

Depressão

Desequilíbrio da tireoide

Desequilíbrio hormonal

Desequilíbrios do açúcar no sangue

Diarreia, fezes pastosas

Dificuldade de concentração

Doença autoimune

Doenças frequentes

Dor de cabeça

Dor de estômago

Dor nas articulações

Erupções cutâneas, eczema, urticária, rosácea

Espasmos intestinais

Fadiga

Fibromialgia

Ganho de peso, incapacidade de perder peso

Gases

Inchaço abdominal

Infertilidade

Insônia

Menstruação irregular

Mudanças bruscas de humor

Nariz entupido

Náuseas ou vômitos

Síndrome da fadiga crônica

TDA/TDAH

Tosse crônica

Vertigem

COMO A DIGESTÃO FUNCIONA

Você vê e cheira a comida, o que ativa suas glândulas salivares.

⬇

Suas glândulas salivares produzem saliva.

⬇

As enzimas da saliva decompõem os carboidratos simples (encontrados em alimentos com amido).

⬇

Você mastiga a comida, quebrando-a em fragmentos menores.

⬇

Você engole a comida, que viaja pelo esôfago até o estômago.

⬇

Várias substâncias químicas, especialmente o ácido clorídrico (HCl), decompõem ainda mais o alimento.

⬇

O alimento entra no intestino delgado, onde a maior parte dele é digerida.

⬇

O intestino delgado também secreta hormônios que ativam o pâncreas, o fígado e a vesícula biliar, fazendo-os iniciar seus papéis na digestão.

⬇

As fibras insolúveis e a água passam ao intestino grosso, onde ocorre a absorção final.

⬇

Os resíduos são eliminados pelo ânus.

INTESTINO SAUDÁVEL OU INTESTINO PERMEÁVEL?

Uma das chaves da boa saúde é o intestino delgado, pois é aí que acontece a maior parte da digestão. O intestino delgado é um órgão incrível. Embora caiba confortavelmente dentro do abdome, tem mais de 6 metros de comprimento e possui a área de superfície de uma quadra de tênis.

Dentro do intestino delgado há minúsculas projeções chamadas "vilosidades". Quando os nutrientes passam por ali, ficam presos nessas projeções, que se parecem com dedos peludos. Os pequenos pelos dessas projeções se chamam "microvilosidades", e essa parte do intestino delgado se parece com uma escova bem cabeluda.

Os pelos da escova – as vilosidades e microvilosidades – retêm os nutrientes que passam no fluxo de alimento recém-digerido. Os nutrientes passam então para dentro das "junções compactas", canais especiais que unem firmemente as células da parede epitelial. (Essas células são chamadas enterócitos.) Passando pelas junções compactas, os nutrientes entram na corrente sanguínea, que leva a nutrição a todas as partes do corpo.

Quando a digestão está funcionando bem, as junções compactas permitem apenas a passagem das menores moléculas de alimento pela parede intestinal. Quando a saúde do intestino está comprometida, no entanto, você desenvolve a doença chamada "intestino permeável".

O intestino permeável compromete a capacidade do intestino delgado de absorver nutrientes. Se o seu intestino delgado é um órgão incrível, isso se deve em parte ao fato de ele ter uma imensa área superficial em razão das dobras e vilosidades. Quanto maior a área superficial, mais nutrientes ele pode absorver. Pense na quantidade de água que uma toalha de banho pode absorver em comparação, por exemplo, com um guardanapo.

No entanto, se suas vilosidades e microvilosidades forem danificadas, a área superficial do seu intestino delgado será reduzida – assim como a sua capacidade de absorver nutrientes. Embora a medicina convencional reconheça a existência desse fenômeno somente na doença celíaca, minha experiência clínica me leva a crer que esse tipo de dano tem todo um espectro que inclui muitas pessoas que sofrem de intestino permeável e as impede de obter o pleno benefício nutricional do alimento ingerido.

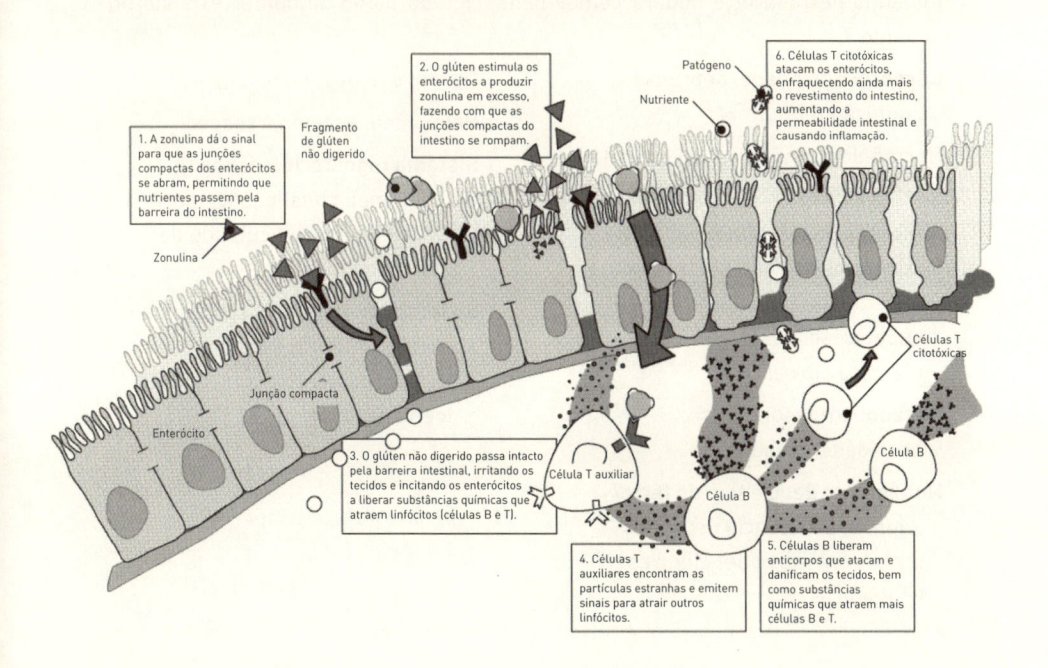

O intestino permeável não somente limita a absorção potencial de nutrientes como também faz com que as junções compactas se abram e as paredes intestinais passem a apresentar vazamentos. Depois disso, coisas proibidas de todo tipo podem sair do intestino e entrar na corrente sanguínea – toxinas, micróbios hostis e alimento parcialmente digerido. Pesquisas recentes também têm nos levado a crer que o intestino permeável é uma das precondições do câncer.

O que acontece quando as coisas que deveriam estar *dentro* do intestino começam a escapar para *fora* dele?

Em primeiro lugar, as toxinas e os micróbios hostis – elementos que normalmente ficariam dentro do intestino e sairiam na evacuação – começam a penetrar na corrente sanguínea, lugar onde definitivamente não deveriam estar. De repente, a equi-

COMO SABER SE VOCÊ TEM INTESTINO PERMEÁVEL?

Caso você já tenha uma doença autoimune diagnosticada, não resta dúvida de que teve intestino permeável em algum momento da sua vida e ainda tem, a menos que tenha seguido ou esteja seguindo um protocolo semelhante ao recomendado neste livro.

Na verdade, tenha uma doença autoimune ou não, praticamente todos os que ingerem a dieta norte-americana padrão e/ou levam uma vida estressante têm intestino permeável em algum grau. Alguns sintomas podem lhe dar indicações sobre a saúde do seu intestino. Se você apresenta qualquer um dos sintomas a seguir – e especialmente se ele for intenso ou frequente –, é quase certo que tem intestino permeável e poderá colher benefícios do plano alimentar exposto no capítulo 9.

Cérebro: ansiedade, depressão, confusão mental

Hormônios: menstruação irregular, TPM, sintomas da menopausa

Infecções do intestino: parasitas, supercrescimento bacteriano no intestino delgado (SBID), supercrescimento de leveduras (*Candida albicans*)

Metabolismo: sobrepeso, obesidade, diabetes

Nutrientes: deficiência de ferro/anemia, deficiência de ácidos graxos ômega 3, deficiências vitamínicas

Ossos: osteopenia, osteoporose

Pele: acne, eczema, rosácea

Sistema digestório: inchaço abdominal, constipação, diarreia, perda de peso, dificuldade de absorção de gordura

Sistema imunológico: resfriados, gripes e infecções frequentes; dores articulares e musculares; doenças autoimunes

O QUE CAUSA O INTESTINO PERMEÁVEL?

Alimentos de difícil digestão e sensibilidades alimentares:
- açúcar
- álcool
- cereais e pseudocereais
- glúten
- leguminosas
- leite e laticínios
- OGMs
- ovos
- solanáceas

Quimioterapia

Infecções e desequilíbrios do intestino:
- parasitas
- SBID
- supercrescimento de leveduras

Medicamentos:
- anti-inflamatórios não esteroidais
- antibióticos
- inibidores dos ácidos estomacais
- pílulas anticoncepcionais
- prednisona

Micotoxinas (fungos tóxicos)

Radiação

Estresse:
- estresse emocional (pressões pessoais, da família e do trabalho)
- estresse físico (doença, falta de sono)

Cirurgias

pe da Central de Operações tem um grande número de invasores tóxicos com que lidar. Começam a disparar as substâncias químicas inflamatórias e você passa a sofrer dos efeitos colaterais da inflamação. Pega acne ou resfriados frequentes, tem gases ou dor de cabeça – e seu sistema imunológico começa a se sentir sobrecarregado.

Mas isso não é tudo. Ao lado daquelas toxinas e micróbios, seu intestino também está deixando escapar alimento parcialmente digerido em formas que o corpo não reconhece. Em vez dos aminoácidos e das moléculas de glicose que o sistema imunológico já espera encontrar, pedaços de alimento e mais estranhos conseguem entrar na corrente sanguínea.

É nesse momento que o sistema imunológico realmente enlouquece. Começa a fabricar anticorpos para esses novos invasores – glúten, proteínas do leite, proteínas dos ovos e outros alimentos cujo consumo em outra situação seria saudável. Toda vez que você come um alimento desse tipo, os anticorpos alertam o sistema imunológico e a equipe da Central de Operações dispara um bombardeio de substâncias químicas inflamatórias. Você desenvolve inflamação crônica, com seus múltiplos efeitos colaterais – e seu sistema imunológico já está excessivamente estressado. A essa altura, você já se firmou no espectro autoimune. Se permanecer ali por tempo suficiente, poderá desenvolver uma doença autoimune.

Alessio Fasano, fundador e diretor do Centro para Pesquisas Celíacas do Hospital Geral de Massachusetts e professor da Escola de Medicina da Universidade de Harvard, foi quem fez as principais pesquisas sobre o glúten e o intestino permeável. Ele acredita que o intestino permeável é uma precondição necessária para o desenvolvimento de doenças autoimunes. Isso significa que, se você tem intestino permeável, corre o risco de desenvolver autoimunidade. Minha experiência confirma isso: o intestino permeável nos coloca num grau adiantado do espectro autoimune. Por isso, se você quiser reverter e prevenir as doenças autoimunes, cure seu intestino permeável.

A HISTÓRIA DE SHENNA: PISTAS DA INFÂNCIA

Quando Shenna e eu nos sentamos para juntar as peças da sua história, partimos do começo: do seu nascimento. Shenna nascera por cesariana, o que significa que o obstetra a tirara diretamente do útero, sem que ela passasse pelo canal do nascimento.

Por que isso é importante? Para funcionar adequadamente, o sistema digestório faz uso de trilhões de bactérias que vivem no intestino e em outras partes do corpo. Na verdade, o número de células microbianas dentro do nosso organismo é dez vezes maior que o de células humanas.

Você não nasceu com essas bactérias amigas. Na verdade, começou a adquiri-las quando passou pelo canal vaginal da sua mãe. Os bebês que nascem de cesariana frequentemente acabam perdendo algumas bactérias que são essenciais para a boa saúde digestiva.

Sei que você talvez tenha dificuldade para conceber que as bactérias são importantes para a sua saúde. Costumamos encará-las como invasores perigosos, e é claro que algumas delas são assim mesmo. Porém, a imensa maioria das bactérias neste planeta é neutra ou útil.

As bactérias amigas que vivem em seu intestino são *extremamente* úteis. Possibilitam que você digira o alimento e conservam o revestimento da sua parede intestinal, o epitélio.

Um epitélio forte é essencial para a prevenção do intestino permeável. É por isso que uma boa população de bactérias amigas é necessária para a saúde do intestino – e, portanto, para o seu sistema imunológico.

Shenna, no entanto, começara a vida com um déficit de bactérias amistosas. Essa foi a nossa primeira pista para sabermos o que deu errado:

Pista um: *não adquiriu as bactérias amigas do canal do nascimento*

Shenna também me contou que sua mãe tinha dificuldade para amamentar e precisou alimentá-la com mamadeira. O leite materno é a segunda fonte crucial de bactérias amigas para os bebês e ainda contém alguns fatores imunológicos. Mamando na mamadeira, Shenna não adquiriu esses dois apoios cruciais... e subiu um pouco mais no espectro autoimune.

Pista dois: *não adquiriu as bactérias amigas e os fatores imunológicos do leite materno*

É quase certo que esses problemas no começo da vida afetaram a saúde de Shenna na infância e contribuíram para suas frequentes infecções de ouvido. Shenna também me contou que boa parte das comidas de que ela mais gostava na infância eram laticínios: iogurte com frutas para o café da manhã, um sanduíche de manteiga com queijo grelhado para o almoço, uma bola de sorvete à noite, um copo de leite quente antes de dormir.

Meu detetive interior ficou instantaneamente atento. As infecções de ouvido são um sinal frequente de sensibilidade alimentar – as reações retardadas das imunoglobulinas IgG sobre as quais você leu no capítulo 3 – e, especificamente, sensibilidade a leite e laticínios. Se alguém tem sensibilidade alimentar, por definição tem um intestino permeável. No caso de Shenna, inferi que esse problema fora causado pela falta de bactérias amigas decorrente do parto por cesariana e de ter sido amamentada com mamadeira.

Vamos falar sobre isso. Em reação a esse fato, é possível que o sistema imunológico de Shenna tenha concluído desde muito cedo que o leite era um perigoso invasor tóxico e tenha criado anticorpos para atacar o leite e os laticínios. Isso provavelmente teve três efeitos:

- Toda vez que Shenna ingeria qualquer alimento que contivesse leite – mesmo bolos, panquecas e rabanada –, os anticorpos contra o leite emitiam um sinal ao sistema imunológico, que inundava seu corpo de substâncias químicas inflamatórias. Essas substâncias químicas produziam todo um leque de efeitos colaterais – inclusive infecções de ouvido.

- O organismo de Shenna tornou-se repleto de "casomorfinas", encontradas no leite e em todos os laticínios. Muita gente possui um gene que faz com que essas substâncias entrem nos receptores naturais do corpo para a morfina, de modo que os laticínios passam a agir de modo semelhante a essa substância narcótica:

a pessoa se sente ótima quando tem leite e laticínios no organismo e sofre sintomas de síndrome de abstinência quando tenta desistir desses alimentos. Shenna provavelmente tinha esses receptores, pois, quando passava até um ou dois dias sem leite, queijo, iogurte ou sorvete, começava a se sentir irritada, cansada e "desesperada para comer algum laticínio". Assim, ela continuava ingerindo laticínios – e sua inflamação se tornou crônica. (Aliás, o glúten contém "gluteomorfinas", que agem da mesma maneira. É por isso que tantas pessoas têm "fissura" pelo glúten e encontram tanta dificuldade para abandoná-lo.)

- A inflamação crônica reforçou a permeabilidade do intestino. Isso estressou ainda mais o sistema imunológico de Shenna, fazendo-a avançar no espectro autoimune.

Pista três: infecções de ouvido frequentes = provável sensibilidade a leite e laticínios

As infecções de ouvido de Shenna tiveram outro efeito importante: para tratá-las, ela tomava antibióticos. Os antibióticos têm muitos usos relevantes, mas também têm um efeito colateral problemático: matam as bactérias amigas, o que, como vimos, pode produzir intestino permeável e inflamação crônica e aumentar o estresse sobre o sistema imunológico.

Criando intestino permeável, os antibióticos também podem afetar indiretamente nossa função cerebral. Isso se deve a uma relação que a maioria dos profissionais da medicina convencional não conhece, mas é uma das premissas da medicina funcional: a conexão entre o intestino e o cérebro. Quando tomamos antibióticos, matamos as bactérias úteis do intestino, o que pode levar a um supercrescimento de leveduras. Estas tendem a se espalhar numa camada em todo o interior do intestino. É o intestino que produz 95 por cento da nossa serotonina, a substância que nos dá a sensação de bem-estar e que o cérebro usa para combater a depressão e a ansiedade, garantir a qualidade do nosso sono, equilibrar nossos estados de humor e produzir sentimentos de otimismo, calma e autoconfiança. A camada de leveduras afeta gravemente a produção de neurotransmissores, de modo que o uso continuado de antibióticos acaba mexendo não somente com o sistema imunológico, mas também com o cérebro, deixando-nos vulneráveis à confusão mental, à ansiedade, à depressão e a problemas de memória.

Pista quatro: mais bactérias amigas destruídas pelos antibióticos

O supercrescimento de leveduras é um dos problemas intestinais mais comuns que eu trato, sobretudo o supercrescimento do fungo *Candida albicans*. Esse supercrescimento também suprime o nosso sistema imunológico.

Quando os pacientes me procuram, faço muitos exames de sangue e um exame completo de fezes, em busca de sinais de infecções e supercrescimento de leveduras.

Diante de um índice baixo de glóbulos brancos, ou de um exame de fezes que revele poucas IgA, meu primeiro diagnóstico é supercrescimento de leveduras, quer os outros exames o indiquem, quer não. A baixa de IgA no intestino e de glóbulos brancos no sangue é outro indício claro de que o sistema imunológico do paciente está suprimido. Sempre é gratificante tratar o supercrescimento de leveduras em um paciente e ver os índices de IgA intestinal e de glóbulos brancos voltando ao normal. Adoro quando os pacientes se sentem melhor, e tenho os resultados de exames para lhes mostrar que seu sistema imunológico também está melhorando.

Enquanto eu conversava com Shenna, os problemas atuais dela foram entrando em foco. Aventei a hipótese de que, talvez, a depressão, a perda de memória e a confusão mental não fossem apenas efeitos colaterais do lúpus ou da prednisona. Muito provavelmente, também eram resultados de sua antiga infecção por leveduras.

PISTAS DA ADOLESCÊNCIA

Quando Shenna chegou à puberdade, desenvolveu um caso severo de acne, problema que durou até quase os seus 30 anos. Uma vez que a acne é um efeito colateral comum da sensibilidade ao leite e aos laticínios, encontramos aí outra pista. (Veja uma lista de sintomas que geralmente indicam inflamação crônica e problemas do sistema imunológico na página 7.)

Para piorar, Shenna tomava antibióticos para ajudar a combater a acne. Isso destruiu uma quantidade maior de bactérias amigas e agravou ainda mais o seu supercrescimento de leveduras.

Enquanto isso, a adolescente Shenna ingeriu uma dieta rica em açúcares e amidos – muitos doces e bolos –, ou seja, os alimentos mais propícios para as bactérias hostis que se escondiam em seu intestino. Como resultado, desenvolveu uma doença chamada "supercrescimento bacteriano no intestino delgado" ou SBID, que lhe dava gases e deixava seu abdome estufado.

Quero agora que você imagine o intestino de Shenna como uma selva cuja lei é a sobrevivência dos mais aptos. Uma épica batalha está sendo travada entre as bactérias amigas, de um lado, e as leveduras e bactérias hostis, do outro. Graças aos muitos fatores que identificamos – voltando até o nascimento de Shenna e acompanhando sua história ao longo da infância e da adolescência –, as bactérias amigas estavam perdendo a guerra, enquanto as leveduras e as bactérias hostis se tornavam as senhoras da selva. Por isso, Shenna estava predisposta a desenvolver um sem-número de problemas, entre os quais intestino permeável, depressão, confusão mental e perda de memória.

Pista cinco: acne = sensibilidade a leite e laticínios

Pista seis: antibióticos → mais bactérias amigas destruídas → supercrescimento de leveduras

Pista sete: dieta rica em açúcares → SBID

PISTAS DOS ANOS DE FACULDADE

Na faculdade, Shenna começou a apresentar refluxo gastroesofágico, especialmente no final dos semestres, quando ela sentia a pressão dos prazos e dos exames. A maioria das pessoas – inclusive a maioria dos médicos da medicina convencional – acredita que o refluxo gastroesofágico resulta do excesso de ácido. Na realidade, ele resulta em geral da *falta* de ácido estomacal, problema que pode decorrer do estresse, da dieta ou, mais uma vez, da ausência de bactérias amigas.

Quando não temos ácido suficiente no estômago, não podemos digerir adequadamente as proteínas ingeridas. Em vez de passar do estômago para o intestino delgado, o alimento não digerido permanece no estômago por mais tempo do que devia. Às vezes, esse alimento não digerido volta para o esôfago, juntamente com uma pequena quantidade de ácido. O ácido queima, o que causa a queimação característica do refluxo gastroesofágico. No entanto, se tivéssemos mais ácido no estômago desde o começo, o alimento não teria parado ali e o refluxo não existiria.

O ácido estomacal existe para decompor as proteínas em moléculas muito menores chamadas aminoácidos, substâncias de que o corpo precisa para efetuar praticamente todas as suas reações celulares, e também para construir os músculos, obter energia e criar neurotransmissores, substâncias químicas importantíssimas que atuam no cérebro. Assim, eu disse a Shenna que a falta de ácido estomacal estava provocando nela quatro sintomas perturbadores:

- dava-lhe refluxo ácido;
- impedia-lhe de digerir adequadamente as proteínas, privando-a de aminoácidos e contribuindo para a fadiga e para os problemas imunológicos;
- afetava a produção de neurotransmissores, piorando sua confusão mental, sua depressão e sua perda de memória; e
- impedia-lhe de se defender contra as bactérias hostis e os parasitas que ela por acaso ingerisse juntamente com o alimento, colaborando para que ela desenvolvesse supercrescimento de leveduras e SBID.

Pista oito: refluxo gastroesofágico = falta de ácido no estômago → depressão, confusão mental, fadiga e muitos outros problemas

Como tantas pessoas, Shenna tomava inibidores da acidez estomacal para combater o refluxo. No entanto, esses inibidores destroem tanto o ácido estomacal quanto as principais enzimas de que o organismo precisa para digerir adequadamente o alimento. Assim, a tentativa de Shenna de resolver o refluxo gastroesofágico estava na verdade piorando o problema.

Pista nove: inibidores de acidez = intensificação dos problemas digestivos, problemas cerebrais, supercrescimento de leveduras e vulnerabilidade a parasitas

Shenna ficou impressionada ao saber o quanto havia avançado no espectro autoimune antes mesmo de fazer 18 anos. Mas isso não era tudo. Ela me contou que, na faculdade, começara a tomar pílulas anticoncepcionais, medicamento que usava até hoje. Também me contou que sofria de frequentes episódios de candidíase vaginal.

Enxerguei uma conexão clara entre esses dois fatos aparentemente desconexos. Anos e anos de anticoncepcionais orais haviam elevado o índice de estrógeno no organismo de Shenna. O estrógeno alimentava o supercrescimento de leveduras em seu intestino, que se manifestava na forma de infecções pela mesma levedura em seus órgãos genitais. Além disso, o supercrescimento de leveduras em todo o seu organismo diminuía a capacidade de Shenna de fabricar neurotransmissores (predispondo-a à depressão, à confusão mental e a problemas de memória), contribuía para a permeabilidade do seu intestino e deprimia seu sistema imunológico.

Enquanto isso, em mais um círculo vicioso, as leveduras no organismo de Shenna precisavam de açúcar para se alimentar... levando-a a também ansiar por açúcar... levando-a a comer os alimentos doces e amidosos que criavam SBID e alimentavam as leveduras... que a levavam a querer ingerir ainda mais açúcar. Em decorrência disso, Shenna ganhou peso. O excesso de gordura corporal era outra fonte de inflamação... que é uma causa frequente de ganho de peso... que conduzia a mais inflamação... e o ciclo continuava, tornando-se mais vicioso a cada ano que passava.

Pista dez: candidíase vaginal frequente = supercrescimento de leveduras, provavelmente causado pelo anticoncepcional de uso oral

Pista onze: supercrescimento de leveduras → desejo de açúcar → ganho de peso → mais inflamações e mais problemas digestivos e imunológicos

As três infecções intestinais que mais vejo entre meus pacientes são SBID, supercrescimento de leveduras e parasitas. Pelo simples fato de ouvir sua história, concluí que Shenna provavelmente tinha pelo menos duas dessas três – e ela ainda não fizera

> **ÁCIDO ESTOMACAL, UM DOS MELHORES AMIGOS DO SEU INTESTINO**
>
> Seu ácido estomacal
>
> - decompõe as *proteínas* (da carne, frango, peixe e outros alimentos) em aminoácidos, que depois podem ser absorvidos pelo intestino delgado;
> - proporciona *aminoácidos* para apoiar praticamente todas as funções do corpo, como a síntese de músculos e ossos, a estabilização do humor, a criação de energia e o apoio ao sistema imunológico;
> - protege você contra *bactérias hostis, leveduras e parasitas* que possam estar presentes no alimento consumido; e
> - apoia a *digestão* e a *absorção* adequadas dos alimentos, de modo que você obtenha o pleno benefício de todos os nutrientes que consome.

nenhum exame. Essas infecções intestinais estavam contribuindo para o intestino permeável e, assim, fazendo Shenna avançar cada vez mais no espectro autoimune, além de criar todo um complexo de sintomas mentais e físicos.

No fim, a carga inflamatória tornou-se pesada demais para Shenna. Seu sistema imunológico superestressado saiu dos trilhos, de acordo com o processo que descrevi no capítulo 3, e ela desenvolveu lúpus.

A esta altura, você já deve estar se perguntando se *você* tem SBID, supercrescimento de leveduras ou parasitas intestinais, e o que, nesse caso, deve fazer. Não se preocupe. Dê uma olhada nos testes do capítulo 9 para saber se está sofrendo de qualquer uma dessas infecções comuns do intestino. Os suplementos naturais que você pode tomar para curar essas infecções estão listados nas páginas 183-4.

MONTANDO O QUEBRA-CABEÇA

Agora que já tínhamos todas as pistas, era hora de juntá-las.
- Primeira infância: ausência de bactérias amigas cruciais.
- Infância: infecções de ouvido (sensibilidade a leite e laticínios); extermínio de bactérias amigas (antibióticos); supercrescimento de leveduras (antibióticos).
- Adolescência: acne (sensibilidade a leite e laticínios); extermínio de mais bactérias amigas (antibióticos); mais supercrescimento de leveduras (antibióticos); SBID (dieta rica em açúcar).

- Faculdade: alto índice de estrógeno, candidíase, supercrescimento de bactérias (pílula anticoncepcional); redução dos ácidos estomacais e das enzimas digestivas (inibidores da acidez estomacal).

Todos esses fatores → intestino permeável → depressão, confusão mental, espectro autoimune → lúpus

Shenna se impressionou ao conhecer os diferentes modos pelos quais sua dieta, seu estilo de vida e sua história a haviam predisposto a uma doença autoimune. "Você quer dizer que, se eu tivesse resolvido alguns desses problemas de outro jeito, poderia ter me prevenido contra o lúpus?", perguntou-me.

Eu sabia exatamente como ela se sentia, pois fora essa a minha reação quando descobri a medicina funcional e percebi que minha ablação da tireoide fora desnecessária. Foi ótimo encontrar uma nova maneira de tratar minha doença de Graves, mas não foi fácil pensar que nada daquilo precisava ter acontecido.

"Veja bem", eu disse a Shenna. "Você poderia ter revertido essa progressão e saído do espectro autoimune *se* conhecesse esta abordagem. Mas não quero que se culpe. Você fez o que os outros médicos lhe mandaram, e até agora nunca conhecera um caminho alternativo. A cada momento, fazemos o melhor possível com o conhecimento de que dispomos."

Shenna balançou lentamente a cabeça, assimilando minhas palavras.

"A boa notícia", continuei, "é que, no fim desta consulta, você vai saber exatamente como virar esse jogo. O Método Myers lhe dará o poder de reverter sua doença e prevenir outros transtornos autoimunes no futuro. Também lhe dará o conhecimento de que você precisa para proteger sua filha e ajudá-la a se prevenir contra as doenças autoimunes."

QUANDO A CURA É PIOR QUE A DOENÇA

Shenna tomava antibióticos para combater as infecções de ouvido e a acne:
Os antibióticos destroem bactérias amigas → inflamação crônica → intestino permeável e problemas imunológicos → supercrescimento de leveduras, SBID e/ou mais acne.

Shenna tomava inibidores da acidez estomacal para combater o refluxo gastroesofágico:
Os inibidores de acidez destroem o ácido estomacal e as enzimas digestivas → problemas intestinais, supercrescimento de leveduras e problemas imunológicos → incapacidade de absorver aminoácidos → fadiga, depressão e/ou confusão mental.

OS 4RS: QUATRO PASSOS PARA A CURA DO INTESTINO

"Tudo bem, já entendi que meus problemas intestinais me predispuseram a ter lúpus", admitiu Shenna. "Mas qual é a solução?"

Disse-lhe que, por sorte, a medicina funcional desenvolveu um protocolo eficientíssimo para curar e proteger o intestino: os 4Rs. O nome é dado pelos quatro passos fundamentais: remover, restaurar, reinocular e reparar.

Embora eu esteja dividindo o processo em quatro passos para que você possa imaginá-lo melhor, na verdade eles acontecem simultaneamente. Explico-os aqui para que você possa compreender o que está acontecendo com seu corpo, mas não se preocupe em seguir estas etapas distintamente. Todas elas estão incluídas no protocolo de 30 dias do Método Myers, de modo que, se você seguir o programa delineado no capítulo 9, estará fazendo tudo o que precisa para curar seu intestino.

Passo um: REMOVER o que é ruim

O primeiro passo consiste em remover da dieta qualquer coisa que possa perturbar o ambiente do trato gastrointestinal ou contribuir para a permeabilidade do intestino. Como você verá na parte III, o protocolo do Método Myers pede que você elimine da dieta os alimentos inflamatórios, entre os quais o glúten, os cereais, as leguminosas, leite e laticínios, açúcar, hortaliças da família das solanáceas e ovos, além de alimentos processados, aditivos e conservantes. Você também removerá de sua dieta o álcool, a cafeína e o maior número possível de medicamentos, pois estes tendem a estressar ou irritar o intestino. Por fim, removerá as infecções intestinais causadas por leveduras, parasitas e supercrescimento bacteriano no intestino delgado (SBID), todas as quais podem também criar o caos no seu sistema digestório.

O primeiríssimo alimento a ser removido, como você verá no próximo capítulo, é o glúten, uma proteína encontrada no trigo, no centeio e em outros cereais. O glúten está presente nos macarrões, no pão, nas panquecas, nos *waffles* e em todos os tipos de tortas, bolos e outras massas assadas. Na minha opinião, é a maior ameaça à saúde nos Estados Unidos. Se ao terminar este livro você decidir tomar uma *única* atitude para melhorar sua saúde, a remoção do glúten de sua dieta é de longe a melhor de todas.

No caso de Shenna, também era crucial que ela se livrasse do leite e dos laticínios, alimentos problemáticos que haviam causado suas infecções de ouvido e também, provavelmente, sua acne. O corte do glúten e de outros alimentos inflamatórios também ajudaria a curar o intestino de Shenna e a reverter o lúpus.

Por fim, Shenna precisava restringir o supercrescimento bacteriano no intestino delgado e a infecção por leveduras *Candida albicans*. Usando suplementos naturais e probióticos – cápsulas e pós que contêm bactérias amigas – ajudei Shenna a se livrar das bactérias do mal e a restaurar a população de bactérias do bem. Uma vez que a pílula anticoncepcional que Shenna tomava também havia provavelmente contribuído para esse problema, trabalhamos juntas para encontrar outra forma de controle de natalidade.

Passo dois: RESTAURAR o que é bom

Eliminado o ruim, está na hora de trazer de volta o bom. Neste passo, restauramos os ingredientes essenciais para a correta digestão e absorção, que haviam sido esgotados pela dieta, pelos medicamentos, pelas doenças ou pelo simples avanço da idade.

O acréscimo de enzimas digestivas na forma de suplementos é um dos elementos fundamentais desta etapa. Sem essas enzimas, não digerimos corretamente a comida. Isso estressa nosso sistema digestório e nos deixa subnutridos. Sempre falo a meus pacientes: "As pessoas costumam dizer que 'Você é o que você come', mas isso não é exato. Na realidade, você é o que você consegue digerir e absorver."

O acréscimo de enzimas digestivas também restaura os ácidos estomacais, uma vez que estes são necessários para a correta digestão. (Você encontrará o protocolo exato para restaurar os ácidos estomacais na página 182.) Shenna percebeu que este passo era crucial para ela, pois ajudaria a curar o refluxo gastroesofágico ao mesmo tempo em que aliviaria a sobrecarga de seu intestino. Com os ácidos estomacais restaurados, ela poderia digerir adequadamente o alimento, absorver nutrientes e usá-los para fabricar todos os neurotransmissores de que precisava. A digestão e absorção corretas apoiariam, ainda, o sistema imunológico de Shenna.

Passo três: REINOCULAR bactérias saudáveis

Como já vimos, nosso corpo precisa de um equilíbrio saudável de boas bactérias no intestino. Essas bactérias amigas são frequentemente dizimadas por antibióticos, esteroides, inibidores da acidez estomacal, dieta ruim, estresse e muitos outros fatores.

Por ter nascido de cesariana e não ter mamado no peito, Shenna provavelmente já começara a vida com um déficit de bactérias amigas. Os antibióticos que tomava para suas frequentes infecções de ouvido, e depois para a acne, provavelmente haviam exterminado a maior parte das bactérias boas que lhe restavam.

A solução? Probióticos: cápsulas e pós que reconstituem a população de bactérias saudáveis que nos ajudam a nos proteger do mundo ao nosso redor – e de nós mesmos. Ainda que você tenha nascido de parto normal e mamado no peito, está sujeito a todos os outros fatores que diminuem a quantidade de bactérias amigas: toxinas, dieta ruim e estresse. Por isso, quero que você também tome probióticos.

Aliás, você talvez já tenha ouvido dizer que alimentos fermentados – iogurte, *kefir* (uma espécie de leite fermentado), *kimchi* (conserva de repolho coreana), chucrute e outras hortaliças fermentadas – são excelentes para apoiar as bactérias saudáveis. Com efeito, os alimentos fermentados são cheios das bactérias de que o seu intestino precisa, de modo que são probióticos naturais. Também são repletos das fibras e açúcares que alimentam as bactérias, o que os torna naturalmente "prebióticos" – elementos que alimentam e apoiam as bactérias intestinais.

Isso é verdade, mas há um detalhezinho problemático. Se você ainda não equilibrou as bactérias do intestino – se tem supercrescimento de leveduras ou SBID –, os alimentos fermentados podem alimentar as bactérias *ruins*. Em vez de melhorar sua saúde intestinal, eles podem piorá-la.

Uma vez curado seu intestino, recomendo enfaticamente que você coma muitos alimentos fermentados, desde que não sejam feitos à base de leite: chucrute cru, *kimchi* e outras hortaliças fermentadas. No entanto, é preciso garantir que o intestino esteja curado; caso contrário, eles poderão lhe fazer mais mal do que bem. Você saberá que seu intestino está curado quando largar os medicamentos e seus sintomas melhorarem drasticamente.

Passo quatro: REPARAR o intestino

Como Shenna, a maioria de nós sofre de intestino permeável. Precisamos reparar o revestimento interno da parede intestinal, o que pode ser feito por meio de suplementos. Um dos meus favoritos é a L-glutamina, um aminoácido que ajuda a rejuvenescer esse revestimento. Os óleos de peixe com ácidos graxos ômega 3 também ajudam a diminuir a inflamação. Além disso, a raiz de alcaçuz e o *Aloe vera* ajudam a acalmar o intestino e esfriar a inflamação, permitindo que o intestino se cure mais rápido. (Veja nas páginas 182-3 os suplementos que você consumirá no protocolo do Método Myers.)

POR QUE O MÉTODO MYERS FUNCIONA TÃO RÁPIDO?

Shenna ficou animada para começar os 4Rs, mas queria saber por que passos aparentemente bem simples poderiam funcionar tão rápido.

Disse que há duas razões. Primeira, muitos sintomas dela não eram causados pela doença autoimune, mas pela péssima saúde de seu intestino. A cura do intestino a habilitaria a se livrar de muitos sintomas rapidamente, mesmo que a reversão da doença autoimune demorasse um pouco mais.

Segunda, as células intestinais se renovam num ritmo incrivelmente rápido. Cada célula do nosso corpo tem um tempo de vida específico, após o qual ela morre e é substituída por uma nova. As células do intestino vivem no máximo alguns dias. Por um lado, isso significa que o intestino precisa de apoio constante, com alimentos saudáveis e especialmente gorduras de boa qualidade, que o corpo usa para fabricar novas células. Por outro, a rápida substituição de células significa que você pode efetuar grandes mudanças num intervalo de tempo curtíssimo, uma vez que as células velhas são logo substituídas por outras novas e saudáveis.

Shenna gostou de imaginar o dinamismo do seu intestino – gostou de visualizá-lo como um sistema vivo que precisava ser nutrido e bem cuidado. Na segunda consulta, ela me disse: "Quando tenho vontade de comer algo que não faz parte do Método Myers, basta imaginar o que esse alimento fará para o meu intestino. Isso me ajuda a manter o rumo."

DA SAÚDE DO INTESTINO À SAÚDE TOTAL

Quando Shenna entendeu o quanto a saúde do intestino era importante, sentiu-se altamente motivada a seguir todos os aspectos do Método Myers. Ficou encorajada ao perceber que seus sintomas começaram a se abrandar apenas uma semana depois de iniciada a nova dieta. Após um mês, ela já era capaz de viver sem medicamentos, seus marcadores imunológicos haviam começado a voltar ao normal e sua saúde continuava melhorando.

Shenna também se animou a colocar sua filha para seguir o Método Myers. Teve tanto sucesso na reversão de sua doença que passou a acreditar que o mesmo protocolo protegeria sua filha, ainda que esta tivesse herdado a predisposição genética de Shenna às doenças autoimunes.

"Gostaria de ter sabido mais cedo sobre essas coisas que estressam o intestino", contou-me ela em sua última consulta. "Mas o bom é que, agora, posso ajudar minha filha a tomar um caminho mais saudável – e, quem sabe, protegê-la contra a possibilidade de desenvolver uma doença autoimune!"

CAPÍTULO 5

Livre-se do glúten, dos cereais e das leguminosas

Marshall era um homem alto e robusto com 50 e poucos anos que sofria de colite ulcerativa havia duas décadas. Colite ulcerativa é uma doença dolorosa que inflama e abre feridas no intestino grosso, ou cólon[e]. Durante a maior parte dos últimos anos, seu médico convencional o vinha tratando com mesalazina, um medicamento poderoso com efeitos colaterais que incluem diarreia, náuseas, cãibras e flatulência.

Isso já era ruim o suficiente, mas, quando a doença se intensificava, o médico às vezes lhe administrava prednisona, o mesmo esteroide que Shenna tomava para o lúpus. Marshall sofria de um grupo diferente – mas não menos frustrante – de efeitos colaterais, que incluía ganho de peso, ansiedade e uma sensação de que seus pensamentos e emoções "saem correndo dentro de mim, como se eu não tivesse controle algum sobre eles".

Como Shenna, Marshall estava cansado de lutar pelo que parecia cada vez mais uma causa perdida. Eu via a tensão em suas mandíbulas enquanto ele me contava como se esforçava para criar os dois filhos, segurar seu trabalho como professor de ciências no ensino médio e manter uma relação próxima com a esposa.

"Estou cheio dessa doença controlando a minha vida!", explodiu ele. "Essa diarreia, essas cãibras, essa febre!"

Marshall balançou a cabeça. "Estou no fim da picada", admitiu. "Espero sinceramente que você possa me ajudar, doutora, pois consultei um total de *cinco* médicos nos últimos três anos quando comecei a piorar, e todos eles só me entupiram de medicamentos. Às vezes eles funcionaram, às vezes não, mas, no fim, eles todos *pararam de funcionar*. E depois dessa última rodada de esteroides ganhei mais nove quilos."

De uma hora para a outra, Marshall parou de falar e me olhou de frente. "Você pode me ajudar, dra. Myers?", disse de uma vez. "*Vou* me sentir melhor? Não aguento mais me sentir mal."

Assegurei-lhe que ainda havia esperanças. Trabalharíamos para que ele não tivesse mais de tomar medicamentos e alcançasse a remissão completa: nada de sintomas, nada de dor e nada de desconforto. Sua mente e suas emoções seriam dele novamente. Seria capaz até de perder o peso indesejado.

Marshall soltou um enorme e profundo suspiro de alívio: "Certo, doutora. Obrigado. O que faço agora?"

ILUSÕES ALIMENTARES

Como todos os meus outros pacientes, Marshall tinha escrito um diário de alimentação antes de me ver. Percebi na hora que não havia carne, frango nem peixe em sua dieta – só glúten, cereais e leguminosas e alguns laticínios, ovos e vegetais.

Perguntei-lhe se era vegetariano e descobri que, como eu, ele havia adotado o vegetarianismo aos 14 anos. No café da manhã, me disse, tomava uma tigela de iogurte grego *light* com um pouco de granola orgânica e algumas torradas integrais feitas em casa. De vez em quando, para variar, comia um cereal matinal tipo *shredded wheat*[1]. Seu almoço consistia em vegetais salteados com tofu (feito de soja) e seitan (feito de trigo) ou em uma tigela grande de sopa de missô (soja). O jantar era arroz integral e feijão-preto ou algum tipo de ensopado de vegetais com quinoa ou painço. Às vezes, contou-me Marshall, ele comia ovos e, em ocasiões especiais, um pouco de macarrão integral com queijo.

Marshall tinha muito orgulho da sua dieta orgânica, integral e de pouca gordura, e fez toda a sua família segui-la junto com ele. Enquanto contava como ele e sua esposa faziam iogurte, recordei-me de quando eu fazia iogurte com a minha mãe. Lembrei-me daquelas maravilhosas refeições em família da minha infância – e também da doença de Graves que resultou delas.

Embora eu respeitasse as escolhas de Marshall, queria que ele compreendesse os riscos à saúde que elas acarretavam. O segundo pilar do Método Myers é *Livre-se do glúten, dos cereais, das leguminosas e de outros alimentos que causam inflamações crônicas*, pois eles são muito problemáticos para quem sofre de transtornos autoimunes. Então, do mesmo jeito que fiz com Shenna, trabalhei com Marshall para identificar o que o

---

[1] Cereal feito de trigo integral na forma de "pequenos travesseiros". (N. do R. T.)

> **GLÚTEN, CEREAIS E LEGUMINOSAS:
> COMIDAS A SEREM ELIMINADAS**
>
> **Glúten** é um grupo de proteínas encontrado em muitos cereais, como o trigo, o centeio e a cevada. Não se encontra glúten no arroz, no painço, no milho e na quinoa. Enquanto a aveia a princípio não contém glúten, praticamente toda a aveia cultivada convencionalmente é contaminada no processamento ou no armazenamento; então, na prática, não a consideramos livre de glúten.
>
> **Cereais** são as sementes de vegetais amiláceos cultivados para o consumo humano e animal. São exemplos de cereais o trigo, o centeio, a cevada, o arroz, o painço e a aveia. Embora o milho e a quinoa não sejam tecnicamente cereais, eles contêm proteínas muito parecidas.
>
> **Leguminosas** são vegetais cujas sementes crescem dentro de vagens. São exemplos de sementes desse tipo a lentilha, o grão-de-bico, a ervilha, a vagem e as diversas variedades de feijão: o roxo, o branco, o preto e o vermelho.

levara ao seu estado de saúde atual. Expliquei como as lecitinas dos cereais e das leguminosas inflamavam seu corpo, acionando o alerta autoimune do seu sistema imunológico e prejudicando a sua capacidade natural de absorver nutrientes. Também lhe mostrei como os sintomas eram causados pela sua dieta. Expliquei que o glúten era parte do que o fazia sentir-se confuso, ansioso e deprimido; e mostrei a ele como todos os produtos de soja e as leguminosas o estavam deixando inchado, flatulento e com diarreia.

Mas o que mais chocou Marshall foi quando expliquei que ele – e todos nós – estava sendo muito, mas muito mesmo, exposto ao glúten, em quantidades que assustariam os nossos avós. Pois, convenhamos, o glúten está em quase todo lugar, até mesmo naqueles nunca imaginados. Você talvez saiba que o glúten é encontrado em cereais, pães e em outros alimentos do tipo. Mas você sabia que ele também pode ser encontrado em quase todos os alimentos processados, até em esconderijos inesperados como o *ketchup*, sopas enlatadas, molho de soja e nos frios?

Tenho uma surpresa ainda maior para você: o glúten também pode ser encontrado em pastas de dente, xampus, condicionadores, em muitas marcas de loções e hidratantes e produtos de higiene pessoal. Se não tomar cuidado, você pode acabar absorvendo glúten – pela boca ou pela pele – a quase toda hora em que está acordado. Se usa um hidratante noturno, pode estar absorvendo glúten mesmo enquanto dorme.

Basicamente, eu disse a Marshall que glúten, cereais e leguminosas são alimentos altamente inflamatórios. Já que as inflamações são o maior fator de risco à autoimunidade, livrar-se desses alimentos "quentes" faz todo o sentido. Tento encontrar a fonte das inflamações em cada um dos meus pacientes, e a dieta de Marshall estava claramente alimentando o fogo.

Mas Marshall não conseguia compreender a ideia de que a sua dieta "saudável" era tão mortalmente perigosa. Talvez muitos de vocês também não consigam.

Então, comecemos com o básico. O que é o glúten e como exatamente ele perturba a sua digestão, sabota seu sistema imunológico e ameaça a sua saúde?

O QUE É O GLÚTEN?

O glúten é um grupo de proteínas constituídas pelos peptídeos gliadina e glutenina. É encontrado em muitos cereais, como o trigo comum, a semolina, o trigo *spelt*, o *kamut*, o centeio e a cevada. A aveia naturalmente não contém glúten. Contudo, devido à contaminação nos métodos de processamento, deve-se assumir que a aveia contém glúten, sim, a menos que seja dito expressamente que é livre de glúten. (Mais à frente neste capítulo, mostrarei uma variedade de motivos pelos quais até mesmo os cereais livres de glúten podem causar problemas se você tem alguma doença autoimune ou se encontra em qualquer ponto do espectro.)

A palavra "glúten" é derivada da palavra latina que significa "cola". Isso faz sentido, já que é o glúten que torna a massa grudenta, dando ao pão aquela textura aerada e fofa. O glúten também é considerado uma proteína "grudenta" por ser ele que mantém a integridade dos estoques de nutrientes das plantas que o contêm. Esse grude é o motivo de os fabricantes frequentemente usarem o glúten como liga e espessante.

Este é o problema número um do glúten: como vimos, está por toda parte. É tão comum que o governo americano nem mesmo exige que seja marcado nas embalagens. Por isso, normalmente vem escondido sob nomes como "proteína vegetal hidrolisada", "amido alimentar", "proteína vegetal" e até "sabores naturais".

Se você vai seguir o Método Myers, precisa se tornar um detetive do glúten, sempre alerta à presença dessa perigosa proteína onde quer que se encontre. Para começar, dê uma olhada na tabela da página 89 e veja alguns dos muitos lugares onde o glúten se esconde.

ONDE ESTÁ O GLÚTEN?

Alimentos simples
Qualquer tipo de trigo, cevada e centeio:
- aveia (contaminada no processamento)
- biscoitos
- bolachas
- bolos
- cereais matinais
- massas
- *muffins*
- pães
- panquecas
- *pretzels*
- tortas
- variedades antigas do trigo, como o trigo *spelt*, o *kamut* e o triticale
- *waffles*

Alguns alimentos não tão óbvios
Nem todos os alimentos a seguir sempre contêm glúten, mas contêm com frequência suficiente para justificar evitá-los.
- álcool
- caldo de carne, galinha e legumes em cubos
- caranguejo processado
- cubos de caldo
- doces
- frios
- molhos e condimentos como o *ketchup*, o molho barbecue e muitos outros
- oleaginosas tostadas
- ovos mexidos de restaurante (muitos restaurantes usam um pouco de massa de panqueca)
- purê de batatas instantâneo
- salgadinhos de milho
- substitutos de carne veganos
- vitaminas

Aditivos e conservantes
- ácido cítrico (pode ser fermentado com trigo, milho, melado ou beterraba)
- amido de trigo
- amidos
- amidos alimentares
- amidos modificados
- corante/aromatizante caramelo
- corantes
- corantes artificiais
- dextrinas
- diglicerídeos
- emulsificantes
- enzimas
- estabilizantes
- fermento químico
- glicerídeos
- maltodextrina
- sabores
- sabores naturais
- substitutos de gordura
- xarope de glicose

Algumas fontes que não são alimentos
- massinha de modelar e tintas
- medicamentos, suplementos e fórmulas herbais
- produtos de beleza e para o corpo
- selos postais e envelopes

(Veja o meu site, AmyMyersMD.com, para uma lista mais abrangente.)

"MAS, SE EU NÃO TENHO DOENÇA CELÍACA, QUAL É O PROBLEMA?"

A esta altura você deve estar se perguntando por que não pode ingerir glúten, já que não tem doença celíaca. Deixe-me explicar-lhe.

Como veremos no restante deste capítulo, o glúten ajuda a causar intestino permeável de muitas formas. Se a sua saúde é perfeita, você pode se recuperar relativamente rápido – mas, falando sério, por que você passaria por isso por vontade própria? Como veremos nos próximos dois capítulos, o mundo é cheio de toxinas e fatores de estresse que nem sempre podemos evitar; então, por que submeter seu corpo a algo que *pode* ser evitado?

De qualquer forma, se você tem alguma doença autoimune ou se encontra em qualquer ponto do espectro autoimune – se sofre de qualquer um dos sintomas listados nas páginas 21-3 –, não pode se dar ao luxo de chegar nem perto do intestino permeável, muito menos de sofrer o ataque destruidor de até mesmo pequenas quantidades de glúten. Vou dizer da forma mais direta possível: o glúten o está envenenando, e não de uma só maneira.

FATOS TEMÍVEIS DO GLÚTEN

- Mais de 55 doenças já foram relacionadas ao glúten.
- Estima-se que 99 por cento das pessoas com doença celíaca ou sensibilidade ao glúten não são diagnosticadas.
- Até 30 por cento das pessoas de ascendência europeia têm o gene da doença celíaca, o que as torna mais suscetíveis aos problemas de saúde desencadeados pelo glúten.
- Um estudo recente publicado na prestigiada revista *Gastroenterology* comparou 10 mil amostras de sangue de 50 anos atrás com amostras tiradas de 10 mil pessoas dos dias de hoje e constatou que houve um aumento de 400 por cento na incidência de doença celíaca.
- Um estudo conduzido entre 1969 e 2008 que acompanhou 30 mil pacientes com diagnóstico de doença celíaca, sem diagnóstico de doença celíaca (foi revelada durante o estudo) e com sensibilidade ao glúten concluiu que cada um dos grupos corria muito mais risco de mortalidade do que os pacientes que não eram afetados pelo glúten.

A doença celíaca é um mal autoimune – e é a doença mais séria associada especificamente ao glúten. O glúten faz com que seu corpo ataque as células do intestino delgado. Isso estraga as microvilosidades intestinais que, como vimos no capítulo anterior, aumentam a área de superfície do intestino delgado, ajudando-o a absorver nutrientes do fluxo de alimentos. Sem microvilosidades saudáveis, é impossível absorver os nutrientes consumidos. Você poderia comer de tudo – até mesmo só alimentos saudáveis – e mesmo assim acabar desnutrido, uma vez que seu intestino delgado simplesmente não absorve os nutrientes nem os passa para a corrente sanguínea. Novamente, o que importa não é o que você come, mas o que *digere* e *absorve*.

No entanto, apenas uma pessoa em cada 133 tem doença celíaca, embora esse número esteja aumentando por causa da onipresença do glúten e também porque, como veremos, as fazendas comerciais e a indústria alimentícia alteraram a natureza do glúten. Ou seja, a doença celíaca afeta menos de 1 por cento da população e só mais meio por cento tem alergia ao glúten. Então, se você não faz parte de nenhum desses grupos, qual é o problema?

O problema é aquilo que chamo de "espectro de sensibilidade ao glúten" – o vasto número de pessoas que têm sensibilidade ao glúten. Algumas estatísticas situam esse número em assustadores 30 por cento da população, mas muitos especialistas creem que a proporção é bem maior. Baseando-me na minha experiência clínica, se você tem alguma doença autoimune, está no espectro de sensibilidade ao glúten e deve evitá-lo como a peste.

Como você viu no capítulo 3, as alergias são desencadeadas pelos anticorpos LgE, que respondem rapidamente e às vezes de forma letal a aparentes intrusos, como naqueles casos em que a intensidade da resposta imunológica inflama as vias respiratórias, fazendo com que elas fechem. As sensibilidades alimentares são causadas pelos anticorpos LgG, que mobilizam uma resposta lenta que costuma ser menos intensa no curto prazo – mas incrivelmente prejudicial no longo prazo.

Lembre-se, os anticorpos LgG iniciam uma resposta que pode não se revelar por até 72 horas. Então, se você comer granola ou peixe gratinado com molho de soja na segunda-feira, pode ser que não perceba que a sua dor de cabeça, acne, flatulência ou dor nas articulações de quarta-feira foram causadas por aquela refeição aparentemente saudável que nem se lembra de ter comido.

Se você tem alguma doença autoimune ou se encontra no espectro autoimune, a notícia é ainda pior. Como viu nos dois capítulos anteriores, você está envolvido numa batalha séria contra as inflamações. As inflamações pioram os seus sintomas se você tem algum problema autoimune, deslocando você para cima no espectro e aumentando o risco de uma doença autoimune, se é que já não tem uma. Reduzir as inflamações é a sua maior arma no processo de reverter e prevenir a autoimunidade – mas o glúten inflama o seu organismo e faz as coisas andarem exatamente na direção errada.

Acredite ou não, as más notícias ainda não acabaram. Na verdade, ficarão ainda piores. Duas palavras: "mimese molecular".

Mimese molecular é um fenômeno no qual o seu sistema imunológico confunde uma parte do seu próprio corpo com um invasor externo. Lembra que os anticorpos da varíola bovina também atacavam o vírus da varíola? Bem, da mesma forma, os anticorpos que atacam o glúten também podem atacar o tecido da tireoide, criando uma doença autoimune comum chamada tireoidite de Hashimoto. Basicamente, quando moléculas de glúten vazam do seu intestino para a corrente sanguínea, seu sistema imunológico as vê como invasores externos e cria anticorpos para atacá-las, como se elas fossem um vírus ou uma bactéria perigosos. Depois, se você tem a doença de Hashimoto, esses mesmos anticorpos ficam ainda mais confusos. Eles não só tratam o glúten como um invasor letal, mas também veem o tecido da tireoide como se ele fosse glúten. É dessa forma que o seu sistema imunológico começa a destruir a sua tireoide.

Esse é apenas um dos motivos pelos quais espero que você evite o glúten se tem alguma doença autoimune ou se está em qualquer ponto do espectro – não quero que você crie uma situação em que a polícia do seu organismo afixe uma foto da sua tireoide ao lado da foto da molécula do glúten na Central de Operações.

A mimese molecular também ocorre em outras doenças autoimunes. Os anticorpos que o seu organismo criou para a gliadina – uma das principais proteínas do glúten – confundem outros tecidos com moléculas de glúten. Dessa forma, cada vez que

A mimese molecular

Sequência de proteína
Antígeno
Glúten
Caseína
Tecido da tireoide

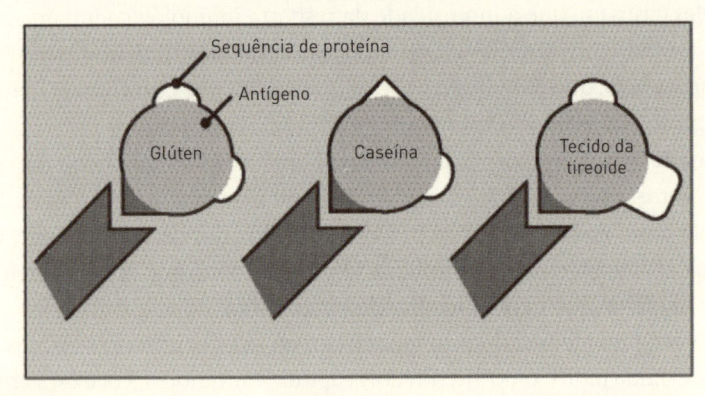

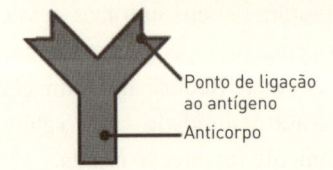

Ponto de ligação ao antígeno
Anticorpo

Os anticorpos se ligam a sequências de proteína específicas dos antígenos. Embora o glúten, a caseína e os tecidos do seu corpo sejam todos diferentes, eles têm algumas sequências de proteína em comum. A inter-reação ocorre quando o seu sistema imunológico não consegue distinguir uma molécula da outra.

você ingere algo que contém glúten, seus anticorpos sinalizam para que o seu sistema imunológico ataque seus próprios tecidos. Felizmente, como testemunhei com vários pacientes, assim que conseguimos acalmar o sistema imunológico e tratá-lo com os quatro pilares descritos nesta parte do livro, a mimese molecular diminui ou para completamente. Quando se foca na dieta certa, cura seus intestinos e mantém um estilo de vida saudável, você pode prevenir a mimese molecular.

No entanto, é preciso estar sempre alerta, pois descobrimos recentemente que, se você ingerir até mesmo uma quantidade pequena de glúten, os anticorpos autodestrutivos podem aumentar por até três meses. Então, quando digo para evitar o glúten 100 por cento, quero dizer 100 por cento mesmo, não 99 por cento nem 99,5 por cento. Até a menor quantidade de glúten pode despertar os anticorpos e fazer com que o seu sistema imunológico ataque seus próprios tecidos.

Não é muito intuitivo, eu sei. Você pode estar dizendo: "Eu evito o glúten – e bastante! Costumava ingeri-lo várias vezes ao dia, agora como somente quatro vezes ao ano – o recheio do peru no dia de Ação de Graças, o bolo de chocolate no dia dos namorados, a torta de noz-pecã no piquenique do dia dos soldados mortos em guerra e bolinhos com os meus filhos no primeiro dia de aula. Quatro porções de glúten por ano – como isso poderia ser prejudicial?"

Mas, se você tem certos tipos de doenças autoimunes que reagem ao glúten, essas quatro porçõezinhas podem manter os seus anticorpos lá no alto durante todo o ano. E o consumo de glúten aumenta seu nível de inflamação, elevando o risco de você desenvolver uma doença autoimune ou piorando a que você já tem, não importa qual seja.

UMA PALAVRINHA SOBRE OS EXAMES

Muitos dos meus pacientes estão confusos sobre o glúten porque fizeram o teste e ouviram que não tinham problemas com ele, mas creio que isso provavelmente não é verdade e que eles sofrem, sim, de algum problema relacionado ao glúten. Deixe-me falar um pouco mais sobre as diferentes formas de exame de problemas relacionados ao glúten e sobre os limites deles.

Primeiro, há o exame da doença celíaca. O melhor é a biópsia intestinal, mas em alguns casos exames de sangue revelam que certos indicadores estão elevados também. No entanto, como apenas uma pessoa em cada 133 tem a doença celíaca, esse exame não revela problemas mais comuns.

Os alergologistas também oferecem testes para alergia ao trigo ou ao glúten. Esse teste verifica as reações IgE (página 51). Apenas 1 por cento da população tem esse tipo de alergia ao glúten, de modo que, mais uma vez, esses testes não revelam problemas mais comuns.

O problema mais comum relacionado ao glúten é a sensibilidade a ele – a reação IgG – e, como você viu, quase um terço da população sofre disso, senão mais. Existem testes de sensibilidade a alimentos que podem revelar esses problemas, mas o verdadeiro problema é que o glúten contém muitas gliadinas (ou proteínas) diferentes e, embora você possa não ter problema nenhum com várias, pode ainda ser sensível a uma delas. E a maioria dos testes de sensibilidade a alimentos verifica apenas a gliadina mais comum, conhecida como 33-mer. Se você não tem problemas com a 33-mer, mas tem com alguma das muitas outras proteínas do glúten, pode facilmente obter um falso negativo.

Hoje em dia temos um teste melhor, do laboratório Cyrex[2], que verifica muito mais gliadinas. Se você realmente se preocupa em checar se tem algum tipo de sensibilidade ao glúten, pode pedir para um médico especialista em medicina funcional marcar esse exame para você.

Contudo, como sempre digo aos meus pacientes, seu corpo sabe mais do que qualquer exame. Se estiver em dúvida, corte o glúten e veja se você se sente melhor. Se realmente se sentir melhor, você pode ter certeza de que o glúten era o problema, e deve continuar evitando-o. Outra boa pista de que o glúten não faz bem ao seu organismo é se você passa algumas semanas sem ingeri-lo e começa a se sentir mal assim que o ingere novamente.

É com muita frequência que vejo meus pacientes de artrite reumatoide e tireoidite de Hashimoto se sentirem muito melhor poucas semanas ou mesmo dias depois de terem tirado o glúten das suas dietas. A dor e o inchaço nas articulações dos pacientes de AR desaparecem. A taxa de anticorpos dos pacientes de tireoidite de Hashimoto cai. O médico convencional diria: "Bem, talvez o glúten *fosse* o problema. Volte a comê-lo nas próximas semanas e faremos o teste de doença celíaca."

Eu sei que algum dia isso será visto como negligência médica. Se para de comer glúten e a sua saúde melhora, seu corpo está lhe dizendo tudo o que você precisa saber.

O GLÚTEN E O INTESTINO PERMEÁVEL

Agora vou deixar bem claro por que eu não quero que você coma glúten, mesmo que não seja alérgico, sensível ou tenha doença celíaca: o glúten causa intestino permeável. Mesmo que você esteja fazendo tudo certo para dar suporte ao seu sistema imunológico – comendo alimentos saudáveis, desintoxicando seu corpo, curando as suas infecções e reduzindo o seu estresse –, o glúten pode sabotar todos esses esforços de uma só vez.

---

2 Laboratório, nos Estados Unidos, especializado em imunologia funcional e autoimunidade. (N. do R. T.)

A nossa compreensão de como o glúten afeta o trato intestinal é devida ao pioneirismo do dr. Alessio Fasano, que você conheceu no capítulo 4. O dr. Fasano descobriu que o glúten faz com que o corpo produza uma substância chamada "zonulina", que afrouxa as junções compactas da parede epitelial das células. Com a saúde perfeita, as junções compactas logo se fecham novamente e o sistema digestório continua intacto.

Porém, quando o corpo é exposto em demasia ao glúten – e, como você viu, quase todos nós estamos –, a zonulina está sempre presente e as junções compactas que unem as suas paredes celulares continuam abertas. Agora, em vez de ter uma parede epitelial íntegra, você tem uma barreira permeável que deixa passar a comida parcialmente digerida. Como seu sistema imunológico não consegue reconhecer esses bocados parcialmente digeridos, começa a atacá-los com todas as substâncias químicas que em geral são usadas contra vírus ou bactérias. De uma hora para a outra, seu sistema imunológico está em alerta. Os caras da Central de Operações estão jogando fogo inflamatório por todo o seu corpo – e esse é o cenário perfeito para as doenças autoimunes.

"MAS NÓS SEMPRE COMEMOS PÃO!"

Muitos dos meus pacientes têm dificuldade para entender que alimentos tão comuns quanto pães e massas são tão prejudiciais à saúde que podem provocar os sintomas de uma doença debilitante e dolorosa. "As pessoas vêm comendo esses alimentos há centenas de anos" – é uma frase que sempre escuto. Ou: "Minha avó costumava fazer essas comidas. Como elas podem ser tão perigosas?"

Deixe-me explicar como os pães, massas e bolos que compramos hoje em dia são completamente diferentes dos que os nossos avós conheciam.

Em primeiro lugar, para criar pães e bolos mais leves e fofos e também para criar tipos de trigo mais resistentes, os agricultores e as empresas desenvolveram novos híbridos. Da mesma forma que os agricultores descobriram como criar nectarina cruzando pêssegos com ameixas, como criar tomates mais resistentes e novos tipos de rosas, eles também desenvolveram novos tipos de trigo.

Mas o progresso tem seu preço, e o preço da hibridização do trigo e de outros cereais é alto. A hibridização criou novas formas de glúten – ou seja, proteínas novas que não são reconhecidas pelo nosso corpo. Sabe-se que o cruzamento de tipos diferentes de trigo cria muitas proteínas que não são encontradas nos tipos originais. Nossos corpos não evoluíram tão rápido quanto os novos tipos de trigo e simplesmente não sabem como reagir às novas proteínas.

Em segundo lugar, os cientistas desenvolveram um processo chamado de "desaminação", que remove um dos aminoácidos das proteínas do glúten. Esse processo permite às empresas encher seus alimentos de glúten, criando bolinhos colossais e pães gigantes. E como esse processo torna o glúten solúvel na água, os fabricantes agora podem usá-lo como conservante e como liga em todos os tipos de produtos que não costumavam contê-lo.

O glúten já estava na sua torrada e no seu espaguete à bolonhesa, mas o processo de desaminação faz com que ele também apareça no seu molho de soja e nos seus frios. Significa que, quando vai a um restaurante asiático para comer legumes refogados e arroz, quando compra uma salada de *chef* com carne e peru num restaurante ou quando põe um pouco de *ketchup* nas suas batatas fritas, você está consumindo glúten, mesmo que pão e massas não estejam por perto. Como vimos, a menos que você tome muito cuidado ao comprar seus produtos de higiene pessoal, poderá estar consumindo glúten quando escova os dentes, quando lava o cabelo ou quando espalha loção pelo corpo.

Além disso, o processo de desaminação faz com que o glúten – agora onipresente – fique muito mais perigoso para o corpo. Primeiro, estamos expostos a novos tipos de glúten que nossos corpos não conseguem processar; segundo, estamos muito, mas muito expostos ao glúten, coisa que sobrecarrega o nosso intestino e o nosso sistema imunológico. Para mim, o desenvolvimento dessas novas proteínas e a superexposição ao glúten são dois males que, combinados, constituem o fator mais importante na epidemia autoimune que não para de crescer.

Outro fator que torna o glúten mais perigoso para nós hoje em dia é a carga tóxica crescente que cada um de nós carrega, graças às centenas de novas substâncias químicas que as empresas despejam no ar, na água e no solo. Nosso sistema imunológico está no limite sob essa quantidade de toxinas industriais, situação que torna o glúten ainda mais problemático. E os nossos intestinos estão mais permeáveis do que nunca. (Veja os fatores que causam intestino permeável na lista da página 71.)

Então, talvez os nossos avós pudessem comer seus pães e massas sem efeitos ruins. Afinal de contas, o glúten deles não era híbrido e desaminado; ele não estava em *tudo* e eles comiam comida de verdade, não essas porcarias industrializadas. Tudo indica que a carga tóxica deles era menor, que eles não tomavam tantos remédios e, apesar de a vida deles ser difícil, provavelmente não se estressavam tanto quanto nos estressamos hoje em dia. Em decorrência disso, os intestinos deles não eram tão permeáveis simplesmente porque eles não tinham de lidar com os outros fatores que tornam o glúten tão letal hoje – principalmente para aqueles que são vulneráveis a doenças autoimunes. Também é possível que os nossos avós *sofressem* os efeitos negativos das suas dietas baseadas em cereais e nunca fizeram a conexão entre as enxaquecas, a fadiga e a depressão e os pães, massas e bolos que consumiam.

Independentemente das experiências dos nossos avós, nossos alimentos se transformaram tão profundamente nos últimos 50 anos que estamos literalmente comendo coisas diferentes, até mesmo quando os alimentos são parecidos. O pão deles era feito de tipos de trigo conhecidos há muito tempo e esse trigo era cultivado num solo relativamente limpo; o nosso é feito de um trigo híbrido e desaminado que cresce em solo tóxico, é regado com água cheia de mercúrio e chumbo e inundado de pesticidas e herbicidas. As leguminosas que eles comiam eram naturais; grande parte das nossas é modificada geneticamente e, de novo, cheia de toxinas. Até mesmo os alimentos processados e industrializados eram mais seguros, mais limpos e mais saudáveis 50 anos atrás.

Nós não deixamos os feijões de molho nem os colocamos para brotar, como os nossos antepassados faziam; não comemos lentamente, na companhia dos nossos entes queridos; nossa fonte de alimentação primária não é a comida caseira. E mesmo que você nunca coma alimentos industrializados, sempre que ingere carne de vaca ou de frango não orgânicas ou peixe de criação, está ingerindo também a soja e o milho geneticamente modificados que eram os alimentos desses animais. Praticamente todos nós estamos extremamente expostos ao glúten, ao milho e à soja – usados como ração de animais, conservantes, aromatizantes e espessantes – sem contar em todas as coisas que não são alimentos, como já vimos. Então, mesmo que os nossos avós conseguissem digerir o glúten, os cereais e as leguminosas, não vivemos mais como eles nem comemos as mesmas comidas.

Não podemos olhar para o passado para definir a nossa dieta. Temos de ver onde estamos agora, o que temos disponível em matéria de alimentos e o que nossos corpos aguentam. Onde quer que você esteja no espectro autoimune, cortar o glúten é a decisão certa e mais segura.

O ALTO CUSTO DO "NÃO CONTÉM GLÚTEN"

À medida que a vida livre de glúten vai ficando mais popular, muitas empresas vão entrando na brincadeira de quem cria o mais delicioso *waffle*, pão, bolo ou *muffin* sem usar glúten. Na verdade, esses alimentos aparentemente saudáveis não o são nem um pouco. Costumam ser cheios de açúcar, sal, conservantes, aditivos e corantes.

Veja bem, se a sua família ama o glúten – especialmente se ela contém crianças –, substitutos sem glúten podem ser a forma certa de ajudar todos a fazer a transição para uma dieta mais saudável. Se os seus filhos vivem de pizza e macarrão e você conseguir fazê-los comer as versões sem glúten, ou até mesmo as versões sem laticínios desses alimentos, maravilha. Dou-lhe os parabéns por ter feito uma mudança tão saudável na vida da sua família.

Mas tenho de ser honesta com você: porcaria é porcaria. E praticamente todos os alimentos sem glúten que estão por aí são... bem, porcarias. Deixe-me explicar o porquê.

Primeiro, quando o trigo é transformado em farinha, ele gera muito mais volume do que outros cereais ou sementes. Então, se um produto sem glúten é feito de farinha de arroz, de milho, de mandioca, de batata ou de amêndoas, geralmente precisa de algo para substituir o volume e a consistência que só existiriam se ele fosse feito de trigo.

Açúcar, ao resgate! O açúcar contribui com calorias e volume, sem contar a forma com que faz o seu nível de açúcar no sangue disparar e sair de controle. A maioria das farinhas que não são de trigo é mais refinada do que a de trigo, o que significa que elas também fazem seu nível de açúcar no sangue disparar. Em decorrência disso, você corre o risco de ganhar peso e, potencialmente, desenvolver diabetes. E, por favor, não se deixe enganar pelos produtos que oferecem adoçantes "naturais" como o açúcar de cana, malte de arroz ou agave. Eles são feitos de glicose (o tipo de açúcar da cana e da beterraba), frutose (o açúcar que se encontra no milho e nas frutas) ou alguma combinação dos dois. Os nomes bonitos não os tornam mais saudáveis.

Mesmo quando os produtos sem glúten são rotulados como "orgânicos" ou "naturais", eles podem estar cheios de conservantes. Além disso, a menos que o produto esteja expressamente marcado com "não transgênico", é provavelmente feito de trigo ou de soja, e 80 por cento de todo o milho e soja cultivados nos Estados Unidos é transgênico. (Para saber mais dos problemas dos organismos transgênicos e dos alimentos feitos com eles, veja "Transgênicos: Um Novo Desafio para a Saúde", na página 106, e o apêndice A.)

Além disso, seu sistema imunológico pode tratar até cereais sem glúten como se eles contivessem glúten, criando anticorpos e causando inflamações. Para piorar as coisas, os cereais (e as leguminosas) sem glúten contêm lecitinas, substâncias inflamatórias que também inibem a absorção de minerais e outros nutrientes.

Então ignore o rótulo bonito e o logo escrito "saudável, orgânico e sem glúten" no pacote. Esse tipo de alimento não faz parte dos 30 dias do Método Myers.

QUANDO "NÃO CONTÉM GLÚTEN" <u>CONTÉM</u> GLÚTEN

Quando contei a Marshall a importância de evitar o glúten, a princípio ele resistiu. Logo, no entanto, decidiu que evitar o glúten era um pequeno preço a pagar pela cura da doença dolorosa e debilitante que havia dominado a sua vida.

Ele teve mais dificuldade para entender por que eu queria que ele eliminasse outros cereais da sua dieta também, até mesmo as opções consideradas saudáveis, como o arroz, a aveia e a quinoa. (Mesmo que a quinoa não seja tecnicamente um cereal, ela contém proteínas encontradas nos cereais.)

Existem vários motivos para se evitar os cereais que não contêm glúten. Um dos mais persuasivos é que muitos desses cereais na realidade contêm glúten, sim. Um estudo publicado em junho de 2010 no *Journal of the American Dietetic Association* descobriu indícios de glúten em mais da metade de 22 amostras de cereais que normalmente não contêm glúten.

Como isso acontece? Devido a um processo conhecido como intercontaminação. Isso não é um mistério biológico; é apenas a proximidade. A menos que o cereal seja cultivado numa fazenda isolada e processado num complexo completamente livre de glúten, é muito provável que ele entre em contato com algum cereal que contém glúten. Com o nosso sistema de alimentos altamente industrializado, há muitas oportunidades para esse tipo de contato, o que significa que os cereais supostamente livres de glúten não o são na realidade. A intercontaminação pode ocorrer nos campos, durante o processamento, durante o transporte ou na área de cereais do mercado. Isso tudo antes de os cereais chegarem na sua casa, onde há tantas oportunidades de eles entrarem em contato com o glúten quanto antes, na sua despensa, na sua geladeira ou nos seus armários de cozinha.

É claro que você sempre pode ser sábio ao fazer as escolhas de alimentos e optar pelos itens que sofrem o menor processamento possível, mas você nunca terá controle sobre o que acontece com a sua comida antes de ela chegar no mercado ou na sua mesa. E até mesmo a menor quantidade de glúten pode ter um efeito terrível tanto no seu intestino quanto no seu sistema imunológico. Como vimos neste capítulo, se você tem uma doença autoimune, a mimese molecular pode enganar o seu sistema imunológico sensível ao glúten e fazê-lo atacar não somente o glúten, mas também o seu corpo. Mesmo umas poucas moléculas de glúten intercontaminado podem ativar os seus anticorpos antiglúten e fazer com que o seu sistema imunológico libere substâncias químicas inflamatórias e, talvez, ataque seus próprios tecidos.

Além disso, como veremos mais a frente neste capítulo, até pequenas quantidades de glúten podem causar intestino permeável. Isso também pode ter consequências desastrosas no seu sistema imunológico.

A intercontaminação é um motivo importante pelo qual aconselho aos meus pacientes que evitem todos os cereais. Imagine o quão terrível é o glúten para a sua doença autoimune ou como ele pode lhe elevar no espectro até que você desenvolva um transtorno propriamente dito e siga o meu lema: na dúvida, evite.

ALIMENTOS QUE IMITAM O GLÚTEN

No capítulo 8, você verá listas de alimentos que eu gostaria que você evitasse. Alguns deles são cereais e leguminosas, mas muitos pertencem a grupos alimentares completamente diferentes. Mesmo assim, todos esses alimentos problemáticos têm algo muito importante em comum: são alimentos que o seu corpo confunde com o glúten. Por isso, cada um deles pode causar uma resposta inflamatória intensa que aumenta muito o seu nível de inflamações crônicas. Se você tem uma doença autoimune, esses alimentos podem fazer com que os seus sintomas fiquem à flor da pele. Se está no espectro autoimune, esses alimentos podem levá-lo além do limite, causando uma doença autoimune.

Você viu como isso funciona no capítulo 3, quando observamos o pessoal da Central de Operações confundir um alvo com seu sósia. Lembre-se, seu sistema imunológico adaptativo cria anticorpos projetados para pegar certos vilões – o termo técnico é "antígenos" – que o seu sistema imunológico acha que lhe farão mal. Uma vez que o glúten é marcado como antígeno, seu sistema imunológico adaptativo cria anticorpos para buscá-lo e soar o alarme – mas esses anticorpos se confundem facilmente e também soam o alarme para sósias do glúten.

O nome científico desse processo é "reatividade cruzada". Basicamente, seu sistema imunológico adaptativo confunde os cereais sem glúten com os com glúten e acaba enchendo seu corpo de substâncias químicas inflamatórias, quer esteja diante de trigo, arroz ou milho.

Na verdade, o sistema imunológico pode confundir outros alimentos com glúten também, entre eles leite e laticínios, milho, arroz, fermento biológico e painço. Esse é o motivo pelo qual gostaria que você evitasse todas as substâncias que podem iniciar uma inter-reação, principalmente nos primeiros 30 dias do Método Myers, quando estamos tentando acalmar o pessoal da Central de Operações e convencê-los de que não precisam estar tão alertas. Uma vez que você dê aos pobrezinhos um tempo, pode ser que possa introduzir novamente alguns alimentos livres de glúten em sua dieta em quantidades moderadas.

REATIVIDADE CRUZADA: ALIMENTOS QUE O SEU CORPO PODE CONFUNDIR COM GLÚTEN

Arroz	Leveduras
Aveia	Milho
Leite e laticínios, incluindo a proteína do soro do leite	Painço

"MAS NÓS SEMPRE COMEMOS FEIJÃO!"

Sempre me surpreendo com o número de pessoas que entendem o problema do glúten mas param de entender quando a questão são as leguminosas. Se agora você me dissesse "Mas nós sempre comemos sopa de ervilhas", *burritos* de feijão ou qualquer outro prato de leguminosas, eu responderia pesarosamente com uma explicação parecida. A exposição demasiada ao glúten afetou nossas reações a outros cereais e sementes, criando mais inter-reações. E a carga tóxica nos nossos alimentos, na água e no ar sobrecarrega os nossos sistemas digestório e imunológico de uma forma que nossos avós não poderiam nem imaginar. Esses elementos novos e tristes da vida moderna fazem com que o desgaste causado pelas lecitinas no nosso organismo – antes suportável – agora seja insuportável, principalmente para aqueles que sofrem de autoimunidade.

Também é fato que os nossos ancestrais comedores de feijão preparavam as leguminosas de forma diferente. Tradicionalmente, esses alimentos ficavam de molho por horas antes da cocção – um processo que ajuda a drenar as lecitinas e torna as leguminosas mais seguras de ingerir. Nossos antepassados não comiam *homus* comprado no mercado ou *pilaf* de arroz de pacote; por isso, não podemos comparar seus hábitos alimentares com os nossos. Além disso, a agricultura tem apenas alguns milênios de idade; milhões de anos antes disso, nossos ancestrais nunca comeram cereais e leguminosas. Resumindo, devo lhe dizer o que sei que dará certo: elimine esses alimentos da sua dieta e observe seus sintomas desaparecerem.

Eu era vegetariana, lembra? Sei que cereais e leguminosas são gostosos, sei o quanto são satisfatórios quando nos enchem a barriga e sei o quão nutritivos parecem ser. Conheço a dificuldade de encontrar substitutos para esses alimentos quando se está acostumado a tê-los como base da dieta.

Contudo, não sou apenas uma ex-vegetariana; sou também uma pessoa com uma doença autoimune. Conheço de primeira mão os distúrbios causados por um saboroso chili vegetariano ou por bolinhos de *homus* bem azedinho. Estou aqui para poupá-lo de passar pelo que eu passei – e isso significa que você tem de mudar a sua dieta.

Até a maior parte das pessoas que recomendam que se evite o glúten não percebe o dano que é causado por esses outros tipos de alimentos. Como sempre digo, conhecimento é poder; por isso, vou lhe dar mais poder com algumas informações importantes sobre o motivo pelo qual você não deve comer cereais e leguminosas.

UMA OLHADA NAS LECITINAS

Lecitinas são as proteínas de ligação dos carboidratos – ou seja, são as proteínas que ajudam a manter juntas duas moléculas de carboidratos. As lecitinas estão por toda parte – nos animais, nos vegetais e nos micro-organismos –, mas as que mais nos preocupam estão nos cereais (onde são muito numerosas) e nas leguminosas (onde não são tão numerosas, mas sua presença ainda é considerável).

Um tipo particularmente problemático de lecitina é chamado de "prolamina". As prolaminas são encontradas na quinoa, no milho e na aveia, e garanto-lhe que são péssimas, principalmente para quem tem doença celíaca. Teoricamente, as pessoas com doença celíaca podem ingerir cereais sem glúten (e pseudocereais como a quinoa), mas as prolaminas nesses alimentos supostamente seguros podem danificar seu intestino e estimular seu sistema imunológico. As prolaminas podem causar esse efeito nas outras pessoas também, se tiverem outras doenças autoimunes ou se estiverem em algum ponto do espectro.

Em primeiro lugar, as prolaminas não interagem bem com o intestino delgado – principalmente com a parte (muito importante) que é cheia de vilosidades e microvilosidades. O que você deve fazer é proteger essas partes delicadas do trato digestório, não estressá-las com prolaminas.

Além disso, as prolaminas têm um comportamento parecido com o das proteínas do glúten. E, se você tem uma doença autoimune ou inflamatória, seu sistema imunológico está em alerta em relação ao glúten. Um sistema imunológico muito estressado – com autoimunidade ou no espectro – não é capaz de diferenciar entre o glúten e seus sósias, então o melhor a fazer é evitar ambos.

AS AGLUTININAS AGRESSIVAS

Outro tipo problemático de proteína encontrado nos cereais e nas leguminosas são as "aglutininas". Elas não são parentes do glúten, mas têm a mesma qualidade colante que dá ao glúten seu nome. Podem fazer com que os glóbulos vermelhos do sangue se colem entre si, e algumas delas são venenosas (mas não as dos alimentos).

Foi demonstrado que as aglutininas causam intestino permeável e perturbam o sistema imunológico de muitas maneiras. Elas estimulam tanto o sistema imunológico inato quanto o adaptativo e se juntam com os glóbulos brancos, interferindo no funcionamento dessas células. Algumas aglutininas são desativadas durante a cocção – mas outras não são.

As aglutininas são parte do sistema de defesa natural das sementes – o que a semente usa para não ser digerida. Se uma semente cria obstáculos de todos os tipos para não ser digerida, não pode fazer bem para o sistema digestório, certo? Na próxima seção apresentarei muito mais fatos e detalhes, mas a versão resumida da minha aula de ciências é a seguinte: entre prolaminas e aglutininas, você sofre muitos efeitos tóxicos e inflamatórios sempre que ingere um cereal ou uma leguminosa. As pessoas completamente saudáveis podem ser capazes de tolerar esse tipo de estresse digestivo, mas, se você tem uma doença autoimune ou se está em qualquer ponto do espectro autoimune, o melhor que pode fazer é se manter distante dos cereais e das leguminosas.

AS SEMENTES DA INDIGESTÃO

Marshall ainda tinha dificuldade para aceitar o quão ruins os cereais e as leguminosas "saudáveis" poderiam ser. Acho que o que o fez entender esse fato de uma vez por todas foi quando expliquei que, basicamente, as sementes não querem ser digeridas. O objetivo delas é passar intactas pelo trato digestório para que, quando você as evacue, elas ainda tenham a chance de encontrar solo fértil, produzir uma nova planta e perpetuar seus genes. (Obviamente, elas tinham mais chances de completar esse objetivo nos milhões de anos que os seres humanos passaram sem ter encanamento em suas casas.)

Então a evolução equipou as sementes com vários mecanismos de proteção que impedem que o seu intestino as digira. E quando as *digere* você sofre. As sementes – e os vegetais que carregam sementes, como os cereais e as leguminosas – contêm "inibidores de amilases", que bloqueiam as enzimas que o corpo usa para digerir carboidratos, e "inibidores de proteases", que bloqueiam as enzimas que o corpo usa para digerir proteínas. Os inibidores de proteases também causam inflamações.

Esses inibidores de enzimas são substâncias resistentes que até sobrevivem à cocção. Por fazerem com que o organismo não digira grandes porções dos cereais e leguminosas que consome, os inibidores acabam alimentando as bactérias prejudiciais à saúde com a comida que o corpo não absorve. Isso pode causar disbiose intestinal, o supercrescimento de bactérias hostis, levando a problemas como supercrescimento bacteriano no intestino delgado (SBID) e supercrescimento de leveduras.

Esses inibidores de enzimas também podem ativar o sistema imunológico inato como se fossem anticorpos. Então, além de prejudicar o sistema imunológico *indiretamente*, por estressar o intestino, prejudicam o sistema imunológico *diretamente*, por se comportarem como anticorpos. De novo, isso pode ser tolerável para uma pessoa perfeitamente saudável, mas para as pessoas com doenças autoimunes é como se jogassem mais combustível no fogo inflamatório.

O termo científico para as lecitinas é "antinutrientes", pois elas interferem ativamente na capacidade do organismo de absorver nutrientes. Elas também têm outro efeito problemático: estimulam o pâncreas a produzir mais enzimas para compensar pelas enzimas digestivas que elas inibem. É como se o pâncreas estivesse tentando ajudar o estômago e o intestino em suas tarefas.

Isso gera dois problemas importantes. Primeiro, estressa o pâncreas, que é necessário para outros serviços, como a produção de insulina. Insulina é a substância química que faz o açúcar do sangue (ou glicose) sair da corrente sanguínea e entrar nas células. Quando há desequilíbrios na produção de insulina, você pode ter vários tipos de problemas, incluindo ganho de peso e diabetes. Ou seja, não queremos dar ao pâncreas mais trabalho do que o que ele já deveria estar fazendo.

Segundo, as enzimas pancreáticas não são particularmente amigáveis ao intestino. Elas costumam dissolver as junções compactas que não deixam os alimentos parcialmente digeridos vazarem para a corrente sanguínea, onde provocam o sistema imunológico, que considera esses alimentos invasores. Já aprendemos como o glúten causa intestino permeável; agora vemos que os cereais e as leguminosas que não contêm glúten também o causam.

A regra básica é que não tem problema em ingerir vegetais com sementes pequenas, como frutas vermelhas ou bananas, pois as sementes são tão minúsculas que passam intactas pelos intestinos. Não as mastigamos, elas não liberam substâncias químicas problemáticas e somos capazes de tirar benefícios dos alimentos que as contêm.

No entanto, as sementes maiores dos vegetais que necessitam ser moídos ou mastigados – ou seja, cereais e leguminosas – liberam seus inibidores de enzimas digestivas quando são abertas. Esses alimentos perturbam a integridade do intestino, estressam o sistema imunológico e impedem que você absorva todos os nutrientes dos outros alimentos que consome. As pessoas que não têm doenças autoimunes ou inflamatórias conseguem aguentar quantidades pequenas desses alimentos, mas se você tem uma doença autoimune ou está em qualquer ponto do espectro, recomendo que aja com segurança e os evite, pelo menos até ter curado seu intestino, esfriado sua inflamação, se livrado dos sintomas e ter largado os imunossupressores ou medicamentos biológicos.

"É uma grande mudança", Marshall me disse. Ele não estava feliz com essas informações. "Mas", ele prosseguiu, "realmente acho que não posso continuar deste jeito, com todos esses sintomas e efeitos colaterais. Se livrar-me desses alimentos significa levar uma vida normal novamente, acho que vale a pena."

O LADO SOMBRIO DAS SOLANÁCEAS

As solanáceas também causam problemas no nosso organismo. Por exemplo, os tomates têm uma lecitina em particular – uma aglutinina – que chega a ser usada em vacinas para estimular a produção de anticorpos. Tudo bem se você quer que seu corpo produza anticorpos antipólio ou antigripe, mas não queremos que seu organismo crie anticorpos antitomate e inicie uma resposta inflamatória toda vez que você come uma salada!

Portanto, peço que você evite os alimentos da família inflamatória das solanáceas. Lembre-se, seu objetivo é baixar o nível de inflamação, pois é isso que reduz os sintomas e o torna capaz de se livrar dos medicamentos. Se você está no espectro autoimune, reduzir as inflamações é com certeza a melhor forma de prevenir o desenvolvimento de uma doença autoimune.

ALIMENTOS PARA EVITAR: AS SOLANÁCEAS	
Batata (evitar somente as batatas comuns; não há problemas com a batata-doce)	Pimentas (evitar somente as pimentas frescas; não há problemas com a pimenta-do-reino)
Berinjela	Tomate

A boa notícia é que depois de 30 dias no Método Myers você saberá se poderá ingerir solanáceas novamente. (Para saber mais, veja o capítulo de bônus no meu website, AmyMyersMD.com [em inglês].)

AS SAPONINAS SORRATEIRAS

As más notícias ainda não acabaram. Os vegetais também contêm "saponinas", que ameaçam a integridade dos intestinos e podem causar intestino permeável.

Apesar de todos os vegetais conterem saponinas, não quero que você pare de comê-los. Só aqueles com um nível muito alto de saponinas: as leguminosas, os pseudocereais (como a quinoa) e as solanáceas. As solanáceas contêm um subgrupo das saponinas conhecido como "glicoalcaloides", que, mesmo em quantidades moderadas, contribuem para a autoimunidade. Os glicoalcaloides também alimentam as bactérias hostis, causando disbiose. Por fim, eles podem entrar na corrente sanguínea e causar "hemólise", a destruição da membrana dos glóbulos vermelhos.

> O que se deve lembrar é que os cereais, as leguminosas, as sementes e as solanáceas contribuem com o intestino permeável de diversas maneiras:
> - causando danos às células intestinais;
> - abrindo as junções compactas; e
> - alimentando bactérias hostis, causando disbiose.

OS PÉSSIMOS OVOS

Outro alimento inflamatório que você evitará nos primeiros 30 dias do Método Myers é o ovo. Em parte isso se deve ao fato de o corpo confundir ovos com glúten em razão da inter-reatividade, que já discutimos. Os ovos também são inflamatórios porque contêm uma substância chamada "lisozima", que serve para proteger a gema da mesma forma que as lecitinas servem para proteger as sementes. E, assim como as lecitinas inflamam e estressam os intestinos, causando intestino permeável e outros problemas digestivos, a lisozima dá origem a problemas parecidos.

A boa notícia é que depois de 30 dias no Método Myers você saberá se poderá ingerir ovos novamente. (Acesse meu site, AmyMyersMD.com, para ler o capítulo de bônus que o ajudará a saber se ovos são seguros para você.)

TRANSGÊNICOS: UM NOVO DESAFIO PARA A SAÚDE

Nunca gostei da ideia de vegetais geneticamente modificados. Creio que a natureza, depois de milhões de anos de evolução, fez com que os vegetais e os animais interagissem da maneira certa. Até sabermos muito mais sobre o que estamos fazendo – e, acredite, muitas coisas no mundo da modificação genética são aprendidas na base da tentativa e erro –, não devemos mexer com a Mãe Natureza.

Não me surpreendi ao descobrir que os transgênicos são particularmente problemáticos para as pessoas com transtornos autoimunes, tanto aquelas com doenças quanto as que estão em algum ponto do espectro. O principal motivo para empresas modificarem os vegetais é fazê-los resistir a pragas e infecções. Então, todos os meios naturais de que as plantas já dispõem para fazer isso – prolaminas, aglutininas, inibidores de enzimas digestivas e saponinas – são intensificados com o processo de modificação genética.

Esses "protetores" das plantas já são problemáticos o suficiente em seu estado natural. *Com certeza* não queremos colocá-los dentro de nossos corpos depois de terem sido turbinados em algum laboratório – sem contar os pesticidas e herbicidas adicionais que banham muitos transgênicos. Um dos principais motivos pelos quais os transgênicos foram desenvolvidos é para permitir que os agricultores usassem mais pesticidas e herbicidas, garantindo melhores colheitas com menos trabalho – mas com mais venenos. A primeira planta transgênica foi a soja Roundup Ready. Ela foi desenvolvida pela gigante corporativa Monsanto, que criou um herbicida conhecido como Roundup. O único problema é que o Roundup matava a soja junto com as ervas daninhas. Então aqui está a soja geneticamente modificada Roundup Ready, que permitia aos agricultores abusar dos venenos e se poupar de remover manualmente as ervas daninhas.

Você quer todos esses venenos dentro do *seu* corpo? Já imaginava que não. Faça um favor ao seu sistema imunológico e esqueça os transgênicos. (Para saber mais sobre como reconhecer e evitar os transgênicos, veja o apêndice A.)

APROVEITANDO AO MÁXIMO A DIETA SEM GLÚTEN

Lembro-me de quando fiz a transição do vegetarianismo para uma dieta com carne. Tinha me conformado com o fato de que minha dieta baseada em cereais e leguminosas estava praticamente me envenenando e precisei controlar meu profundo arrependimento por não ter descoberto isso antes de destruir a minha tireoide. Porém, mesmo com esse novo conhecimento, eu tinha dificuldade para aplicá-lo, ao menos no começo.

Por motivos ecológicos, eu simplesmente não gostava da ideia de comer carne. Sabia que a criação convencional de gado usava mais energia do que a plantação de cereais e, sendo há muito tempo uma aficionada de cachorros, detestava a ideia de comer um animal.

Contudo, eu tinha de aceitar que os alimentos são medicamentos. O corpo humano simplesmente não foi feito para subsistir à base de cereais e leguminosas – foi feito para comer carne –, e a minha dieta sem carne e baseada em cereais tinha me deixado muito doente. Se eu quisesse melhorar, teria de comer carne.

Logo percebi que é possível comer carne de forma saudável e ecologicamente responsável: basta comermos animais criados no pasto e alimentados com capim – só os animais alimentados com cereais fazem mal para a ecologia do nosso planeta. Compartilhei essa perspectiva com Marshall.

O MÉTODO MYERS – MODIFICADO

Como médica, tenho de ser honesta. Uma dieta vegana ou vegetariana provavelmente não é a melhor para você, principalmente se tem uma doença autoimune. Os cereais, as leguminosas, o leite e os laticínios inflamam seu corpo e o colocam no espectro autoimune ou pioram a sua doença. Se removermos esses itens da nossa dieta, não sobrará muito para comer, particularmente quando nos lembramos da importância de ingerir proteínas para que o corpo tenha os aminoácidos necessários para criar músculos, recarregar as substâncias químicas do cérebro, dar suporte às funções do corpo e, dessa forma, se manter saudável.

Se você se sente capaz de comer peixe e outros frutos do mar, preparei para você uma versão modificada do Método Myers. É menos inflamatório que a dieta vegetariana ou vegana, mas não tem tantos nutrientes quanto o plano alimentar normal do Método Myers, de modo que você terá de tomar alguns suplementos para compensar por aquilo que não está ingerindo na comida.

Também disse a ele que as minhas objeções não eram *somente* sobre princípios. Durante a transição da dieta vegetariana para a dieta com carne, não fazia ideia do que iria comer se não pudesse confiar no arroz com feijão, no tofu salteado ou no *homus* com legumes. Não sabia se poderia chegar a gostar de pratos feitos com carne e peixe ou se algum dia aprenderia a cozinhá-los. E como eu não comia carne havia quase 30 anos não sabia, honestamente, se comer carne me deixaria doente.

Para ser sincera, nunca gostei da textura da carne. Então, quando finalmente me comprometi a fazer um hambúrguer orgânico para o jantar, tive de mudar o modo de preparo no último minuto, fritando a carne moída "solta" em vez de mantê-la numa forma sólida.

"Você só precisa dar uma mordida", prometi a mim mesma. "Pode começar aos poucos."

Com o garfo tremendo, dei uma mordida... depois outra... e depois mais outra. Era uma delícia. Acabei comendo tudo. No dia seguinte, sentia tanta necessidade de carne que comi mais uma porção.

Outra coisa que me motivou muito foi o fato de eu me sentir melhor quase imediatamente. Minhas mudanças súbitas de humor evaporaram. Minha confusão mental sumiu. Minha energia voltou. Minha força aumentou. Além disso, finalmente me senti eu mesma – pela primeira vez em muito, muito tempo.

Ainda não gosto da textura da carne, e normalmente tenho de disfarçá-la com molhos ou de outras maneiras. Mas me sentir ótima é uma grande motivação, sem contar que cozinhar carne, peixe ou frango leva muito menos tempo do que preparar todos aqueles cereais e leguminosas.

Lembrei-me de todo o processo vividamente quando vi Marshall passar por ele também. Vi o quanto ele se aliviou quando seus sintomas começaram a desaparecer e pudemos tirá-lo das medicações. Vi o quão feliz ele estava por finalmente perder os quilinhos extras que o sobrecarregavam. Vi sua força crescer e sua energia levantar voo. E o ouvi dizer as mesmas palavras que eu dizia e pensava com tanta frequência: "Só queria ter conhecido isso anos atrás, para ter me sentido tão bem naquela época." Lembrei-me novamente do poder curativo da dieta e da maravilhosa sensação de vitalidade que está à nossa espera – bastando apenas que evitemos o glúten, os cereais e as leguminosas.

CAPÍTULO 6

Controle as toxinas

Claire era uma *designer* gráfica de 30 anos que havia desenvolvido fibromialgia recentemente. Como muitos pacientes de fibromialgia, ela havia passado meses em busca do diagnóstico correto, uma busca que nesse caso a levou para meia dúzia de médicos.

Finalmente ela encontrou um médico que lhe disse mais do que "Você só está cansada", "Pode ser que você esteja estressada" ou "Vamos esperar um pouco e ver o que acontece". Claire estava extremamente aliviada por afinal saber o nome da sua doença – algo que explicava sua dor constante e debilitante. Finalmente pensou que a busca tinha terminado.

Nada disso. Claire logo descobriu que a abordagem da medicina convencional para a fibromialgia é basicamente limitada a analgésicos, antidepressivos e medicamentos anticonvulsivos. Não, esses não são erros de digitação. Por motivos que não compreendemos totalmente, os últimos dois tipos de medicamentos servem para aliviar a dor. Para Claire, no entanto, eles não eram opções satisfatórias, pois nenhum desses tratamentos lidava com as causas primárias. Eram apenas tentativas de medicar os sintomas que, na melhor das hipóteses, dariam alívio temporário e nunca chegariam na base do problema. Além disso, Claire sempre evitara esses tipos de medicamento durante toda a sua vida e não começaria a tomá-los agora. Voltou a procurar um médico.

Então Claire esbarrou num artigo que eu havia escrito sobre a procura da causa da fibromialgia. Animada, marcou uma consulta – e ficou ainda mais animada ao me ouvir dizer que havia de fato outra abordagem. Disse-me que estava ansiosa para começar os dois primeiros pilares do Método Myers: *Cure seu intestino* e *Livre-se do glúten, dos cereais, das leguminosas e dos outros alimentos que causam inflamações crônicas*.

Mas assim que chegamos no terceiro pilar do Método Myers, *Controle as toxinas*, Claire ficou confusa.

"Não estou entendendo", ela admitiu. "Vivo numa boa vizinhança. Trabalho num escritório. Não estou perto de nenhuma fábrica. Não há muita poluição onde vivemos, graças a Deus! Então, com que tipo de toxinas eu deveria me preocupar?"

A verdade é que todos nós estamos cercados pelas toxinas: no ar, na comida e na água; nas nossas casas; nos nossos ambientes de trabalho; nas nossas roupas que vieram da lavanderia e nos nossos perfumes caros; nos nossos travesseiros e nos nossos colchões... E assim a lista vai crescendo, e é tão verdadeira para aqueles que vivem na fazenda, em cidadezinhas e em condomínios fechados campestres quanto é para aqueles que vivem na cidade grande e em áreas industriais.

As toxinas sobrecarregam nossa água, pairam no nosso ar e penetram o nosso solo. Absorvemos toxinas no que comemos, bebemos e respiramos e, assustadoramente, por meio dos nossos produtos de limpeza, produtos de higiene pessoal e dos cosméticos. As toxinas estão à espreita nas nossas cozinhas, nos nossos tapetes e nos nossos móveis. Elas são simplesmente um fato da vida moderna.

E, sim, as toxinas afetam *todos* nós, mesmo aqueles que acreditam viver em ambientes limpos e agradáveis. O termo "toxinas" literalmente significa venenos, então deixe-me explicar na verdade o que ele quer dizer: qualquer substância que seja consideravelmente perigosa para o organismo humano e entre em contato com nosso corpo em grande quantidade (não necessariamente em abundância – pequenas quantidades de algumas substâncias podem fazer bastante mal, dependendo da substância e da pessoa). As toxinas incluem metais pesados (como o arsênico, o cádmio, o chumbo e o mercúrio), micotoxinas (os venenos liberados por certos tipos de mofos que podem ser encontrados em casas, escritórios e escolas) e as centenas de milhares de substâncias químicas usadas em quase todo processo de fabricação e presentes em quase todos os produtos industrializados, desde as embalagens plásticas de alimentos que perturbam os hormônios até os metais pesados cancerígenos encontrados na água.

Em 2003, o Environmental Working Group (EWG) iniciou um grande estudo em colaboração com a Icahn School of Medicine do Hospital Mount Sinai, na cidade de Nova York. A missão era descobrir a "carga corporal" do norte-americano médio – não dos norte-americanos que vivem perto de aterros de lixo tóxico ou trabalham em minas de carvão, mas dos norte-americanos que, como Claire, aparentemente vivem vidas "limpas".

Porém testar as pessoas em busca de substâncias químicas industriais e de metais pesados custa uma fortuna, então à primeira vista o estudo poderia parecer pequeno

– incluía apenas nove pessoas que viviam em diversos lugares dos Estados Unidos. Mas cada uma dessas pessoas fez testes para 210 substâncias e, para falar a verdade, os resultados foram chocantes. Nos corpos de cada uma delas havia uma média de 91 substâncias químicas industriais, metais pesados ou outras toxinas importantes, como bifenilas policloradas, inseticidas comuns, dioxina, mercúrio, cádmio e benzeno.

Pensemos nisso por um minuto: 91 toxinas, não em pessoas que trabalham com substâncias químicas ou vivem em áreas poluídas, mas em norte-americanos comuns – pessoas como você – que pensavam estar relativamente seguros. (É claro que, se você está lendo isto e vive em uma área poluída ou trabalha com algo que envolve substâncias químicas ou processos industriais, já sabe que está em risco.)

Um total de 91 toxinas já é ruim o suficiente, mas daquelas 91 ao menos 53 suprimem o sistema imunológico. Então, se você não tinha entendido por que eu estava falando de uma epidemia autoimune no capítulo 1, agora compreende uma das peças importantes *daquele* quebra-cabeça.

É claro que muitos céticos não ficaram felizes com um estudo tão pequeno. Então em 2004 o Centers for Disease Control and Prevention ou CDC (Centros para o Controle e Prevenção de Doenças) realizou testes com uma amostra muito maior: 2500 pessoas. Estavam em busca de traços de 116 produtos químicos – e os encontraram.

Por fim, em 2005 foi realizado um terceiro estudo – e nele os pesquisadores encontraram traços de 287 substâncias químicas.

Então o que *eu* queria saber ao ler sobre esses estudos era: se é essa a quantidade de produtos químicos que eles encontraram, quantos outros *não* encontrados estão em nossos corpos?

Esses exames não são aleatórios. Não se chega e pega um pouco do sangue de uma pessoa e uma máquina cospe uma lista de todos os produtos químicos industriais e metais pesados que aparecem. Para encontrar algo, deve-se procurar especificamente por esse algo. Os estudos só podiam pagar 100 ou 200 testes em cada pessoa. Mas, enquanto escrevo este livro, algo em torno de 80 mil substâncias químicas estão registradas para uso nos Estados Unidos, e a cada ano mais 1700 entram na lista. Quantas *destas também* estão em nossos corpos?

Eu pensava que, se uma substância química industrial é aprovada para o uso e sem nenhuma etiqueta de aviso, é porque ela foi testada cuidadosamente e considerada segura. Nada disso. As agências governamentais já partem do pressuposto de que essas novas substâncias químicas *são* seguras. Não querem ter de dizer às grandes empresas – que gastaram tempo e dinheiro desenvolvendo essas substâncias – que elas desperdiçaram todo esse tempo e dinheiro.

Admito. Eu me irrito por a Agência de Proteção Ambiental (em inglês, EPA) e a Secretaria de Alimentos e Medicamentos (em inglês, FDA) dos Estados Unidos não fazerem um trabalho melhor para nos proteger. Também sei que a culpa não é toda delas. Só a EPA já é sobrecarregada com algo em torno de 2000 a 2500 solicitações para permissão de uso de novas substâncias químicas industriais por ano – isto é, 40 a 50 pedidos *por semana*. Não espanta que algo em torno de 80 por cento dessas solicitações sejam aprovadas em três semanas ou menos, normalmente sem que quaisquer dados científicos sejam levados em conta.

No entanto, o que isso significa é que a maior parte das decisões que dizem respeito às substâncias químicas industriais, aos aditivos nos alimentos e outras coisas do tipo não é tomada pelos agentes do governo contratados para nos proteger. As decisões reais são tomadas por lobistas da indústria, que têm como principal interesse ajudar as corporações que os contrataram a fazer dinheiro. A nossa proteção vem em segundo lugar – quando vem.

Mesmo quando uma substância química *é* estudada pela FDA ou pela EPA, o foco geralmente está em se ela causa câncer, não em se faz mal de alguma outra maneira. Para piorar, cada substância é investigada isolada, não no contexto de como ela funciona dentro do produto com o qual é usada, muito menos investigada em como ela interage com as outras substâncias e toxinas às quais somos expostos. Como vimos neste livro, o problema não são os acontecimentos esporádicos. São os males *cumulativos* e *crônicos* que criam inflamações crônicas e fazem o sistema imunológico sair de controle. Este é um problema que precisa ser estudado: que efeito todas essas substâncias químicas, trabalhando em conjunto durante décadas, têm sobre o nosso organismo – e sobre o nosso sistema imunológico? Na verdade, ninguém sabe.

Vou lhe dizer *o que* sabemos. A quantidade de doenças crônicas está subindo sem parar, como a quantidade de câncer. Temos uma epidemia de alergias, uma epidemia de asma e uma epidemia autoimune. Como disse anteriormente, sabe-se que ao menos 53 das substâncias químicas industriais encontradas naquele primeiro estudo de carga corporal suprimem o sistema imunológico e, da mesma forma, sabe-se que muitas das outras toxinas que aqueles estudos não tinham recursos para detectar também o suprimem.

Então, pessoal, essa é a situação. Quase 100 mil substâncias químicas estão por aí no ambiente; muitas delas – se não quase todas – são tóxicas, e uma quantidade enorme delas está entrando no nosso corpo e fazendo dele sua residência permanente. Para todas as pessoas, essa é uma carga tóxica enorme. Para aqueles com doenças autoimunes ou que estão no espectro autoimune, essa carga pode ser aquilo que os está fazendo passar do limite, levando-os a ter uma vida cheia de sintomas, saúde ruim e dor.

COMO AS TOXINAS CAUSAM DOENÇAS AUTOIMUNES

Posso afirmar pela minha experiência clínica que diminuir a carga tóxica faz uma grande diferença no processo de parar o progresso das doenças autoimunes, de revertê-las e de prevenir que as pessoas que estão no espectro se afundem mais ainda na autoimunidade. *Como* isso funciona exatamente, ninguém sabe, mas aqui estão algumas das principais teorias.

Uma hipótese é que os metais pesados, em específico, alteram ou danificam as células de vários tecidos do corpo. O seu sistema imunológico não reconhece o tecido alterado e o ataca, como se fosse um invasor externo. É como se os metais pesados disfarçassem as células para que elas de uma hora para a outra lembrassem as imagens de todos aqueles vilões cujas fotos estão nas paredes da Central de Operações. (Para mais informações sobre onde os metais pesados são encontrados, veja as seções a seguir, a partir da página 126.)

Outra teoria é que os metais pesados estimulam o sistema imunológico, deixando-o em alerta. Ele começa a perder a capacidade de distinguir entre *você* e os invasores externos; ou seja, ele perde a "autotolerância". (Veja o capítulo 3 para mais detalhes.) Com essa incapacidade, o sistema imunológico marca seu próprio tecido para ser destruído, e assim começa a doença autoimune. É como se os metais pesados atirassem na Central de Operações com um tipo desconhecido de armas, e os coitados dos seguranças endoidassem e começassem a atirar em *tudo*, nos vilões e nos seus tecidos.

Nos dois casos, como vimos anteriormente, o resultado é a inflamação. No primeiro caso, como os tecidos cheios de metais pesados começam a parecer invasores externos, o sistema imunológico solta muitas substâncias inflamatórias no organismo. No segundo, como o sistema imunológico está muito estimulado, ele também começa a soltar substâncias inflamatórias no organismo. De um modo ou de outro, o seu nível de inflamações sobe bastante... e é para isto que os protocolos do Método Myers foram projetados: para diminuir esse nível. Sim, queremos diminuir a sua exposição aos metais pesados e ajudar a tirá-los do seu organismo (sobre o que falaremos em breve), mas também queremos reduzir as inflamações que resultam inevitavelmente do contato dele com metais pesados.

Existe uma terceira teoria de como todas as toxinas – não somente os metais pesados – causam autoimunidade. Ela versa sobre a maneira como as células imunológicas são "educadas". A vida das células T começa na medula óssea, mas elas logo vão para o timo, um pequeno órgão que fica bem atrás do osso esterno. As células T são "ensinadas" no timo a reconhecer invasores externos – identificar vírus, toxinas e outros perigos ao organismo, e distinguir entre eles e as bactérias amigas e os alimentos saudáveis que você quer que sejam-bem vindos no seu corpo.

Algumas das células T recebem uma educação ainda mais especializada. Elas se tornam "células T reguladoras", com a importante missão de manter as outras células T na linha: fazer com que elas não confundam o seu corpo com um invasor externo. O papel delas é manter a autotolerância. Então, quando não temos células T reguladoras o suficiente ou quando estas não são bem treinadas, as outras células T podem se descontrolar e começar a atacar seus próprios tecidos.

O que poderia causar esse desvio? Um grande fator são as toxinas, que podem diminuir ou atrofiar o timo, não o deixando produzir uma quantidade suficiente de células T reguladoras de boa qualidade. Isso facilita que as células T percam a disciplina e comecem a atacar a tireoide, a medula óssea ou alguma outra parte importante do corpo.

Como acabei de bombardeá-lo com um monte de ciência, deixe-me resumir tudo isso em dois pontos-chave:

- Como vimos no capítulo 3, quanto mais inflamado está o seu corpo, maiores serão as possibilidades de o seu sistema imunológico ficar superestimulado, perder o controle e começar a atacar seus próprios tecidos. Então deixemos o aquecimento no mínimo, o que pode ajudar a contra-atacar ou mesmo prevenir pelo menos uma parte dos efeitos negativos das toxinas.

- Uma exposição crônica de baixa intensidade a toxinas – como a que vem dos alimentos cheios de pesticidas ou dos produtos de higiene pessoal tóxicos – é pior do que uma única exposição grande e aguda, pois a carga cumulativa e o estresse de longo prazo no sistema imunológico são maiores.

Vejo isto na minha clínica diariamente: níveis maiores de inflamação fazem as células T perderem o controle. Diminuir as chamas acalma as células T e aumenta a possibilidade de elas se manterem relaxadas e prestando atenção apenas em seu trabalho real, de atacar unicamente os invasores externos. Cure seus intestinos com a dieta e com suplementos de alta qualidade e as suas células T se comportarão da maneira adequada. Diminua a sua carga tóxica e as células T terão mais chances de "fazer a coisa certa", atacando somente os invasores externos, e não os seus tecidos.

LEVANDO PARA O LADO PESSOAL: A SUA CARGA CORPORAL INDIVIDUAL

Isto é o que eu digo aos meus pacientes: o seu corpo é como um copo, e as toxinas às quais você está exposto são como gotas de líquido que vão enchendo esse copo. Você guarda um bom pedaço de frango assado e alguns legumes frescos num recipiente plástico e os aquece num micro-ondas no trabalho – *uma gota*. Você compra uma garrafa plástica de água mineral da máquina do escritório – *uma gota*. Você veste uma roupa que acabou de ser lavada a seco para sair para jantar – *uma gota*. Você vai comer no seu restaurante japonês favorito e pede atum – *uma gota*. Você hidrata seu rosto de noite com um creme facial cheio de parabenos – *uma gota, mais uma gota e mais uma gota*, a noite toda.

E assim vai, sem parar, até, talvez, seu copo transbordar com as toxinas dos plásticos, da água mineral potencialmente contaminada, das substâncias químicas da lavagem a seco, do atum cheio de mercúrio e dos parabenos que imitam o estrógeno... Você passou o dia todo enchendo o seu copo e fez a mesma coisa no dia seguinte e no outro dia ainda. É claro que espera que o seu copo não transborde até você ter alcançado uma boa idade, mas, para muitos de nós, o copo transborda muito mais cedo. Aqueles que têm doenças autoimunes podem tê-las adquirido precisamente pelo fato de o copo já ter ficado muito cheio – então, temos ainda mais incentivos para tentar esvaziar o copo e não deixá-lo encher novamente.

Veja bem, não quero deixar você morrendo de medo; nem mesmo quero estressá-lo. O que eu *quero* é fazê-lo perceber que você pode diminuir a sua carga tóxica, ajudando o seu sistema imunológico. Então faremos o seguinte:

Vou descrever as minhas quatro melhores estratégias para controlar as toxinas. Se você seguir estes quatro passos, terá feito uma grande diferença no processo de aliviar a sua carga tóxica. E deve se sentir muito bem por isso.

Se você sofre de múltiplas doenças autoimunes, se está doente há muitos anos ou se a sua doença autoimune parece ter vindo do nada, vou lhe dizer as próximas duas áreas que exploraríamos se você fosse meu paciente: metais pesados e fungos tóxicos.

Por fim, vou lhe dizer como promover a capacidade natural do seu corpo de se desintoxicar, para que você possa continuar a liberar as toxinas do seu organismo.

Estou animada para fazê-lo ver que você tem poder para domar as toxinas em sua vida – e, como dissemos, conhecimento é poder. Comecemos então.

ESTRATÉGIAS PARA DOMAR AS TOXINAS

Quanto às toxinas, temos dois objetivos principais:

Prevenção. Manter o máximo de toxinas fora do organismo – não deixar que as gotas caiam no copo.

Desintoxicação. Ajudar o corpo a se desintoxicar comendo os alimentos certos e tomando os suplementos certos de alta qualidade, todos os quais você vai adquirir durante o Método Myers – virar o copo para tirar os líquidos.

Obviamente, nesse caso a prevenção é a sua melhor amiga. Quanto mais toxinas você não deixar entrar no seu corpo, menos o seu corpo vai precisar se desintoxicar. Contudo, com quase 100 mil produtos químicos industriais no ambiente, manter as toxinas fora do organismo pode ser algo no mínimo complicado. Então, vou dizer o meu lema favorito: controle o que você consegue e deixe para lá o que não consegue.

Cada um de nós tem de descobrir a sua própria forma de fazer isso. A minha estratégia pessoal é manter a minha casa e o meu escritório livres de toxinas (já que tenho a sorte de controlar meu escritório também). Além disso, cozinho apenas alimentos orgânicos, sem plásticos ou equipamentos tóxicos na minha cozinha. (Sim, o Teflon e outros utensílios de cozinha antiaderentes são tóxicos. Veja "Livre-se do Teflon", a partir da página 122) Manter sob controle o meu ambiente em casa significa que quando saio pelo mundo afora tenho um pouco mais de folga.

É claro que eu preferiria escolher um restaurante saudável que serve apenas legumes orgânicos e carnes de animais criados no pasto, mas esses restaurantes são raros e nem todos os meus amigos comeriam lá, pelo menos não todas as vezes. É claro que tento preparar as minhas refeições com os alimentos orgânicos e criados no pasto que tenho na geladeira, mas se tiver de parar num lugar que venda comida saudável para comprar a refeição que não tive tempo de fazer me permito comer o peixe de criação que eles vendem em vez do salmão de pesca extrativa que teria preparado em casa. Manter o controle sobre o que eu consigo – enquanto permaneço consciente dos meus caminhos de desintoxicação e os apoio a todo momento – me faz sentir como se eu tivesse espaço para me comprometer um pouco. (Vou lhe mostrar como dar suporte aos *seus* caminhos de desintoxicação no fim deste capítulo.)

É óbvio que ainda me preocupo com os fatores de estresse que estou amontoando no meu sistema imunológico, mas tenho de encontrar uma maneira de conviver com isso, pois, se não o fizesse, nunca iria a lugar algum. Como veremos no próximo capítulo, o estresse que decorre desse tipo de preocupação e isolamento pode ser pior do que as toxinas.

Compreendo que nem todos estão na mesma posição que eu e que cada pessoa tem as suas prioridades. Então, aqui estão as quatro estratégias para domar as toxinas do *seu* ambiente e para tirar uma grande carga do seu sistema imunológico. Se você adotar essas quatro medidas, estará melhor que a imensa maioria das pessoas:

❶ **Limpe o seu ar.** Adquira filtros HEPA para purificar o ar da sua casa – pode ser um filtro para a casa toda ou um número suficiente de filtros individuais para cobrir toda a área da sua casa ou apartamento.

❷ **Limpe a sua água.** Instale um filtro de água para a casa toda ou coloque um em cada torneira, para que você beba e se banhe com água livre de toxinas. Além disso, evite garrafas plásticas.

❸ **Compre alimentos limpos.** Compre alimentos orgânicos e carne de animais alimentados no pasto. Para obter mais vantagens, cozinhe e guarde os alimentos sem contaminá-los com toxinas.

❹ **Compre produtos de higiene limpos.** Durante os próximos três meses, substitua todos os seus produtos de higiene pessoal (xampus, desodorantes, pastas de dente, hidratantes e qualquer outra coisa que você usa no corpo) por produtos limpos e livres de toxinas. Para procurar seus próprios cosméticos e ver o quão seguros eles são, entre na Skin Deep Cosmetics Database no endereço www.ewg.org/skindeep. Para ver com quais principais toxinas se deve tomar cuidado nos produtos de higiene pessoal, entre em www.TeensTurningGreen.org e veja a lista "Dirty Thirty" (Os 30 Sujos) deles, que é sempre atualizada de acordo com a necessidade. Você pode até mesmo pesquisar os seus próprios produtos e ver o quão tóxicos eles são[1].

A PRIMEIRA ESTRATÉGIA: LIMPE O SEU AR

HEPA é a sigla para "*high-efficiency particulate air*", ou "ar particulado de alta eficiência", e os filtros HEPA são mesmo muito eficientes, removendo 99,97 por cento das partículas com mais do que 0,3 micrometro. Você pode comprar um filtro para a casa toda. Se optar por adquirir os individuais, pode acabar precisando de vários, dependendo do tamanho da sua casa. Se pode comprar apenas um filtro HEPA pequeno, coloque-o no quarto, porque é lá que você passa de oito a dez horas dormindo, e nós nos desintoxicamos enquanto dormimos. Se for possível, coloque um filtro HEPA no seu escritório também. Se for necessário, diga ao seu supervisor que você tem um problema de saúde e peça-lhe permissão para colocá-lo ao lado da sua escrivaninha.

Muitos dos meus pacientes se surpreendem quando eles me escutam recomendar um filtro HEPA. Com certeza Claire se surpreendeu. "Entendo que existem mais toxinas no ambiente do que eu pensava", ela disse. "Mas até dentro de casa?"

Na verdade, como disse a Claire, é possível que o ar da sua casa seja *mais* tóxico do que o ar de fora – de duas a 100 vezes mais tóxico. E o ar nos escritórios pode ser ainda pior. Os prédios de escritórios costumam ser mais fechados que as casas, então eles retêm as toxinas, estão cheios de vapores de produtos de limpeza industriais, dos

---

[1] Para estudo de produtos feitos no Brasil, consulte www.inmetro.gov.br (N. do R. T.)

produtos químicos das fotocopiadoras e de muitos outros riscos à saúde. Veja esta advertência da EPA[2] sobre o ar interno em geral:

> A maioria das pessoas sabe que a poluição do ar externo pode causar danos à saúde, mas talvez não saiba que a poluição do ar dentro dos edifícios também pode ter efeitos significativos. Os estudos da EPA sobre a exposição humana a poluentes do ar indicam que os níveis de muitos agentes poluentes do ar interno podem ser de duas a cinco vezes, e em certas ocasiões mais de 100 vezes, mais altos que os níveis do ar externo. Esse nível de agentes poluentes do ar interno é particularmente preocupante porque se estima que as pessoas passem até 90 por cento do seu tempo em ambientes fechados. Nos últimos anos, os estudos comparativos de risco conduzidos pela EPA e pelo seu Painel de Aconselhamento Científico (em inglês, SAB) *têm listado regularmente a poluição do ar interno como um dos cinco riscos mais importantes à saúde pública.* [grifo meu]

Já disse o suficiente. Adquira alguns filtros HEPA (sugiro algumas boas opções em "Recursos") e respire bem.

A SEGUNDA ESTRATÉGIA: LIMPE A SUA ÁGUA

Uma das maneiras mais eficazes de diminuir sua carga tóxica é beber e se banhar somente com água filtrada. Instale filtros nas torneiras do seu apartamento (veja "Recursos" para algumas sugestões) ou, se você mora numa casa, instale um sistema de filtragem para a casa toda. Também gostaria que você evitasse garrafas plásticas a todo custo.

As garrafas plásticas têm três problemas. Primeiro, a própria água pode conter toxinas ou estar contaminada, pois existem menos parâmetros de controle para a água engarrafada do que para a água de torneira!

Segundo, tem o plástico. Muitos plásticos contêm uma substância tóxica chamada bisfenol A ou BPA, um elemento sintético que imita o estrógeno e é considerado um desregulador endócrino. O sistema endócrino inclui todos os hormônios, o que significa que o BPA é responsável por perturbar a tireoide, as glândulas adrenais e as glândulas que produzem os hormônios sexuais, colocando você sob risco de muitas doenças. E – quem diria? – como o BPA é usado em garrafas plásticas e em muitas outras embalagens plásticas, tem toda a liberdade para migrar para os alimentos ou para a água ali contidos.

A terceira maneira pela qual as garrafas plásticas nos causam mal é quando elas são jogadas em aterros. As toxinas passam para o solo, evaporam no ar e acabam

---

[2] Sigla de Environmental Protection Agency (Agência de Proteção Ambiental dos Estados Unidos).

voltando com a chuva – às vezes perto do aterro, às vezes a quilômetros de distância. Os alimentos que crescem no solo tóxico ou aguado com a água tóxica da chuva absorvem os venenos, da mesma forma que as vacas que comem o pasto daquele solo ou aguado com aquela água. Por fim, as toxinas acabam retornando ao nosso corpo, perturbando o nosso sistema imunológico e causando outros problemas de saúde.

Ultimamente, muito se tem falado sobre um plástico livre de BPA, mas convenhamos: você realmente acha que esse plástico não contém nenhum outro produto químico prejudicial? Lembre-se de que o fato de um produto ser livre de BPA não significa que ele seja livre de toxinas em geral. Faça um favor a si mesmo e a todo o planeta: adquira uma garrafa de aço inoxidável ou de vidro e a mantenha cheia de água filtrada.

Os Terríveis TCEs

Preciso apenas de três letras para lhe dizer por que um filtro de água é importante: TCE. O tricloroetileno (TCE) é um agente contaminante especialmente letal e comum. Ele penetra na água por meio de resíduos industriais ou em bases militares, onde é usado para lavar tanques, aviões, caminhões e outras máquinas. Como o TCE é usado em muitas indústrias – na produção de couro, na lavagem a seco e na produção de aviões e máquinas – e como pode ser encontrado em produtos de uso doméstico, como colas, adesivos, diluentes de tintas e removedores, estamos todos muito mais expostos do que pensamos.

Na verdade, cerca de 10 por cento dos cidadãos dos Estados Unidos têm um nível de TCE detectável no sangue, e o TCE costuma ser encontrado no leite materno. Você pode inalá-lo do ar à sua volta ou ingeri-lo na sua água – e pode estar exposto a ele durante o banho, já que é liberado quando a água se torna vapor.

É por isso que o seu banheiro precisa de um filtro. Caso contrário, você sofre duas vezes: respira os vapores de TCE com os pulmões enquanto absorve o TCE líquido pela pele. Exposições múltiplas e crônicas são as piores de todas – principalmente quando levamos em conta que o TCE suprime especificamente o sistema imunológico.

Essa descoberta é cortesia da dra. Kathleen Gilbert do Departamento de Microbiologia e Imunologia do Arkansas Children's Hospital Research Institute, em Little Rock. A dra. Gilbert fez vários experimentos com ratos, demonstrando que o TCE pode perturbar a sinalização do sistema imunológico, fazendo com que ele produza anticorpos contra seus próprios tecidos.

Altas doses de TCE – talvez a dosagem que você receberia se trabalhasse numa fábrica que o usasse – demonstraram ativar as células T dos ratos, aparentemente fazendo-as atacar as células dos próprios ratos. Além disso, os níveis de inflamação dos ratos aumentaram, particularmente aqueles ligados a um tipo de célula associada ao lúpus e a outras doenças autoimunes.

Doses baixas e crônicas de TCE – talvez comparáveis àquelas que você receberia enquanto toma banho – também iniciaram inflamações, além de desencadear uma doença que destrói o fígado, conhecida como hepatite autoimune.

Ainda há muito que não sabemos sobre os TCEs, mas, pessoalmente, o que concluo da pesquisa da dra. Gilbert é:

Quer você viva na cidade grande, num subúrbio calmo ou numa cidadezinha rural, está potencialmente exposto aos TCEs.

O perigo real que enfrentamos – principalmente aqueles que têm doenças autoimunes ou estão em qualquer ponto do espectro – não são incidentes específicos e dramáticos, mas a exposição *crônica* e de *baixa intensidade* a que todos estamos sujeitos todos os dias. A dra. Gilbert foi a primeira pesquisadora a elucidar isso, e todos nós lhe devemos gratidão. Essas quantidades de veneno, pequenas mas constantes, vão estressando cada vez mais o nosso sistema imunológico, gerando inflamações e, por fim, a autoimunidade.

Então, verifique os produtos da sua casa e tente se livrar daqueles que contêm TCEs. E, por favor, instale aquele filtro de água, para que possa limpar o seu corpo sem envenená-lo ao mesmo tempo.

Os Fluoretos Aterrorizantes

Quando a água fluoretada foi introduzida como uma prevenção contra as cáries, era um produto natural: fluoreto de cálcio, para falar com exatidão. Hoje, se tem fluoreto na água, é fluoreto de sódio, que é literalmente um lixo tóxico produzido pela indústria de alumínio.

Você não leu errado. O fluoreto na nossa água hoje em dia começou como um resíduo de lixo tóxico. As empresas o convertem em fluoreto de sódio e o vendem ao governo, tornando-o lucrativo para elas e criando um grande perigo à saúde para nós.

Para piorar, a maior parte da água pública contém cloro e brometo além do fluoreto, e o brometo frequentemente aparece em produtos de padaria e confeitaria também. Esses três componentes químicos competem com o iodo no nosso corpo, normalmente deslocando-o. Como a tireoide depende do iodo, essa mistura de substâncias químicas pode ser a causa por trás do crescimento ininterrupto de doenças da tireoide.

Pouquíssimos filtros tiram o fluoreto tóxico da água. Insisto para que você aja na sua comunidade local para proteger a sua saúde, exigindo a remoção do fluoreto.

A TERCEIRA ESTRATÉGIA: COMPRE ALIMENTOS LIMPOS

Idealmente, você comerá apenas alimentos orgânicos. Comprará a carne orgânica de animais criados no pasto e frutas e hortaliças orgânicas. Idealmente também, comprará dos pequenos produtores locais – desde que eles trabalhem com agricultura e pecuária orgânicas. Nem todos o fazem, então pergunte que tipo de alimento eles dão aos seus animais – nada de milho, soja ou alfafa transgênicos, por favor! – e como eles plantam as hortaliças. (Para saber mais sobre os transgênicos, veja o apêndice A.)

Contudo, sei que comer somente alimentos orgânicos pode ser caro. Então, se você tiver de optar por uma solução de meio-termo, mantenha o foco nas carnes. Os animais estão no topo da cadeia alimentar; se eles comem alimentos cheios de toxinas e contaminados com metais pesados, você ingere esses venenos aumentados muitas vezes. A carne orgânica de animais criados no pasto deve ser a sua prioridade. (Para saber mais sobre os metais pesados, veja o apêndice B.)

Quanto às frutas e hortaliças, se você não puder comprá-las orgânicas, verifique o site do Environmental Working Group (www.ewg.org/foodnews) e veja as listas dos Dirty Dozen Plus e dos Clean Fifteen. Os Dirty Dozen Plus são os 12 alimentos com maior possibilidade de ser contaminados com pesticidas; os Clean Fifteen, mesmo quando plantados convencionalmente, têm maior possibilidade de ser mais seguros. Essas listas estão sempre mudando; por isso, sugiro que as verifique regularmente, para garantir a segurança[3]. O EWG também tem boas listas para escolher peixes que têm menos possibilidade de ser contaminados com mercúrio.

A Conexão dos Pesticidas

Neste mundo em que predomina o agronegócio, você pode ter certeza de que, se come alimentos produzidos por métodos agrícolas convencionais, está exposto a pesticidas. Para piorar, agora temos muitas provas de que os pesticidas não são apenas tóxicos; podem especialmente iniciar uma doença autoimune. Aqui estão alguns dados que mostram o que acontece com os agricultores que trabalham diariamente com pesticidas:

> Num estudo de 2007, 300 mil atestados de óbito num período de 14 anos mostraram que os agricultores expostos a pesticidas por trabalharem em plantações tinham mais chances de morrer por uma doença autoimune.

> Noutro estudo, os agricultores que haviam sido expostos a pesticidas organoclorados durante a vida tinham mais chances de ter uma contagem maior de "anticorpos antinucleares" (em inglês, ANA) – um sinal de lúpus presente ou em estado inicial.

---

[3] Sobre agrotóxicos no Brasil, verifique os sites www4.planalto.gov.br e portal.anvisa.gov.br. (N. do R. T.)

Um terceiro estudo descobriu que os agricultores que misturavam pesticidas também tinham mais chances de ter lúpus.

"Tudo bem", você pode estar pensando, "só preciso lavar meus alimentos com muito cuidado para que os pesticidas saiam."
Desculpe-me, mas isso não acontece. Muitos pesticidas são sistêmicos, o que significa que eles passam a fazer parte do vegetal e dos seus frutos. Uma maçã que cresceu num pomar cheio de pesticidas, por exemplo, integrou os pesticidas na parte branca e doce que tem um gosto tão bom; os venenos não ficam apenas na casca. É por isso que insisto na importância de se comprar alimentos orgânicos sempre que possível, principalmente se os seus sintomas de autoimunidade ou do espectro não estiverem indo embora no ritmo que você gostaria.

Deixe os Plásticos de Lado

Minha nossa, o que *não* vem embalado em plástico? A maioria dos alimentos vem embalada nele – o que significa que estamos ingerindo uma grande quantidade de moléculas tóxicas.

Plásticos cheios de BPA também estão na película de recibos, no revestimento de latas (mais proximidade à comida!) e em sacos para sanduíches (na comida de novo!). Então, se você quer reduzir a sua carga tóxica, pense em algumas maneiras criativas de diminuir o uso de plásticos. E, por favor, se você puder, não guarde alimentos em nenhum tipo de plástico – incluindo sacos plásticos – porque as toxinas passam para os alimentos. Em vez de plástico, use vidro.

Por um tempo, quando se advertia sobre plásticos, o foco estava todo no BPA, mas sempre tive a intuição de que mesmo os plásticos livres de BPA eram perigosos, e em março de 2014 a minha intuição virou certeza. O neurocientista George Bittner e os seus colegas testaram 455 produtos – plástico de embalagem, isopor, o plástico usado em processadores de alimentos e em seringas hipodérmicas e uma lista aterrorizante de outros – e descobriram que 72 por cento dos produtos liberam uma quantidade significativa de uma toxina que imita o estrógeno nos alimentos, nos medicamentos e nos produtos de higiene que eles contêm. O resumo é simples, positivo e esperançoso: proteja o seu sistema imunológico evitando os plásticos, principalmente se você já tem alguma doença autoimune ou está em algum ponto do espectro.

Livre-se do Teflon

Um agente que pode perturbar o sistema imunológico, chamado ácido perfluoro--octanoico (em inglês, PFOA), foi encontrado em amostras de sangue de 96 por

PLÁSTICOS PARA EVITAR

Todos sabemos que devemos manter distância do BPA, que perturba o sistema endócrino e infiltra estrógeno no corpo, causando desequilíbrios já associados a problemas que vão desde a infertilidade e obesidade a mudanças comportamentais em crianças. Mas existem muitos produtos de plástico que, embora tenham o rótulo de "livres de BPA", está provado que contêm substâncias químicas com efeitos parecidos. Aqui segue um guia desses plásticos comuns e onde eles se escondem nos produtos e materiais do dia a dia. Para identificá-los com facilidade, procure o número marcado na embalagem. (As siglas são em inglês.)

Número na embalagem/ Nome	Fontes comuns	Notas
1 Politereftalato de Etileno (PET ou PETE)	Garrafas de refrigerante, de água, de óleos de cozinha, de enxaguantes bucais, potes de *ketchup* e de molhos para salada; potes de manteiga de amendoim	Usado por suas qualidades de leveza e versatilidade, esse é o plástico mais usado em garrafas de refrigerantes e de água. Às vezes contém antimônio, que pode imitar o estrógeno. O PET é seguro para o primeiro uso, mas começa a se decompor quando exposto ao calor e a detergentes fortes.
2 Polietileno de alta densidade (HDPE)	Mamadeiras; sacos de salgadinhos, de bolachas e de cereais matinais; brinquedos; tábuas de cozinha; formas de gelo; garrafas de leite, de água e suco; frascos de detergente e de xampus; potes de iogurte	O HDPE é vendido como um material forte e resistente ao calor, mas alguns grupos ambientais se preocupam com a exposição aos ftalatos usados em garrafas e em brinquedos infantis.
3 Policloreto de polivinila (V ou PVC)	Recipientes plásticos, filme plástico de embalar, cortinas de banho, mordedores para bebês	O PVC pode liberar ftalatos e agentes cancerígenos na comida e na bebida, principalmente quando os recipientes começam a se desgastar, são colocados na máquina de lavar louças ou são aquecidos (mesmo no forno de micro-ondas).
4 Polietileno de baixa densidade (LDPE)	Caixas de leite, sacos de frutas e legumes, copos de bebidas quentes e frias, recipientes de alimentos congelados	
5 Polipropileno (PP)	Mamadeiras, copos de transição, canudos, potes de pílulas, *tupperwares*, recipientes plásticos, tampas de garrafa, copos de iogurte e algumas embalagens de alimentos vendidos para viagem	O PP é vendido como resistente ao calor, mas isso significa apenas que ele não derrete quando exposto ao calor, não que seja saudável ou que não libere substâncias químicas.

6 Poliestireno (PS)	Embalagens de alimentos vendidos para viagem, caixas de ovos, embalagens de carne e peixe, utensílios, flocos de enchimento	Conhecido como isopor, o PS contém estireno, que pode imitar o estrógeno; com a exposição de longo prazo a quantidades pequenas, pode causar fadiga, dificuldade para dormir, anomalias linfáticas e ter efeitos cancerígenos. É muito perigoso quando aquecido. O PS é proibido em algumas cidades norte-americanas, entre elas Portland e São Francisco.
7 Outros, geralmente se referindo ao policarbonato (PC) OU AO	Tigelas, pratos, copos, garrafas de água reutilizáveis, embalagens de alimentos, copos de liquidificador, seringas	O PC é um derivado do BPA. Vários estudos concluíram que traços de BPA podem causar perturbações endócrinas, doenças de desenvolvimento e câncer.
Ácido poliláctico (PLA)	Embalagens de alimentos vendidos para viagem, embalagens de frutas e legumes, potes de iogurte, utensílios	Embora vendido como biodegradável e compostável, costuma ser feito de milho geneticamente modificado e já se demonstrou que libera estrógeno.

cento dos cidadãos dos Estados Unidos. E não espanta: o PFOA é um elemento importante do Teflon, de utensílios de cozinha antiaderentes, de embalagens resistentes à gordura e de copos de café descartáveis, como também de roupas, de alguns protetores de tapete, de placas de computador, cabos de telefone, peças de carros e pisos.

Infelizmente, não sabemos muito sobre como o PFOA nos afeta. Contudo, um artigo publicado pela unidade de toxicologia bioquímica da Universidade de Estocolmo diz que os investigadores não encontraram uma dose pequena o suficiente em que o PFOA *não* alterasse o funcionamento das células imunológicas em todas as suas fases.

Ou seja, não cozinhe os seus legumes orgânicos e as suas carnes de animais criados no pasto em panelas tóxicas. Evite utensílios de cozinha antiaderentes e elimine mais uma fonte de exposição diária de baixa intensidade a uma ameaça ao sistema imunológico.

A QUARTA ESTRATÉGIA: COMPRE PRODUTOS DE HIGIENE LIMPOS

Mesmo que você só mantenha um padrão mínimo de higiene, é possível que esteja se expondo a uma grande variedade de produtos químicos industriais. Entendo que a maioria das pessoas não pode simplesmente entrar no banheiro, jogar tudo fora e recomeçar do zero – porém, se você tem problemas com os sintomas ou acha que está no espectro autoimune, essa seria uma boa medida a se tomar.

Se você não sente tanta urgência ou não consegue lidar com uma mudança tão súbita, não tem problema. Vá fazendo isso ao longo dos próximos três meses, comprando produtos livres de toxinas para substituir os que forem acabando. Logo você terá eliminado um grande fator de estresse do sistema imunológico.

Sei que é difícil ver aqueles potinhos de sabonete cheirosos como ameaças, mas confie em mim: eles são. Ou melhor, não confie em mim; veja os ingredientes por si mesmo. Aqui estão os ingredientes sobre os quais você mais precisa estar alerta. A lista sempre está mudando, mas, pelo fato de ter aproximadamente 30 itens, é chamada de "Dirty Thirty" (Os 30 Sujos):

- acetato de benzila
- acetato de butila
- acetato etílico
- alcatrão de carvão
- alumínio-zircônio e outros compostos de alumínio
- bronopol
- chumbo e compostos de chumbo
- cloreto de benzalcônio e cloreto de benzetônio
- conservantes que liberam formaldeído (quaternium-15, hidantoína de DMDM, diazolidinil ureia e imidazolidinil ureia)
- dietanolamina (DEA)
- dietanolamina de cocoamida e dietanolamina de lauramida
- etoxilado
- ftalatos (dibutil ftalato, benzil butil ftalato, dietil hexil ftalato, dimetil ftalato)
- formaldeído
- fragrância (perfume)
- hidroquinona
- hidroxitolueno butilado (BHT) e hidroxianisol butilado (BHA)
- iodopropinil butilcarbamato
- metilisotiazolinona (MI/MCI/MIT) e metilcloroisotiazolinona
- parabenos (metil, etil, propil e butil)
- vaselina

Os parabenos imitam os efeitos do estrógeno. Nem os homens nem as mulheres precisam de mais estrógeno em seus corpos, muito obrigada. Verifique as listas de ingredientes; se vir "parabeno" em qualquer lugar – até no fim de uma palavra (por exemplo, "metilparabeno"), mantenha distância! Os ftalatos também imitam os efeitos do estrógeno.

Também devemos ficar alertas para o glúten, os cereais, as leguminosas, o leite e os laticínios. Isso mesmo – no xampu, na pasta de dentes, no hidratante. Se você não acredita, passe uns dez minutos vendo os xampus e os hidratantes em qualquer drogaria ou até mesmo na área de "higiene pessoal" da sua loja "orgânica" favorita. Mesmo que não veja glúten e trigo, é quase certo que você verá outros alimentos que inflamam o organismo, como aveia, soja e laticínios. O que acontece com o seu corpo quando você *come* essas coisas já é ruim o suficiente. O que acha que acontece quando você as passa na pele – o seu maior órgão – várias vezes ao dia em forma de xampu, condicionador, loção corporal, gel de banho e hidratante, sem contar todas as outras toxinas que você absorve pelo desodorante, pelo toner, pelos esfoliadores e pelos cosméticos?

Tampouco se deixe enganar pelos rótulos "orgânico" ou "100% natural": olhe os ingredientes. Felizmente, existem algumas opções mais seguras. Consulte a seção "Recursos" para saber mais.

USE OS SEUS RECURSOS

Bem, agora você conhece os meus quatro melhores meios para domar as toxinas. Se você gostaria de ir além – se gostaria de aprender mais sobre os exames de metais pesados, como lidar com o problema de fungos tóxicos, explorar a odontologia biológica ou livrar o seu ambiente doméstico das toxinas – veja os apêndices B, C, D e E.

Quero que o Método Myers seja o mais fácil possível para você, por isso compilei uma seção de recursos cheia de bons sites e produtos. Se você busca filtros de água, produtos de limpeza orgânicos, cosméticos mais seguros ou qualquer um dos outros produtos mencionados neste capítulo, veja algumas recomendações na seção "Recursos".

DIMINUINDO A CARGA DOS METAIS PESADOS

Muitos dos meus pacientes enfrentam uma carga tóxica adicional: os metais pesados. Isso é algo que levo em conta no caso de pacientes que foram muito expostos aos metais pesados: obturações de prata; uma dieta rica em atum, peixe-espada e outros peixes grandes e cheios de mercúrio; ou algum outro tipo de exposição ambiental. Também verifico os metais pesados quando a simples dieta não basta para ajudar um paciente tanto quanto eu gostaria. Por rotina, examino muitos dos meus pacientes que têm autoimunidade ou estão no espectro em busca de alumínio, arsênico, cádmio, mercúrio e chumbo.

Se você quer fazer um exame que detecte metais pesados, encontre um praticante da medicina funcional (veja "Recursos"). Para mais informações sobre os tipos de exames que você pode fazer, consulte o apêndice B.

A esta altura você deve estar pensando: "Metais pesados? Como eu poderia me expor a eles?" Bem, vejamos alguns dos metais pesados mais comuns e descubramos como.

Chumbo

Peço exames de chumbo porque ele também é comum. O uso de chumbo na gasolina foi proibido nos anos 1970, mas levou mais 20 anos para que ele fosse completamente removido. O chumbo era usado em tintas e ainda pode ser encontrado em tubulações antigas. Mesmo que as estações de tratamento de água verifiquem sua água para ter certeza de que ela é livre de chumbo, você pode acabar ingerindo uma dose considerável se os canos que vão até a sua casa são do tipo antigo. (Os canos novos são feitos de plásticos que contêm bifenilas policloradas, as quais geram outros problemas de saúde; então, verifique "Recursos" e vá instalar o filtro de água!)

Eis um lugar estiloso para um metal pesado tóxico: bem nos lábios. Cerca de 400 tons de batom contêm traços de chumbo. Controvérsias sobre o chumbo nos batons vêm se desenrolando desde os anos 1990. Se a ideia de veneno nos lábios o preocupa, verifique a seção "Recursos" para ver algumas escolhas mais seguras.

Cerâmica e brinquedos da China são outra fonte de chumbo, já que os padrões deles para produtos tóxicos são ainda mais baixos que os norte-americanos. Sou testemunha da presença generalizada de chumbo na população dos Estados Unidos: sempre que realizo exames, encontro níveis elevados de chumbo. E tem mais: pesquisadores encontraram muitos vínculos entre o chumbo e o lúpus, o que me leva a suspeitar que ele também está implicado em outras doenças autoimunes.

Mercúrio

Como questão de rotina, faço exames em busca de mercúrio porque muitas pessoas são expostas a ele. Veja em quantos lugares o mercúrio aparece:

- clareadores de pele
- cosméticos
- obturações
- peixes
- pesticidas
- vacinas

O mercúrio também é encontrado no ar perto de usinas que queimam carvão (se você mora nos Estados Unidos, consulte <www.epa.gov> para saber se tem alguma na sua localidade). Depois ele se deposita no solo e na água, de onde entra nas plantas e nas bacias hidrográficas... e daí entra nos peixes e nos animaizinhos que comem essas plantas, nadam naquela água ou bebem dela... e daí entra nos peixes e animais maiores que comem os menores... e daí entra nos seres humanos que comem peixe e carne. (É bom saber que o salmão-rei de pesca extrativa não se alimenta de outros peixes; então é mais possível que ele não seja tão cheio de mercúrio quanto as outras espécies.)

Arsênico

Se você é fã de livros policiais, talvez ache que o arsênico só aparece em antigas histórias inglesas de assassinato, aquelas que se passam em vilinhas britânicas com duquesas e casas de chá. Infelizmente, o arsênico está tão presente no nosso mundo moderno que costumo realizar exames em busca dele por rotina. (Tecnicamente, o arsênico não é um metal pesado, mas uma *liga* de metais pesados: a mistura de um metal com outros elementos. Contudo, é um fator importante da toxicidade que pode desencadear ou piorar doenças autoimunes, e é por isso que o estou incluindo aqui.)

Em alguns lugares, podemos estar expostos ao arsênico pela água de beber. Também pode ser encontrado no solo, de onde passa para o arroz, as frutas e as hortaliças. Recentemente, houve relatos de arsênico até no suco de maçã. O arsênico também é encontrado em madeiras tratadas usadas na construção de *decks* e, na Índia e na China, acaba chegando nas ervas. Ah, sim: as granjas industriais colocam arsênico na ração dos frangos, *deliberadamente*. Então, além de estarmos expostos a peixes cheios de mercúrio, estamos expostos a frangos cheios de arsênico.

A ideia de que o arsênico seja usado na alimentação de animais ainda me impressiona, mas ele já vem sendo utilizado para esses fins desde a década de 1940; aparentemente, torna a ração mais barata. Por ser um veneno poderoso, o arsênico combate algumas doenças comuns em aves e ajuda no desenvolvimento vascular e dos tecidos – não é intuitivo, eu sei, mas é verdade. Segundo um relatório elaborado em 2013 pela Bloomberg.com, ao longo da história cerca de 70 por cento das aves criadas nos Estados Unidos tomaram medicamentos à base de arsênico. A FDA proibiu três medicamentos feitos com arsênico de ser usados na alimentação de aves e porcos, mas sabe-se lá quantos mais estão por aí.

Aliás, o resíduo de arsênico no arroz vem não somente da água onde as plantações ficam, mas também das fezes de aves usadas como fertilizantes. E se isso não o transtorna o suficiente, leve em conta que muitos cereais matinais infantis feitos de arroz – um alimento importante para muitas crianças – contêm cerca de cinco vezes mais arsênico do que a aveia em flocos.

PERIGOS ELETRÔNICOS

Uma área crescente de preocupação são os campos eletromagnéticos (CEMs), a área carregada produzida por dispositivos elétricos e eletrônicos, incluindo computadores, televisões, telefones celulares, fornos de micro-ondas e coisas do tipo. Por mais que os dispositivos elétricos existam há um bom tempo, os eletrônicos existem apenas há algumas décadas, de modo que faltam estudos de longo prazo sobre os seus efeitos. Os poucos que estão começando a aparecer são aterrorizantes, especialmente para aqueles que têm doenças autoimunes ou estão num ponto alto do espectro.

Agora serei muito honesta com você: nunca dou conselhos que eu mesma não seria capaz de seguir. A parte de mim que lê as últimas notícias científicas quer desligar todos os eletrônicos da minha casa para sempre. A parte de mim que vive no mundo real diz: "Viver sem um computador e um celular? Nem pensar!"

Então, aqui estão as melhores soluções de meio-termo que posso sugerir, as que são possíveis e que eu mesma pratico:

- Desligue o seu roteador toda noite. Se você não o está usando, por que se expor a mais radiação eletrônica durante o sono?
- Nunca carregue um celular ligado junto ao seu corpo. Carregue-o numa bolsa ou deixe-o no modo avião enquanto ele estiver no bolso ou no sutiã.
- Nunca segure o celular perto da sua cabeça. Use o modo viva-voz ou fones de ouvido.
- Se você quer deixar o celular do lado da sua cama à noite, deixe-o no modo avião. Dessa forma, você ainda pode usá-lo como despertador, como eu faço.

O QUE ESTÁ NA SUA BOCA?

Os metais pesados e outras fontes de inflamações não estão apenas "por aí", no ambiente. Também estão à espreita na nossa boca, expondo-nos exatamente ao tipo de ataque crônico e de baixa intensidade contra o qual devemos estar mais alertas:

Canais. Estes podem ficar infeccionados, tornando-se uma fonte constante de inflamação que estressa o sistema imunológico.

Dentes do siso. Se você os removeu, uma cavitação (um buraco no osso de baixo) pode ter permanecido, e ela também pode se inflamar ou ficar cheia de infecções.

Canais, pinos e coroas de porcelana. De várias maneiras, cada um desses acréscimos à sua boca pode expô-lo a toxinas, metais pesados e inflamações.

Obturações de prata. Essas obturações são feitas com uma liga de cobre, prata e mercúrio, que faz toxinas passarem para a corrente sanguínea. Recomendo que você substitua suas obturações de metal por obturações compostas por um dentista biológico – um dentista que conhece os perigos dos metais pesados e sabe como removê-los com segurança. Um dentista comum em tese poderia fazer essa troca, mas provavelmente não saberia como fazê-la com segurança, não deixando que os gases do mercúrio penetrassem a barreira hematoencefálica e acabassem no seu cérebro. Veja o apêndice D para mais informações e a seção "Recursos" para sugestões de como encontrar um dentista biológico.

FUNGOS E MICOTOXINAS

Um dos problemas mais sérios que encontro no meu trabalho são as micotoxinas, compostos orgânicos voláteis (COVs) emitidos por certos tipos de fungos. E mesmo assim muitas pessoas nem percebem que as micotoxinas as afetam.

Como as micotoxinas podem passar tão despercebidas?

Primeiramente, três quartos da população têm genes que resistem aos efeitos das micotoxinas sem apresentar sintomas. Você pode estar sofrendo com as micotoxinas enquanto o resto da sua família está bem – até mesmo outros membros da família que tenham doenças autoimunes.

Depois, também é difícil acreditar que alguma coisa seja um problema quando não se consegue vê-la, e a maioria dos fungos não aparece. Eles ficam debaixo de pisos, por trás de paredes ou nas frestas entre as janelas. Já é difícil detectá-los quando estão na sua casa; se estiverem em algum lugar da escola ou do escritório, pode ser que você nunca tenha acesso a eles. Mesmo assim, as toxinas que eles liberam no ar o afetam todos os dias.

Por fim, os fungos são subestimados como problema porque a maior parte dos médicos não sabe nada sobre eles. Mesmo a grande maioria dos médicos de medicina funcional é ignorante sobre o assunto de fungos e micotoxinas. Eu mesma só fui me familiarizar com o assunto quando o escritório que eu alugava se infestou por causa de uma tempestade forte, e percebi que isso afetava a mim e a um funcionário o suficiente para termos de nos mudar.

Então, se você for ver o seu médico com um problema de micotoxinas, é bem possível que não seja diagnosticado corretamente. Nem eu costumo tocar no assunto na primeira consulta, porque a imensa maioria das pessoas que trato melhora por simplesmente seguir o Método Myers – limpando a dieta, curando o intestino e dando apoio ao sistema imunológico. Contudo, começo a suspeitar de micotoxinas quando

- a dieta sozinha não parece estar fazendo um efeito bom o suficiente;
- um paciente tem sintomas muito estranhos que não fazem sentido;
- o paciente subitamente desenvolve uma doença autoimune do nada; ou
- o paciente tem um crescimento de leveduras recorrente, mesmo estando no Método Myers e sendo tratado com rapidez.

As pessoas não costumam acreditar que suas casas têm fungos quando apenas um membro da família fica doente, mas lembre-se: apenas um quarto da população tem os genes que os tornam vulneráveis.

Mesmo assim, já vi muitos casos em que os fungos deixaram mais de um membro da família doente. Uma vez tratei um par de gêmeos de 2 anos que apareceram com o pior eczema que eu já havia visto, com os braços e as pernas em carne viva de tanta coceira. Eles eram tão sensíveis que os únicos alimentos que conseguiam digerir eram carne e arroz. Depois de várias crises de supercrescimento de leveduras que pioravam ainda mais o eczema, finalmente descobrimos que o problema eram os fungos, e a família conseguiu limpar a casa. Os meninos melhoraram rapidamente, a ponto de pela primeira vez na vida estarem comendo carnes, frutas e hortaliças aprovadas pelo Método Myers. (Fiquei feliz de tirá-los do arroz, que não era ideal para eles a longo prazo, mas era o que podiam tolerar naquele momento.)

E eis que quando os fungos desapareceram a mãe dos garotos pôde se livrar dos antidepressivos (com a supervisão do seu médico, é claro). Ela nunca havia relacionado seu problema "psicológico" com o efeito físico das microtoxinas, mas claramente os fungos tóxicos eram fatores importantes na doença dela e na dos filhos.

Se você suspeita que fungos tóxicos estejam causando seus sintomas, veja o apêndice C para mais informações sobre o que fazer a seguir. Isso pode fazer uma grande diferença no processo de reverter a sua doença ou de impedir que você suba no espectro.

O PROCESSO NATURAL DE DESINTOXICAÇÃO DO SEU CORPO

Idealmente, queremos que as toxinas nem entrem no nosso corpo. Mas, uma vez que entrem, temos de eliminá-las pela urina, pelas fezes e pelo suor.

Essa desintoxicação é um processo em duas etapas que tem como requisito converter as toxinas de *lipossolúveis* (que se dissolvem em gordura, sendo armazenadas no corpo) para *hidrossolúveis* (que se dissolvem em água, para que você possa eliminá-las). Se o seu corpo passa apenas pela primeira etapa e não pula para a segunda, você terá mais problemas do que se não tivesse sequer começado a se desintoxicar, porque

> ### SUANDO NA SUA SAUNA
>
> Saunas de infravermelho são uma ótima maneira de suar o seu suor diário, principalmente se você não consegue se exercitar com facilidade. Muitas empresas hoje produzem saunas de infravermelho que você pode instalar na sua casa; elas fazem até "saunas solo" desmontáveis projetadas para caber em apartamentos pequenos. Veja os "Recursos" para saber mais.

a primeira etapa o exporá às toxinas que ficariam armazenadas com segurança na sua gordura.

A maior parte desse processo acontece no fígado, que precisa de "cofatores", substâncias químicas específicas que permitem que o corpo passe para a segunda etapa. Garanto que o Método Myers lhe fornecerá os cofatores necessários por meio de alimentos nutritivos e suplementos de alta qualidade.

O corpo também precisa de muita energia para completar a etapa dois. Por isso, o Método Myers oferece bastante proteínas.

Eu nunca recomendo jejuns longos ou jejuns de sucos. Como acabamos de ver, o corpo precisa de energia e de outros nutrientes vitais para se desintoxicar. Se você jejua, seu processo de desintoxicação pode travar na primeira etapa, deixando-o num estado pior do que o anterior.

O seu intestino delgado é outra parte importante da desintoxicação: muitas toxinas são processadas nos intestinos e nem precisam entrar no resto do corpo. Você precisa de intestinos saudáveis para que o processo funcione bem, mas felizmente o Método Myers também cuida disso. Por fim, fazemos com que você se exercite da maneira correta, beba bastante água filtrada e tome suplementos de alta qualidade para ajudar no processo de desintoxicação.

A GLORIOSA GLUTATIONA

A glutationa é a maior desintoxicadora do corpo. Todas as células do corpo têm um pouco desse nutriente vital, mas ele é mais concentrado no maior órgão de desintoxicação: o fígado. A glutationa ajuda a carregar as toxinas para fora do corpo, pois se liga aos radicais livres – moléculas que danificam os tecidos. A glutationa também se liga ao mercúrio.

Se você não tem glutationa suficiente, as toxinas permanecem por mais tempo no seu corpo ou acabam sendo armazenadas nas suas células de gordura, onde podem gerar o caos no sistema imunológico. O Método Myers ajuda o seu corpo a fazer sua própria glutationa. Por isso é que você deve comer bastante alho, cebola e vegetais crucíferos (brócolis, couve, couve-flor, repolho). Também vai tomar um suplemento especial de glutationa.

E é aqui onde você precisa ter cuidado. A maior parte da glutationa não é bem absorvida pelos intestinos, pois ela se decompõe antes que possa penetrar as suas células. A forma "lipossomal" da glutationa é vendida como capaz de penetrar as células, mas eu nunca a achei eficaz, tanto no meu uso pessoal quanto na minha clínica. No entanto, a forma "acetilada" desse suplemento não se decompõe. Então, quando você tomar os suplementos de glutationa que recomendo, por favor use uma das formas indicadas em "Recursos"; temos uma que é acetilada e produzida com nanotecnologia para facilitar ainda mais sua absorção pelo corpo. É claro que você pode comprar versões mais baratas de glutationa, mas elas serão praticamente ineficazes. Em matéria de suplementos, definitivamente os mais caros são melhores.

A IMPORTÂNCIA DA GENÉTICA

A medicina funcional é uma medicina personalizada – o tratamento de cada paciente como um indivíduo. Sempre vejo isso claramente quando examino a genética dos meus pacientes, particularmente seus "SNPs".

SNP – pronuncia-se "snip" – é a sigla do inglês *single-nucleotide polymorphism*, ou polimorfismo de nucleotídeo simples, que é uma maneira elegante de se dizer "mutação genética" (uma variação na forma com que o DNA é sequenciado num gene). Os SNPs podem nos afetar de muitos jeitos diferentes, inclusive na desintoxicação.

Por exemplo, o gene *MTHFR* (metilenotetra-hidrofolato redutase) nos ajuda a "metilar" os metais pesados, um processo que nos permite eliminá-los do nosso corpo. Precisamos de B6, B12 e folato para que esse processo funcione, mas mutações no gene *MTHFR* podem ocorrer.

Conheço o problema muito bem, pois tenho duas dessas mutações e muitos dos meus pacientes têm uma ou duas delas também. O que resulta disso é que nos desintoxicamos de uma porcentagem muito menor de metais pesados do que deveríamos. Para compensar, precisamos de doses extragrandes de B6, B12 e folato *pré*-metilados. Como a desintoxicação de metais pesados é muito mais difícil para nós do que para o resto da população, também temos de tomar mais cuidado para não nos expormos.

Cerca de 50 por cento da população tem uma mutação do *MTHFR*, e cerca de 20 por cento tem duas. Se você tem uma doença autoimune ou está num ponto alto do espectro, é muito recomendável que peça ao seu médico que o examine em busca dessas mutações, para que possa se proteger com os suplementos certos.

Outro SNP importante ocorre no gene *GSTM1*, o qual nos possibilita processar a glutationa, que, como mencionei, dá uma ajuda crucial na desintoxicação. Se você tem um SNP no gene *GSTM1*, precisa aumentar o seu consumo de vegetais crucíferos e tomar mais suplementos de desintoxicação: glutationa, ácido alfalipoico, cardo-mariano, NAC (n-acetilcisteína) e magnésio.

Finalmente, o gene COMT codifica a proteína conhecida como COMT (catecol O-metiltransferase). COMT é a enzima que nos permite processar várias substâncias químicas importantes para o cérebro, entre as quais a dopamina, a epinefrina e a norepinefrina, que nos energizam e nos dão ânimo. As pessoas com SNP no gene COMT tendem a estar sempre satisfeitas com a vida – mas também têm dificuldade para metabolizar o estrógeno (aumentando o risco de câncer de mama), o álcool e algumas outras toxinas. A enzima COMT também contribui com a desintoxicação do fígado e dos intestinos e, como o *MTHFR*, necessita das vitaminas B. Por isso, se você tem um SNP no gene COMT, deve tomar doses pré-metiladas de vitamina B.

A QUESTÃO DOS SUPLEMENTOS

Como você já viu, vivemos num mundo tóxico. Não podemos nos desintoxicar apenas uma ou duas vezes ao ano; temos de promover a nossa desintoxicação todos os dias.

Se você está num ponto razoavelmente baixo do espectro autoimune, pode ser que seja capaz de se desintoxicar apenas com os nutrientes que absorve dos alimentos. Mas, se tem uma doença autoimune, está num ponto alto do espectro ou tem qualquer um dos SNPs que acabei de descrever, precisa tomar suplementos.

Devo avisá-lo de que a indústria dos suplementos não é regulamentada, de modo que devemos sempre comprar produtos de alta qualidade. Incluí na seção "Recursos" recomendações de empresas que pesquisei e em que você pode confiar. Se escolher uma marca diferente, tenha certeza de que ela é testada de forma independente, adota boas práticas de fabricação e faz apenas produtos de alta qualidade, livres de glúten e laticínios.

COMO CLAIRE DOMOU AS SUAS TOXINAS

Quando Claire reparou pela primeira vez na quantidade de toxinas às quais estava exposta e no tamanho da carga tóxica que possivelmente carregava, sentiu-se sobrecarregada e desencorajada. "Sinto-me cercada", ela me disse. "Como se tudo estivesse à espreita para me atacar e me deixar doente."

Eu a encorajei a transformar o sentimento de medo em um compromisso de ação e a lembrei de que não tem problema em começar aos poucos e fazer as coisas um passo de cada vez. Afinal, como veremos no próximo capítulo, o estresse também piora as doenças autoimunes. Não deixemos que a ansiedade pela carga tóxica crie um problema completamente novo!

Claire já estava comprometida a seguir a dieta do Método Myers, inclusive o protocolo dos 4Rs para a cura dos intestinos. Quando começou a dieta, decidiu dar os quatro passos decisivos que eu havia sugerido: filtros HEPA para a casa e o trabalho; filtros de água em todas as torneiras e uma garrafa térmica de aço inoxidável; alimentos orgânicos, cozidos sem Teflon e guardados sem plásticos; e uma substituição gradual dos seus produtos de higiene pessoal. "Faço todas essas coisas todos os dias, de vez em quando várias vezes ao dia", ela me disse. "Como, bebo, tomo banho e uso produtos no corpo o tempo todo, então gostaria que essas escolhas fortalecessem o meu sistema imunológico em vez de o enfraquecerem."

Claire pensou que, depois de 30 dias no Método Myers, ganharia nova força para fazer algumas mudanças a mais. Naquela altura, disse, pensaria em trocar os produtos de limpeza, passar a usar uma lavadora a seco ecológica e talvez até comprar um colchão orgânico (veja o apêndice E). Começar aos poucos e fazer as coisas passo a passo fez com que Claire se sentisse no controle em vez de sobrecarregada.

Claire teve um resultado positivo imediato por combinar o plano alimentar e os 4Rs com os passos mais importantes da desintoxicação. Em algumas semanas, verificou uma queda surpreendente dos sintomas e teve uma nova sensação de energia igualmente supreendente. Pela primeira vez em muito tempo, Claire me disse que se sentia "normal de novo – como eu costumava ser. É tão bom ser assim outra vez!".

"Eu queria não ter de lidar com tudo isso", disse ela no fim da nossa última consulta. "Mas, como tenho de lidar, é bom que pelo menos tenha as informações e os recursos necessários. E é incrível como até mudanças pequenas podem fazer uma diferença tão grande."

CAPÍTULO 7

Cure suas infecções e alivie seu estresse

Jasmine, minha paciente, estava preocupada.

Com 40 e poucos anos e um filho, vivendo longe do marido (que trabalhava em outra cidade) e dedicada ao trabalho como professora numa universidade local, ela me procurara cheia de esperança havia seis meses. Embora já estivesse lutando havia vários meses com a doença de Graves – a mesma doença autoimune que eu tenho –, ela finalmente encontrou algum alívio trabalhando comigo. Já não tinha de lidar com terríveis ataques de pânico que poderiam acontecer a qualquer momento, mesmo enquanto dava aula ou jantava com seu filho. Suas mãos já não tremiam quando ela pegava um garfo ou uma caneta. E depois de meses de persistente insônia, durante os quais permanecera continuamente frustrada e exausta, ela afinal conseguia dormir a noite inteira.

Não obstante, Jasmine ainda tomava medicamentos para deter a produção de hormônio tireoidiano – e eles tinham efeitos colaterais. Pelo fato de os medicamentos reduzirem os efeitos do hormônio tireoidiano, Jasmine estava apresentando os sintomas opostos: a pele seca e rachada, a fadiga e a constipação associadas a um nível baixo de hormônio tireoidiano. Apesar de sua dieta saudável, começara também a ganhar peso.

"Estes efeitos colaterais são difíceis de aguentar", disse-me Jasmine. "Quero perder um pouco de peso e recuperar minha antiga energia. E quero largar completamente os medicamentos!"

Até então, apesar do comprometimento de Jasmine com o plano alimentar do Método Myers e com a cura do seu intestino, ainda não havíamos alcançado aqueles resultados. Com respeito, mas também com insistência, ela perguntou: "Dra. Myers, este é o melhor estado que posso ter esperança de alcançar?"

"De jeito nenhum", disse-lhe. "Sei que podemos progredir ainda mais." Para tanto, expliquei, precisaríamos nos voltar para o quarto pilar do Método Myers: *Cure suas infecções e alivie seu estresse.*

Expliquei a Jasmine que, embora a dieta e a cura intestinal possam produzir melhoras radicais para muitos pacientes, às vezes não bastam. Às vezes precisamos enfocar as infecções frequentemente associadas com a esclerose múltipla, com o lúpus e com outras doenças autoimunes.

Jasmine me olhou confusa. "Mas eu pensava que já tínhamos cuidado das minhas infecções", disse ela. "O supercrescimento de leveduras e o SBID – eles se foram meses atrás!"

"Sim", expliquei, "mas existem outras infecções causadas por vírus ou por tipos diferentes de bactérias que também causam problemas. Por exemplo, o vírus da herpes ou o vírus que causa mononucleose, o Epstein-Barr, também podem causar problemas de autoimunidade, do mesmo jeito que as bactérias *E. coli*."

Continuei explicando a Jasmine que esses tipos de infecções podem causar uma doença autoimune ou desencadear uma crise aguda em alguém que nunca demonstrou sintomas. Além disso, o estresse pode reiniciar infecções e piorar doenças autoimunes – ou fazer você desenvolver uma doença nova – haja uma infecção ou não. O estresse também pode provocar ganho de peso, que por si só já é inflamatório... e as inflamações extras estavam perturbando ainda mais o sistema imunológico de Jasmine.

Ela acenava com a cabeça enquanto eu falava sobre o estresse. Mulher forte, nascida numa família de imigrantes, estava acostumada a enfrentar desafios e havia enfrentado um bom tanto nos últimos meses. No trabalho, o orçamento do departamento dela havia diminuído, seu casamento a distância não era fácil e seu filho acabara de receber um diagnóstico de problemas de aprendizado.

"Então está certo", eu disse a Jasmine. "É ótimo que você tenha curado seus intestinos e ainda esteja seguindo uma dieta saudável – e você viu os resultados positivos. Agora vamos passar para o patamar seguinte. Nossos próximos passos são curar suas infecções e diminuir a sua carga de estresse."

O QUARTO PILAR

Até agora você ouviu falar sobre os primeiros três pilares do Método Myers:

1. *Cure seu intestino.*
2. *Livre-se do glúten, dos cereais, das leguminosas e de outros alimentos que causam inflamações crônicas.*
3. *Controle as toxinas.*

Agora é hora de explorar o quarto pilar:

4. *Cure suas infecções e alivie seu estresse.*

Alguns de vocês, como Jasmine, precisam lidar com infecções bacterianas ou virais duradouras. (Tratamos de quase todas as infecções comuns de intestino no capítulo 4, "Cure seu intestino", com o protocolo dos 4Rs, nas páginas 80-2.) O estresse também é uma parte desse pilar porque pode gerar um ciclo vicioso com as infecções: o estresse costuma iniciar ou reiniciar as infecções, enquanto elas geram ainda mais estresse no corpo. Até pessoas que não têm infecções precisam encontrar maneiras saudáveis de lidar com o estresse, pois este impõe grande desafio ao sistema imunológico. Vejamos então como as infecções e o estresse pioram a autoimunidade e como a cura das infecções e o alívio do estresse podem deixar todos nós mais saudáveis.

A AUTOIMUNIDADE E AS INFECÇÕES

Como muitos adolescentes, Jasmine desenvolveu um caso grave de mononucleose quando tinha 14 anos. Ela ainda se lembrava vividamente da coriza, da irritação na garganta, das dores de cabeça e da febre alta, sintomas com os quais sofreu por três semanas, e da fadiga debilitante que permaneceu ao longo de toda a primavera e o verão.

A mononucleose é causada pelo vírus de Epstein-Barr, que, uma vez que entre em você, nunca mais sai. Mesmo que Jasmine nunca mais venha a ter mononucleose, ela sempre estará infectada pelo vírus de Epstein-Barr.

O vírus Epstein-Barr é um entre muitos – e entre outras infecções bacterianas e virais – que foi associado com doenças autoimunes. As infecções podem causar doenças autoimunes, podem piorar uma doença já existente ou desencadear um episódio agudo.

Da mesma forma que com inúmeras outras coisas relacionadas às doenças autoimunes, há muita coisa que ainda não sabemos sobre como elas acontecem. No entanto, os cientistas têm algumas teorias, das quais vou descrever as mais importantes. As infecções afetam o nosso sistema imunológico de muitas formas; assim, todas essas hipóteses têm um tanto de verdade.

Mimese molecular. Você já ouviu falar da mimese molecular em relação às respostas do sistema imunológico a alimentos reativos, como os laticínios e o glúten. Mas a mimese molecular também pode ser causada por infecções. Suponhamos que você tenha sido infectado por um vírus ou uma bactéria. As células T e B defeituosas do seu sistema imunológico não conseguem fazer distinção entre o vírus e os seus próprios tecidos, então atacam ambos. Elas ainda recrutam outras partes do seu sistema imunológico e as "instruem" a atacar também.

Ativação por proximidade. De acordo com esta teoria, quando uma infecção destrói alguns tecidos do seu corpo, o seu sistema imunológico corre para aquele lugar para apagar o fogo. Ele ataca a infecção, como deveria, mas também ataca o seu próprio tecido, um pobre espectador inocente. A ativação por proximidade pode ocorrer com infecções bacterianas e virais. Entretanto, como o vírus se esconde dentro das células, é muito mais provável que cause este tipo de ataque: seu sistema imunológico corre para atacar o vírus que está cercado pelo seu próprio tecido celular, o espectador inocente na linha de fogo.

Antígenos crípticos. Certo, este termo é científico demais; então, se preferir, entenda esta teoria como um tipo de sequestro. Ela tipicamente diz respeito aos vírus, como o vírus da herpes ou o de Epstein-Barr, que podem sequestrar o DNA das suas células na tentativa de se esconder do sistema imunológico. Mas esse sistema não se deixa enganar. Ele percebe que uma infecção está presente no corpo e começa a atacar – tanto o vírus quanto as células que o "invasor" sequestrou.

Agora vamos dar uma olhada nas infecções mais frequentemente associadas com doenças autoimunes. Elas não são as únicas infecções que podem causar autoimunidade, mas são as que mais vejo na minha prática clínica e também as que são estudadas com mais frequência.

INFECÇÕES VIRAIS: HERPES

Existem muitos vírus na família do herpes e todos eles parecem estar relacionados a doenças autoimunes. No entanto, o herpes simplex (tipos 1 e 2) e o vírus de Epstein-Barr são os mais estudados, de modo que vamos nos concentrar neles.

Herpes simplex é o vírus que provoca feridas nos lábios e/ou herpes genital. Se você tem herpes, é bem possível que já saiba, mas sempre pode pedir ao médico que o examine. Contudo, quase 90 por cento de todas as pessoas que vivem nos Estados Unidos têm anticorpos contra um ou ambos os vírus do herpes simplex; então, mesmo que você ache que não tem, pode ser que apenas não tenha percebido. O herpes não tem cura – uma vez que entre no seu organismo, lá fica. Mas às vezes está ativo e às vezes, inativo.

Quando o herpes está ativo, o sistema imunológico produz anticorpos contra ele – e esses anticorpos podem desencadear reações autoimunes. Quando o herpes está inativo, é menos possível que provoque uma resposta autoimune; no entanto, você nem sempre sabe quando ele está ativo ou não, já que os sintomas podem ser sutis e fáceis de passar despercebidos.

O herpes ativo pode ser tratado com medicamentos antivirais, que podem ser prescritos pelo seu médico. Você também pode tomar dois suplementos: a lisina, um aminoácido; e a monolaurina, geralmente derivada do óleo de coco (veja o "Programa Antiautoimunidade do Método Myers – Suplementos", nas páginas 181-4).

INFECÇÕES VIRAIS: EPSTEIN-BARR

A infecção mais extensivamente estudada em relação à autoimunidade é causada pelo vírus de Epstein-Barr, aquele que infectou Jasmine (eu tive mononucleose quando adolescente, de modo que o Epstein-Barr também me infectou). O Epstein-Barr é da família do herpes, do mesmo grupo de vírus que podem causar herpes genital, feridas labiais, catapora e herpes-zóster. Como 95 por cento de todos os adultos dos Estados Unidos pegam esse vírus até os 40 anos, é bem possível que você o tenha. Metade de todas as crianças tem essa doença até os 5 anos, de modo que, se você vive nos Estados Unidos, o Epstein-Barr é um fato da vida.

Nesta altura você deve estar dizendo: "Espere um pouco! Tenho *certeza* de que 95% das pessoas que conheço não tiveram mononucleose." Contudo, você pode ser exposto ao Epstein-Barr, desenvolver mononucleose e simplesmente nunca apresentar nenhum sintoma. Ou pode ter tido um diagnóstico errôneo de gripe. Mas 95 por cento da população norte-americana tem os anticorpos contra o Epstein-Barr, o que significa que foram infectados de alguma forma. E, uma vez que você pegue o vírus, ele fica no seu corpo pelo resto da vida, quer você se sinta doente, quer não.

Já se verificou forte correlação entre o vírus de Epstein-Barr e diversas doenças autoimunes, como a esclerose múltipla, o lúpus, a síndrome da fadiga crônica, a fibromialgia, a doença de Hashimoto, a doença de Sjögren e a doença de Graves. As correlações entre o Epstein-Barr e a esclerose múltipla e o lúpus são especialmente fortes. Por exemplo, cerca de 99 por cento das crianças com lúpus têm anticorpos contra o Epstein-Barr, em comparação com apenas 70 por cento das crianças de um grupo de controle saudável e sem lúpus.

De forma parecida, enquanto 95 por cento dos cidadãos dos Estados Unidos têm anticorpos contra o Epstein-Barr, 100 por cento das pessoas com esclerose múltipla os têm. Basicamente, indivíduos com esclerose múltipla sempre recebem resultados positivos do exame de Epstein-Barr, enquanto as pessoas *que não têm* o vírus parecem nunca pegar esclerose múltipla. Também sabemos que níveis altos de anticorpos contra o Epstein-Barr nos permitem prever sintomas e crises agudas de esclerose múltipla, e um histórico de mononucleose infecciosa duplica o risco de pegá-la.

O fato não é simplesmente que as pessoas com doenças autoimunes têm mais chances de ser infectadas com o Epstein-Barr. Sua carga viral também é muito mais alta do que a de indivíduos saudáveis. A "carga viral" é a quantidade de vírus no sangue. Uma vez que você pegue uma infecção viral, certa quantidade do vírus pode permanecer no seu sangue mesmo quando você não apresenta nenhum sintoma. O grau da presença do vírus é medido em termos de quantas "cópias" do vírus existem em cada mililitro do seu sangue. Não é necessário que você se lembre de todos os detalhes técnicos; apenas saiba que ter uma carga viral mais alta significa que o vírus está mais presente e ativo no seu corpo do que em alguém com uma carga viral mais baixa, mesmo que você não demonstre nenhum sintoma.

Dois estudos, cujos resultados foram recentemente reconfirmados, concluíram que vítimas de lúpus têm uma carga viral de 14 a 40 vezes mais alta do que a de pessoas sem doenças autoimunes. De fato, quando examinei Jasmine, a sua carga viral de Epstein-Barr estava estranhamente alta.

Existem duas maneiras de tratar o Epstein-Barr. Os médicos convencionais costumam confiar em antivirais vendidos com receita médica. Infelizmente, a maioria dessas medicações é ineficaz, e a única que é eficaz provoca efeitos colaterais perigosos. Honestamente, esses medicamentos não constituem um tratamento eficaz.

Eu prefiro usar outra abordagem. Primeiro, dê suporte ao seu sistema imunológico seguindo os protocolos do Método Myers que enumero no capítulo 8: coma alimentos amigáveis ao sistema imunológico; tome suplementos de alta qualidade; cure o seu intestino; beba bastante água filtrada; exercite-se da maneira correta (veja a página 174 para saber quando pegar leve); durma de sete horas e meia a nove horas toda noite, ou mais se for necessário; dê suporte às suas vias de desintoxicação; desintoxique o seu ambiente pessoal o máximo possível; e diminua ou controle o seu estresse. Segundo, aqueles que se preocupam com infecções podem consumir bastante óleo de coco e derivados do coco (veja a página 166 e a seção "Recursos"). Você ficará feliz em saber que muitas das receitas do Método Myers incluem quantidades saudáveis de óleo de coco, então esse será um bom começo.

INFECÇÕES BACTERIANAS E A AUTOIMUNIDADE

Aqui está uma lista das correlações mais comuns entre infecções bacterianas e doenças autoimunes:

Tipo de Micróbio	Doença Associada
Campylobacter	Síndrome de Guillain-Barré
*Chlamydia pneumoniae**	Esclerose múltipla
Citrobacter, Klebsiella, Proteus, Porphyromonas	Artrite reumatoide
E. coli, Proteus	Autoimunidade no geral
Klebsiella	Espondilite anquilosante
Streptococcus pyogenes	Febre reumática
Yersinia	Doença de Graves, tireoidite de Hashimoto
* Essa não é a mesma bactéria que causa a doença sexualmente transmissível, mas elas são obviamente da mesma família.	

Esta lista não está, de jeito nenhum, completa, mas é um bom ponto de partida para você e para o seu médico. Se você não está melhorando rápido o suficiente – em, digamos, três meses seguindo o Método Myers –, pense em pedir ao seu médico que o examine em busca do micróbio associado à sua doença. Se o médico não vir necessidade, explique que você leu que certos micróbios estão associados com doenças autoimunes e que você ficaria mais tranquilo se soubesse que os micróbios não estão piorando a sua situação.

Se o exame der positivo, você talvez precise tomar antibióticos para curar a infecção. Espero que a esta altura eu não precise lhe lembrar: sempre tome probióticos enquanto toma antibióticos para repor as suas bactérias amigas. Você também deve tomar ácido caprílico e uma enzima chamada Candizol que decompõe a parede celular das leveduras e prevenirá o supercrescimento de leveduras enquanto você tomar os antibióticos (apenas siga o Protocolo Nutricional para Pessoas com Supercrescimento de Leveduras e SBID, nas páginas 179-80). Para prevenir e/ou reparar o intestino permeável que os antibióticos podem causar, faça questão de tomar os suplementos listados nas páginas 181-4.

O EFEITO INFECCIOSO DA DOENÇA DE LYME

Outro tipo de infecção que comumente tem relação com a autoimunidade é a doença de Lyme, causada por uma bactéria chamada *Spirochaetes*. Esses micróbios são transmitidos por picadas de carrapatos e infestam principalmente o Nordeste dos Estados Unidos. Cerca de 60 por cento dos pacientes que têm a doença de Lyme e não foram tratados desenvolvem uma artrite que persiste por anos, o que levou os cientistas a propor a hipótese de que a artrite talvez seja causada pela ativação por proximidade ou mimese molecular.

Essa relação íntima entre a doença de Lyme e a artrite produz frequentes confusões. Muita gente cujo diagnóstico aponta uma doença autoimune na verdade tem a doença de Lyme e vice-versa. E é claro que certas pessoas têm as duas coisas – caso em que ambas as doenças precisam ser tratadas; não será suficiente tratar apenas uma.

Se você acha que talvez tenha doença de Lyme ou artrite, certifique-se de que o seu médico fez o diagnóstico correto para poder obter o tratamento adequado. O melhor, para começar, é descobrir se você tem ou não a doença de Lyme.

Existe um teste convencional para doença de Lyme, mas constatei que ele não é muito preciso, pois produz muitos falsos negativos. Isso significa que o exame pode dizer que você não tem a doença de Lyme quando, na verdade, tem. Prefiro um exame mais sofisticado chamado iSpot Lyme[1]. Você pode pedir a um especialista em medicina funcional que requisite esse exame ou pode pedir a seu profissional de medicina convencional que o requisite usando uma das fontes listadas em "Recursos". Mesmo que o médico esteja cético, é possível que ele tope usar esse teste para excluir a possibilidade de você estar com doença de Lyme.

O PROBLEMA DA VITAMINA D

A vitamina D também tem importância vital para seu sistema imunológico. Você pode obtê-la a partir das gorduras de peixes e da exposição ao sol, ou pode tomá-la na forma de suplemento, o que recomendo.

No entanto, a vitamina D que você obtém a partir dessas fontes precisa ser metabolizada pelo corpo. O fígado fabrica a 25-hidroxivitamina D, ao passo que os rins produzem 1,25-di-hidroxivitamina D, que é a versão ativa.

A esta altura, muita gente já sabe que precisa de um nível normal ou acima do normal de 25-hidroxivitamina D, que parece proteger contra os cânceres de mama e do cólon. No entanto, a maioria dos médicos – mesmo na medicina funcional – não verifica os índices de 1,25-di-hidroxivitamina D. O pesquisador Trevor Marshall descobriu que a combinação de um índice alto de 1,25-di-hidroxivitamina D e um índice baixo de 25-hidroxivitamina D pode suprimir o sistema imunológico e possivelmente produzir autoimunidade. Peça a seu médico que verifique os índices dos dois

---

[1] Esse exame ainda não é feito no Brasil. (N. do R. T.)

tipos de vitamina D e trabalhe com você para restabelecer um equilíbrio saudável entre eles.

O PARADOXO DO ESTRESSE

Depois de discutirmos sua carga viral de Epstein-Barr, Jasmine exclamou: "Tudo bem! Vou continuar dando suporte ao meu sistema imunológico por meio do Método Myers e vou tomar os derivados de monolaurina do coco que você recomendou. Há algo mais que eu possa fazer para melhorar?"

Respondi que sim. Seu próximo passo consistiria em examinar sua carga de estresse. O estresse desencadeia infecções e, de maneira geral, tem um efeito ruim sobre o sistema imunológico. Os desafios que Jasmine enfrentava em casa e no trabalho faziam parte da vida rica e satisfatória que ela havia escolhido. Mas também contribuíam para a carga de estresse que dificultava a resolução de sua doença autoimune.

Jasmine ficou surpresa ao saber que o estresse era um fator tão significativo de sua doença. A criação que ela recebera em casa a ensinara que o estresse é um simples efeito colateral do trabalho duro, algo que a gente "deixe pra lá". Jasmine estava mais acostumada a ignorar sua carga de estresse do que a pensar no que fazer para aliviá-la.

Muita gente vê o estresse dessa maneira. No entanto, ele tem um efeito enorme sobre o sistema imunológico e a saúde – algo que a maioria das pessoas, mesmo os médicos, não percebe. Apesar do papel significativo que o estresse tem na saúde e na vida cotidiana, ele ainda é insuficientemente entendido. Vamos, portanto, clarear a confusão e descobrir até que ponto o estresse pode ser um fator de autoimunidade.

Este ponto é o primeiro e o mais importante que quero compartilhar com você: o modo como você pensa, sente e reage às situações não afeta somente o seu nível de estresse. *Também afeta o seu sistema imunológico.*

É isso mesmo que você leu. Quando você está chateado, estressado, ansioso ou nervoso, seu sistema imunológico é afetado. Quando se sente calmo, em paz e contente, ele também é afetado.

É aqui que as coisas ficam complicadas. O estresse afeta o sistema imunológico, mas não o faz de maneira linear, unidirecional e fácil de compreender. Os efeitos do estresse sobre o sistema imunológico são reais, mas complexos. Às vezes chegam a ser paradoxais, ou seja, parecem estar caminhando em duas direções ao mesmo tempo. É preciso olhar as coisas muito de perto para entender o que está acontecendo. Felizmente, estou aqui para ajudá-lo.

Quando os cientistas descobriram pela primeira vez a relação entre o estresse e a função imunológica, pensaram que essa relação era bem mais simples do que é na realidade. Cerca de 60 anos atrás, o pioneiro das pesquisas sobre o estresse, Hans

Selye, constatou que experiências negativas ou difíceis pareciam suprimir o sistema imunológico. Conduzindo experimentos com ratos, descobriu que o tecido do timo se atrofiava quando os roedores eram submetidos a "situações desagradáveis inespecíficas" – ou seja, a estresse.

Como eu disse, a capacidade do timo de produzir, regular e equilibrar as células T é crucial para o sistema imunológico. Assim, se o estresse afeta o timo, já podemos concluir que essa relação será significativa para quem quer que sofra de uma doença autoimune.

É claro, porém, que o estresse não afeta somente o timo. Prejudica muitas outras funções imunológicas por meio de diversos mecanismos diferentes.

Aliás, quando me refiro a estresse, não estou falando apenas do estresse emocional. O estresse físico tem o mesmo efeito. Sofrer uma cirurgia, preparar-se para uma maratona ou trabalhar à noite são fatores significativos de estresse. Também o são o consumo de glúten e outros alimentos reativos e a presença de forte carga tóxica no corpo. Além disso, é evidente que o estresse também inclui desafios emocionais, como as preocupações financeiras, ter de enfrentar a pressão de prazos apertados ou brigar com uma pessoa amada.

Seu corpo reage aos vários tipos de estresse liberando uma grande quantidade de hormônios do estresse – substâncias bioquímicas que têm a função de ajudar o corpo a enfrentar desafios. A principal delas é o cortisol, uma substância poderosa que provoca os mais diversos efeitos. O cortisol é aquilo de que precisamos para pôr nossa energia física, mental e emocional em movimento a fim de atendermos a alguma exigência importante. Ele nos ajuda a permanecer concentrados e motivados, mas também pode nos deixar nervosos, irritadiços e "estressados".

Outro problema do cortisol é que ele é altamente inflamatório. Isso faz sentido quando nos lembramos da função primária da inflamação. A inflamação é a resposta do sistema imunológico a qualquer ferimento, lesão ou infecção – qualquer ameaça à segurança e à integridade do corpo. Se você está diante de um fator de estresse, o cortisol o ajuda a enfrentar esse desafio. Se o desafio envolve um ataque ou lesão, ele garante que as substâncias químicas inflamatórias estejam a postos, prontas para acorrer ao local do ferimento.

Isso significa que, no início da reação por ele provocada, o estresse não *suprime* o sistema imunológico; ao contrário do que pensavam os cientistas, ele o *ativa*.

Essa resposta talvez não tenha muito sentido quando o desafio é mais emocional que físico. No entanto, o sistema imunológico humano surgiu e evoluiu na época em que todo "desafio" envolvia um perigo qualquer e um forte dispêndio de energia física. Para o bem ou para o mal, o corpo tem somente *uma* resposta ao estresse, que se produz quer esse estresse seja físico (fugir de um tigre-dente-de-sabre, atravessar a tundra para montar acampamento em outro lugar), mental (resolver uma equação complicada, tentar avaliar qual de três eletrodomésticos mais vale a pena comprar) ou emocional (ajudar seu filho com problemas de aprendizado a fazer a lição de casa, preocupar-se com a carreira).

Aqueles primeiros cientistas também tinham razão: o estresse de fato ativa a resposta imunológica – mas também a suprime. O mesmo cortisol que põe o sistema imunológico em alerta passa, num segundo momento, a suprimir a sua resposta. Em outras palavras, o estresse estimula o sistema imunológico e este inicia uma reação em cadeia que estimula a liberação de cortisol, o qual, por fim, suprime esse sistema.

Num sistema imunológico saudável, esse processo leva cerca de uma hora. Ou seja, a 60 minutos de ativação segue-se uma supressão gradual do sistema.

Mas por que motivo o sistema imunológico iniciaria uma reação em cadeia que termina com a sua própria supressão? As respostas têm importância especial para quem quer que já tenha ou corra o risco de desenvolver uma doença autoimune. Por isso, continue lendo.

A SUPRESSÃO PELO ESTRESSE

Tudo bem, dá para entender o porquê de o estresse ativar o sistema imunológico, não é mesmo? Durante a maior parte do tempo, o sistema imunológico saudável permanece relativamente inativo. Sob estresse (que o corpo interpreta como um perigo em potencial), ele entra em marcha acelerada. É claro que não pode ficar em estado de alerta o tempo todo, pois isso consumiria demais os recursos do corpo.

No entanto, como vimos no capítulo 3, quando o sistema imunológico permanece em estado de alerta por tempo demais, ele começa a se parecer com uma equipe de segurança que trabalha em excesso e enlouquece sob pressão. Torna-se um inimigo e começa a cuspir fogo não somente nos bandidos, mas também nos tecidos do nosso próprio organismo.

Em outras palavras, o estresse agudo (um ocasional prazo curto, uma discussão rápida com o cônjuge, uma série de exercícios físicos de 30 minutos) põe o sistema imunológico em marcha acelerada para que você conte com uma proteção extra nesse momento de crise. Uma vez eliminado o estresse, o sistema imunológico volta à sua relativa inatividade. Essa é uma das coisas boas do estresse agudo: ele traz em si seu próprio mecanismo de desativação.

No estresse crônico, por outro lado, o sistema imunológico é ativado e, uma vez que o estresse não acaba, *permanece* ativado. Não tem a oportunidade de voltar a seu estado normal de relativa inatividade. O resultado é um organismo cheio de inflamações e, no fim, quem sabe, uma doença autoimune.

É claro que seu corpo foi programado para impedir que tal coisa aconteça. É por isto que o corpo tenta *suprimir* a resposta imunológica: para impedir que o sistema exageradamente ativado acabe se tornando autoimune. Os grandes fatores de estresse – quer um estresse extremamente intenso, quer um estresse que permaneça por bastante tempo – em geral fazem o sistema imunológico voltar não ao seu estado normal, mas a um estado de 40 a 70 por cento *mais inativo* que o estado normal – um estado real de imunossupressão.

É por isso que os médicos convencionais costumam tratar as doenças autoimunes com corticoesteroides, uma forma de cortisol. Sabem que o estresse suprime o sistema imunológico e procuram fazê-lo se acalmar. O problema é que, depois de suprimido, esse sistema não consegue mais nos proteger contra ameaças reais.

Tudo bem. A parte mais paradoxal vem agora: embora o estresse pareça suprimir o sistema imunológico, *ele também pode piorar as doenças inflamatórias e as doenças autoimunes*. Alguns estudos demonstraram que, no caso de vários transtornos autoimunes, entre os quais a esclerose múltipla, a artrite reumatoide, a colite ulcerativa, a doença inflamatória do intestino e a tireoidite de Hashimoto, é o estresse que desencadeia a doença e provoca os episódios agudos. E adivinhe: o estresse age da mesma maneira no caso da doença de Jasmine (que também é a minha), a doença de Graves. Descobri que foi o estresse combinado da morte da minha mãe e do primeiro ano na faculdade de medicina que desencadeou a doença de Graves em mim.

O GATILHO DO ESTRESSE

Para entender a natureza paradoxal do estresse – como ele é capaz de ao mesmo tempo moderar os sintomas autoimunes e piorar a doença –, temos de distinguir não somente entre o estresse agudo e o crônico, mas também entre os diversos tipos de estresse crônico.

Como você viu, a resposta saudável ao estresse é aguda: ela surge, estimula o sistema imunológico, diminui e faz com que o sistema retorne ao estado normal, básico.

O estresse crônico, por outro lado – aquele que dá a impressão de nunca terminar –, acabará deixando seu sistema imunológico de 40 a 70 por cento mais inativo do que o normal: lembre-se da frequência com que os estudantes ficam doentes na semana dos exames ou com que você pega um resfriado depois de dois meses difíceis no trabalho.

No entanto, se o nível de estresse sobe e desce sem parar – um estresse crônico com alguns períodos de alívio – ou sobe ininterruptamente (quando você imagina que as coisas não poderiam piorar, elas pioram), é *então* que você mais corre o risco de superativar seu sistema imunológico e contrair, por fim, uma doença autoimune.

Ou seja, o estresse constante e prolongado provocado pelos esteroides que o médico receita acaba, de fato, suprimindo o sistema imunológico, reduzindo (em geral) os sintomas da doença autoimune, mas deixando o paciente vulnerável a outros problemas. Já um estresse que tenha mais altos e baixos ou suba sem parar superativa o sistema imunológico e é capaz de desencadear uma doença autoimune em quem ainda não a contraiu ou de provocar um episódio agudo em quem já a tem.

Esse detalhe parece ser um erro de projeto do nosso sistema imunológico. Nas palavras de Robert M. Sapolsky, professor de neurologia e biologia na Universidade de Stanford, premiado com a bolsa MacArthur e autor do livro *Why Zebras Don't Get Ulcers* (Por que a zebra não tem úlcera): "Ao que parece, esse sistema não evoluiu com a capacidade de coordenar um liga-desliga constante de vários interruptores."

Isso faz sentido. Em épocas mais primitivas, os seres humanos enfrentavam apenas desafios relativamente breves (um ataque de um predador, tirar da água um barco pesado) ou desafios constantes e prolongados (uma longa migração ou um período de escassez de alimentos). Na nossa evolução, não aprendemos a lidar com muitos altos e baixos, de modo que a complexa rede de hormônios do estresse e substâncias imunológicas em nosso corpo não sabe o que fazer quando isso acontece. Segundo Sapolsky, se tivermos de enfrentar um estresse crônico variado e multifacetado, "o sistema acabará se descoordenando e correndo um risco maior de se tornar autoimune".

O ESTRESSE E AS INFECÇÕES

Os caminhos pelos quais o estresse desencadeia ou piora as doenças autoimunes têm mais um aspecto: as infecções, especialmente as virais. Como já vimos, tanto o vírus do herpes como o de Epstein-Barr permanecem adormecidos, ou latentes, durante boa parte do tempo. O vírus do herpes está latente sempre que você não apresenta episódios de feridas na boca ou nos órgãos genitais. O de Epstein-Barr entra em estado de latência assim que você se recupera da mononucleose. Quando estava ativo, ele se introduziu em algumas células do seu corpo. Depois, entrou em hibernação e em latência: está ali quietinho, não se reproduz, não coloniza suas células nem faz nada desse tipo.

Em certo momento, porém, algo serve de gatilho para reativar o vírus. A primeira reação deste é de reproduzir-se, de modo que se torna mais numeroso e poderoso, colonizando cada vez mais células. Depois, entra de novo em latência. O ciclo pode se repetir continuamente.

Muitas vezes, quando os vírus se reproduzem, eles arrebentam as células das quais estão tentando se apossar. Isso produz naturalmente uma resposta autoimune. Segundo a descrição de Sapolsky, "quando as células imunológicas ativadas estão a ponto de atacar, [os vírus] se introduzem em um novo grupo de células. Enquanto as células imunológicas limpam a sujeira, o vírus retorna ao estado de latência".

Como você vê, os vírus escondidos no organismo provocam o sistema imunológico toda vez que são reativados. Esse fator interno de estresse pode levar à superestimulação do sistema imunológico... que pode, por sua vez, produzir a autoimunidade.

Tudo bem, mas o que reativa o vírus? Um sistema imunológico deprimido. Os vírus são seres inteligentes que sabem exatamente o melhor momento de se reativar: o momento em que o sistema imunológico estiver mais cansado e for menos capaz de combatê-los.

A esta altura, você talvez esteja se perguntando: "Como os vírus sabem que meu sistema imunológico está cansado?" Uma vez que o estresse deprime o sistema imunológico, os vírus sorrateiros reagem à presença de certos hormônios do estresse, especificamente a uma forma de cortisol chamada glucocorticoide. Por isso, muitos vírus se manifestam em momentos de estresse físico ou psicológico, entre eles os do herpes, de Epstein-Barr e da varicela zóster, que causa catapora e urticária.

Mas o processo não para por aí. Quando nosso sistema nervoso é infectado pelo vírus do herpes ou pelo de Epstein-Barr, ele *desencadeia* uma reação de estresse. O próprio vírus desencadeia a reação, que por sua vez *ativa* o vírus, o qual então suprime o sistema imunológico. E é claro que a supressão deste dá ainda mais liberdade para que o vírus provoque sintomas sem ser destruído por substâncias químicas assassinas.

Este é o mecanismo por meio do qual o estresse, associado a uma infecção viral, pode produzir ou reativar uma doença autoimune:

- O estresse reativa a infecção.
- O sistema imunológico entra em ação para destruir a fonte da infecção.
- Enquanto a infecção está sendo atacada, os tecidos do seu corpo também sofrem em razão de mimese molecular, ativação por proximidade ou sequestro.

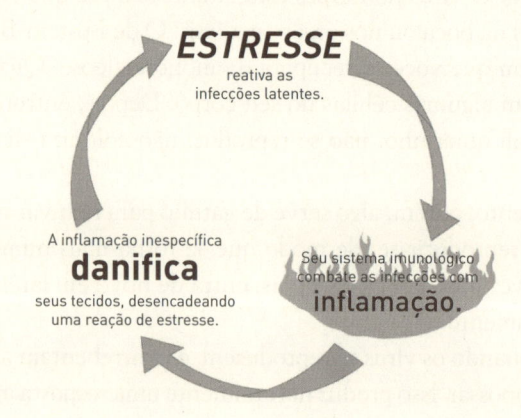

ESTRESSE reativa as infecções latentes.

Seu sistema imunológico combate as infecções com **inflamação**.

A inflamação inespecífica **danifica** seus tecidos, desencadeando uma reação de estresse.

CORTISOL, INFLAMAÇÃO E GANHO DE PESO: UM CÍRCULO VICIOSO

O cortisol gerado pela reação de estresse tem outro efeito colateral indesejado: provoca ganho de peso. Muitos estudos feitos com animais demonstraram que, quando estão estressados, os animais ganham peso mesmo que não estejam consumindo mais calorias do que antes do estresse. Também ganham mais peso do que um grupo de controle de animais não estressados que ingerem a mesma quantidade de calorias. Por fim, os estudos também demonstraram que, se tiverem oportunidade, os animais estressados tendem a comer mais, embora ganhem mais peso mesmo sob uma dieta de restrição calórica.

Esses estudos são todos significativos porque mostram que o estresse não é só "coisa da sua cabeça"; também é coisa do seu metabolismo, das suas glândulas adrenais e do seu sistema imunológico. Do mesmo modo, o ganho de peso induzido pelo estresse não é um problema de força de vontade, mas de biologia. Os animais não comem porque seus alimentos favoritos os lembram da infância ou porque estão carentes. Comem porque sua biologia os leva a fazer isso. O fato de comerem mais quando estão estressados e ganharem peso mesmo quando *não* comem mais prova que esses fenômenos estão profundamente assentados na biologia.

Isso faz sentido quando pensamos nos animais – ou nos primeiros seres humanos – cujas reações de estresse permitem que eles conservem sua preciosa gordura corporal quando se veem em condições difíceis na natureza virgem. Quando um dos primeiros seres humanos tinha de enfrentar o frio de um longo inverno no hemisfério norte, ou quando sua comunidade empreendia uma longa migração pelo deserto afora para encontrar um novo local de assentamento, a reação de estresse lhe permitia reter a gordura corporal, obter o máximo possível de calorias do alimento e permanecer alerta diante dos perigos. Essa reação de estresse, provocando inflamação e retenção de gordura, podia lhe salvar a vida.

Mas para um ser humano dos tempos atuais, cujo estresse (como o de Jasmine) consiste em dolorosas conversas telefônicas com a diretora da escola do filho, reuniões cheias de ansiedade com os membros de um departamento cujo orçamento foi cortado e conversas perturbadoras com um marido que mora longe, reter a gordura corporal não é tão eficiente do ponto de vista funcional. Pelo contrário, pode agravar um transtorno perigoso, predispondo a pessoa a ter diabetes, doenças cardíacas e outras enfermidades, entre as quais a piora de uma doença autoimune.

A gordura corporal induzida pelo estresse acrescenta outro detalhe ao círculo vicioso, pois o excesso de gordura também tem um efeito inflamatório. Ao contrário da nossa crença anterior de que a gordura é metabolicamente inerte – de que ela fica quietinha no seu canto e não faz nada dentro do corpo –, sabemos hoje que a gordura corporal é na verdade uma fábrica de produtos químicos que tem efeitos complexos sobre os sistemas endócrino, hormonal e nervoso do organismo humano. Entre outras coisas, ela libera citocinas e outras substâncias químicas inflamatórias, aumentando o nível geral de inflamação e provocando todos os sintomas correlatos de que estivemos falando. (Veja uma lista completa de sintomas na página 7.)

Para os primeiros seres humanos, isso tinha sentido. O papel da gordura no nível geral de inflamação do corpo faz parte da mesma reação imunológica ao estresse. As épocas de estresse eram, por definição, aquelas em que era preciso ganhar peso, enquanto ao mesmo tempo a pessoa punha em ação todo um arsenal de substâncias químicas inflamatórias para combater ferimentos, lesões e infecções.

Hoje em dia, no entanto, o ganho de peso simplesmente aumenta o calor inflamatório num corpo já estressado. Pode, assim, desencadear o desenvolvimento de uma nova doença autoimune ou provocar a manifestação aguda de uma doença já existente. Foi essa a experiência de Jasmine. Os muitos fatores de estresse presentes em sua vida provocaram ganho de peso e criaram respostas inflamatórias que a impediam de progredir no processo de cura.

FADIGA ADRENAL: OUTRO PROBLEMA RELACIONADO AO ESTRESSE

O estresse não afeta somente o sistema imunológico. Afeta também o sistema endócrino, aquele que produz e regula os hormônios, entre os quais os hormônios do estresse. Como já vimos, sob condições de estresse – físico, mental ou emocional – nosso corpo reage produzindo uma grande quantidade de hormônios específicos, entre os quais o cortisol. Quem sofre de estresse crônico corre o risco de desenvolver "fadiga adrenal", uma disfunção do sistema endócrino em que os índices de hormônios do estresse se tornam muito altos, muito baixos ou ambos. No fim, você se torna irritadiço ou exausto, ou ambas as coisas ao mesmo tempo.

Os fatores de estresse são aqueles que, no Método Myers, quero que você evite: o glúten e outros alimentos reativos, que estressam o intestino; as refeições irregulares, que estressam os índices de glicose no sangue; a falta de sono; e as infecções. Todas essas coisas podem estressar o corpo, e outro fator são as dificuldades psicológicas no trabalho e na vida pessoal. Do mesmo modo, todos os tipos de estresse são causas potenciais de fadiga adrenal, a qual, por sua vez, estressa o intestino, a produção de hormônios (entre os quais o tireoidiano e os sexuais) e muitos outros aspectos da fisiologia.

A fadiga adrenal também está associada com índices mais baixos do hormônio chamado DHEA. Esses índices, quando muito baixos, representam um fator de risco para a autoimunidade. Por isso, resolver a fadiga adrenal é crucial não só para sua saúde em geral, mas também, em específico, para a saúde imunológica.

Os profissionais da medicina convencional não reconhecem a existência da fadiga adrenal. Admitem a existência de uma doença autoimune chamada doença de Addison, em que as adrenais produzem uma quantidade extremamente baixa de hormônios do estresse. Se você não chegou a esse ponto de sofrimento, os médicos convencionais vão lhe dizer que não há nada de errado.

Minha visão é outra. Para mim, a fadiga adrenal faz parte de um espectro. Numa das extremidades, você está totalmente saudável – cheio de energia e com suas glândulas adrenais funcionando muito bem. Mas parto do princípio de que, se você está no meu consultório ou está lendo este livro para melhorar de saúde, não é esse o ponto do espectro que representa a sua situação. Na outra extremidade está a doença de Addison. Entre as duas há uma gama de situações de sofrimento adrenal, com todas estressando em alguma medida os outros sistemas do organismo e algumas aumentando significativamente o risco de que você desenvolva doenças autoimunes.

Um dos motivos pelos quais os médicos convencionais têm uma visão tão "oito ou 80" da fadiga adrenal é que eles a diagnosticam por meio de um exame de sangue, que produz resultados menos detalhados. Eu mesma faço um exame de saliva, colhida quatro vezes no decorrer de um dia, para que possa conhecer o fluxo do índice de hormônio dos pacientes. As leituras podem variar muito, de alto para baixo para normal durante o dia, por isso precisamos do panorama completo antes de fazer um diagnóstico

Para ter uma ideia do seu próprio grau de fadiga adrenal, faça o teste nas páginas 154 e 155. Para tratar a fadiga adrenal, descubro o que está estressando o corpo e depois ajudo o paciente a se livrar dos fatores de estresse ou a moderá-los, incluindo fatores dietéticos, toxinas e desafios da vida. Normalmente esses são os mesmos fatores de estresse que criam a doença autoimune. Por isso, se você está seguindo o Método Myers, já teve um bom começo na descoberta e no tratamento deles. Também recomendo ervas adaptogênicas que ajudam a elevar os níveis dos hormônios do estresse quando eles estão em baixa e a diminuí-los quando estão em alta.

ESTRATÉGIAS PARA DESESTRESSAR

Jasmine escutava com atenção enquanto eu explicava todas as maneiras pelas quais o estresse provocava o seu sistema imunológico, suas inflamações e seu ganho de peso. Ela pensou um pouco e balançou a cabeça: "Não sei o que fazer sobre isso, dra. Myers. Meus problemas não podem ser resolvidos agora. Acho que vou continuar estressada."

O TESTE DE FADIGA ADRENAL DO MÉTODO MYERS

Assinale todas as caixas que se aplicam a você.

☐ Sinto-me cansado com frequência.
☐ Sinto-me cansado mesmo depois de oito a dez horas de sono.
☐ Estou cronicamente estressado.
☐ Tenho dificuldade para controlar o estresse.
☐ Trabalho no turno da noite.
☐ Trabalho por períodos longos.
☐ Disponho de pouco tempo para relaxar durante o dia.
☐ Tenho dores de cabeça frequentemente.
☐ Não me exercito com regularidade.
☐ Sou ou já fui um atleta de resistência (ou faço CrossFit).
☐ Tenho hábitos de sono irregulares.
☐ Acordo no meio da noite.
☐ Sinto forte vontade de comer sal.
☐ Sinto forte vontade de comer açúcar.
☐ Consumo bastante açúcar.
☐ Tenho dificuldade para me concentrar.
☐ Tenho a barriga grande (corpo em forma de maçã).
☐ Tenho problemas de falta de açúcar no sangue (hipoglicemia).
☐ Minhas menstruações são irregulares.
☐ Minha libido é baixa.
☐ Tenho sintomas de TPM ou de perimenopausa/menopausa.
☐ Adoeço com frequência.
☐ Tenho pressão baixa.
☐ Tenho fadiga ou fraqueza muscular.
☐ Minha energia depende da cafeína (café, energéticos etc.).

Resultados

Menos de 2 caixas assinaladas: Ótimo! Continue gerenciando o seu estresse para ajudar as suas adrenais e minimizar o esforço do seu sistema imunológico.

> **De 2 a 5 caixas assinaladas.** Bom. Siga o Método Myers para ajudar as suas adrenais. Você não precisa de nenhum suplemento adicional, mas siga as estratégias contra o estresse descritas neste capítulo.
>
> **De 6 a 10 caixas assinaladas.** Siga o Método Myers para ajudar as suas adrenais e tome as ervas adaptogênicas recomendadas para fadiga adrenal na tabela de suplementos da página 184. Siga também as estratégias contra o estresse descritas neste capítulo.
>
> **Mais de 10 caixas assinaladas.** Siga o Método Myers para ajudar as suas adrenais e tome as ervas adaptogênicas recomendadas para fadiga adrenal na tabela de suplementos da página 184. Siga também as estratégias contra o estresse descritas neste capítulo e consulte um médico praticante de medicina funcional se os seus sintomas não passarem em dois ou três meses. A fadiga adrenal pode ser um problema complicado e desafiador de se tratar, por isso busque a ajuda necessária.

Pelo contrário, disse a ela. Ela talvez não fosse capaz de resolver os problemas em si, mas havia duas coisas que ela podia fazer: mudar a forma de lidar com os problemas e encontrar maneiras de se livrar do estresse quando as situações estressantes acabavam. Por exemplo, Jasmine podia se sentir estressada conversando com os professores do filho sobre os seus problemas de aprendizado ou sentada numa reunião no trabalho, tentando descobrir como tocar em frente o departamento com um orçamento limitado. Mas seu sistema imunológico, seu peso e a sua saúde no geral se beneficiariam se ela conseguisse se livrar daquele estresse assim que terminasse a conversa ou saísse da reunião.

Continuei contando a Jasmine sobre a situação que dera seu nome ao livro *Why Zebras Don't Get Ulcers* (Por que a zebra não tem úlcera) – uma situação que também testemunhei pessoalmente. A zebra não tem úlcera, escreve Sapolsky, porque esquece o estresse assim que o desafio que o provocou acaba. Ela não perde tempo ou energia se preocupando com o leão que a pode pegar – corre do leão quando ele está ali e pensa em outras coisas quando ele não está presente.

Já vi exatamente o mesmo acontecimento quando estava num safári na África. Da segurança do nosso jipe, vi um leão atacando uma zebra que tinha se desgarrado um pouco do rebanho. A zebra conseguiu escapar das garras do leão… e assim que alcançou a segurança começou a andar calmamente com as outras zebras. A maioria dos humanos na mesma situação ficaria em choque e perturbada por pelo menos algumas horas após esse incidente, e talvez ficasse ansiosa e irritadiça alguns dias. Eles

ESTRATÉGIAS PARA ALIVIAR O ESTRESSE

Aconselhamento: Terapia psicodinâmica, terapia cognitivo-comportamental, arteterapia ou musicoterapia.

Acupuntura

Animais de estimação

Arte: Fazer ou apreciar.

Artes marciais

Banheira quente, spa ou hidromassagem

Chá: Mesmo que por apenas cinco minutos, sente-se em silêncio com uma xícara cheirosa de chá de ervas sem cafeína, concentrando-se no cheiro, no calor e no gosto.

Conversas: Converse com as pessoas que você ama. Mesmo um breve bate-papo pode diminuir os níveis de cortisol.

Dança: Ponha para tocar a música de que você mais gosta e dance até espantar o estresse!

Dessensibilização e reprocessamento por movimentos oculares (em inglês, EMDR): Forma de terapia que pode ajudar você a superar acontecimentos traumáticos ou sentimentos dolorosos.

Exercícios: Mas não exagere!

Ioga

Jogos

Massagem

Meditação ou oração

Música: Estudos mostram que meia hora de audição é suficiente para baixar os índices de cortisol.

Natureza: Fazer uma longa caminhada ou simplesmente descansar num ambiente natural.

Paixão: Reserve tempo para fazer algo pelo qual você tem paixão.

Prática espiritual: Passe um tempo na igreja, na mesquita, na sinagoga, num zendo ou em outro centro espiritual.

Respiração: É fisiologicamente impossível ficar ansioso quando se está respirando profundamente!

Sacuda o estresse: Literalmente sacuda os braços, as pernas e a cabeça e imagine que o estresse está saindo de você, especialmente depois de ter uma conversa dolorosa ou ouvir uma notícia ruim.

Sauna

Sexo

Tai chi

Tapping: Prática que faz parte da técnica de liberação emocional (em inglês, EFT), uma forma de liberar pensamentos ou emoções estressantes.

pensariam: "Puxa, quase morri. O leão poderia ter arrancado meu braço – imagine a dor. E se ele voltar? E se na próxima vez eu não conseguir correr e ele realmente me matar? É horrível pensar que um leão tem esse tipo de poder sobre mim. Mas não passo de um ser humano franzino. O que posso fazer?" É assim que se desenvolvem o estresse crônico, a inflamação crônica e as doenças autoimunes.

A zebra não tem nenhum desses pensamentos. Sua reação de estresse é sempre aguda e nunca crônica. Quando ameaçada, ela reage. Quando não há perigo, a zebra está calma. Disse a Jasmine que temos de aprender a ser um pouco mais parecidos com a zebra.

Jasmine sorriu, mas entendeu o que eu queria dizer. Sugeri então algumas estratégias que poderiam ajudá-la tanto a esquecer os pensamentos estressantes quanto a liberar o estresse físico. Se Jasmine fosse capaz de aliviar pelo menos uma parte do seu estresse diário, liberando-o ao longo do dia ou pelo menos no fim do dia, tanto seu sistema imunológico quanto seu peso se beneficiariam.

Assim como estudos feitos com animais demonstraram que o estresse induz biologicamente o ganho de peso, outros estudos mostraram que as estratégias para desestressar afetam a reação biológica de estresse e, portanto, o sistema imunológico. Vários estudos científicos deixaram claro, por exemplo, que meia hora de audição de música baixa o índice de cortisol no corpo. E um estudo recente, muito curioso, mostrou que a meditação afeta a expressão de genes inflamatórios.

Uma vez que *não* somos zebras, temos de nos esforçar um pouco para abordar o estresse de maneira mais semelhante a elas: viver o momento, não se preocupar com o que pode acontecer em seguida ou com as coisas que não podemos controlar. Isso exige um pouco de prática, mas, no fim, pode valer muito a pena.

PARA DESESTRESSAR SEU DIA

O alívio do estresse é uma coisa pessoal. Para desestressar, você precisa descobrir qual é o melhor jeito de aquietar a mente e relaxar o corpo. Sempre digo a meus pacientes que a coisa mais importante que precisam fazer é criar tempo em seu dia – começando com meros 15 minutos. Essa janela vai aumentar com o tempo, mas é essencial que, para começar, você se permita parar. Isso mesmo: pare tudo e comece a simplesmente ser. Não importa o que faça; você saberá que está se desestressando se, no fim, estiver se sentindo relaxado, energizado, mais calmo e mais feliz. Alguns pacientes fazem exercícios, outros meditam, outros caminham, outros cochilam... descubra o que funciona para você e não deixe de fazer isso todos os dias.

O TRIUNFO DE JASMINE

Jasmine realmente levou a sério as conversas que tivemos sobre o estresse e sua relação com o sistema imunológico. Concluiu que ela, o marido e o filho precisavam consultar um terapeuta familiar que os ajudasse a vencer os desafios das deficiências de aprendizado do filho e do casamento a distância. "Não é fácil conversar sobre nossos problemas com um estranho", ela disse, "mas acho que, no fim, ajuda."

Jasmine também concluiu que precisava de mais tempo para si mesma. Começou a fazer uma aula de tango por semana num centro comunitário local. Gostou tanto da combinação de exercício e autoexpressão que logo passou a ir duas vezes por semana e, às vezes, no fim de semana também.

Devagar e sempre, os esforços de Jasmine começaram a dar frutos. O quarto pilar estava funcionando. Ela perdeu o excesso de peso, ficou mais bonita e começou a se sentir melhor. Conseguimos fazer com que largasse completamente os imunossupressores, e sua tireoide estava funcionando muito bem. Até o índice de anticorpos voltou ao normal. Por fim, Jasmine passou a se sentir energizada, cheia de vitalidade e animada com a vida, embora continuasse enfrentando desafios em casa e no trabalho.

Fiquei especialmente contente ao ver Jasmine recuperada por completo da doença de Graves, pois eu havia sofrido da mesma doença e sabia o quanto ela é debilitante. Os tratamentos médicos convencionais são agressivos – chegamos a ter de fazer ablação da tireoide ou de removê-la cirurgicamente. Fiquei muito feliz por poder poupar Jasmine desse destino. Para mim, a história dela dá testemunho do poder do alívio do estresse – e do pensamento das zebras.

Parte III

Aprenda os meios

CAPÍTULO 8

Como pôr em prática o Método Myers

É AQUI QUE AS PALAVRAS finalmente se transformam em ações. Cerca de 80 por cento da cura que acontece na minha prática de medicina se origina da observância do Método Myers, a jornada que você está agora a ponto de começar. Estou animada, pois sei que em pouquíssimo tempo você vai começar a se sentir melhor.

Ao final da primeira semana, você já estará se sentindo energizado, concentrado e com a mente clara. À medida que a sua capacidade de concentração aumentar, seu humor provavelmente vai melhorar. Sua pele começará a brilhar. (Não estou brincando – é isso o que acontece quando as inflamações que assolam seu organismo começam a diminuir.) Com base no que muitos pacientes me disseram, é possível que até a sua vida sexual melhore.

Este protocolo de 30 dias une ciência e praticidade – é um programa simples e gradual que pode ser seguido por qualquer pessoa e, não obstante, engloba todo o brilhantismo e a complexidade de uma visão do corpo humano segundo a medicina funcional. Aliás, você não precisa cumprir o programa sozinho. Pode fazê-lo com seu/sua companheiro/a, com um grupo de apoio de amigos que também querem ficar mais saudáveis ou com sua família inteira. Seus amigos e familiares talvez gostem de saber que, na minha experiência, este programa pode dar uma ajuda incrível a pessoas que sofrem de enxaqueca, fadiga, síndrome do cólon irritável, constipação e problemas de pele, além de ansiedade, depressão, confusão mental e simples cansaço. Quando levamos em conta o número de pessoas que estão no espectro autoimune sem ter consciência disso – sofrendo de sintomas e transtornos desencadeados por inflamações –, fica fácil imaginarmos o quanto este protocolo anti-inflamatório será útil para praticamente todos.

Então, vamos começar. Neste capítulo, vou expor os princípios básicos do programa e ajudá-lo a entender cada etapa do processo. No capítulo 9, proporei um plano alimentar de 30 dias e receitas que lhe darão uma energia incrível ao longo de todo esse primeiro mês.

OS PRINCÍPIOS BÁSICOS

O Método Myers se baseia numa única ideia simples: todo alimento é um remédio. Se você comer os alimentos de que seu corpo precisa e evitar aqueles que não lhe fazem bem, poderá alcançar aquele estado de saúde vibrante e cheio de energia a que todo ser humano tem direito.

Basicamente, os alimentos que você vai evitar são tóxicos ou inflamatórios. Todos devem evitar os alimentos tóxicos e minimizar sua exposição a alimentos inflamatórios. As pessoas que sofrem de doenças autoimunes ou estão no espectro autoimune devem se esforçar ainda mais para evitar alimentos inflamatórios capazes de intensificar seus sintomas, provocar um transtorno autoimune ou talvez até estimular um segundo transtorno da mesma espécie. Lembre-se, se você está no espectro autoimune (páginas 21-4), corre o risco de desenvolver uma doença autoimune. E, se já tem uma doença autoimune, tem três vezes mais probabilidade de desenvolver outra.

Os alimentos que você vai comer são curativos e de alta densidade nutricional. As proteínas lhe darão os aminoácidos de que você precisa não somente para apoiar seu sistema imunológico, mas também para outros fins. As gorduras ajudarão a curar as células da parede intestinal, dando ainda mais apoio ao sistema imunológico. E os carboidratos complexos encontrados nas frutas e hortaliças vão proporcionar as fibras necessárias para alimentar as bactérias amigas que habitam seu sistema digestório e o restante do seu corpo – bactérias cuja presença é absolutamente crucial para a saúde do sistema imunológico!

O Método Myers também incorpora suplementos nutricionais que promovem a cura do intestino, o apoio ao sistema imunológico e um bom equilíbrio de bactérias amigas. Muitos deles são, ainda, anti-inflamatórios. Uma vez que o alívio da carga tóxica é um dos pilares do Método Myers, os suplementos também ajudarão suas células a se desintoxicar – na verdade, são um fator crucial desse processo.

Talvez você esteja se perguntando por que vai precisar de suplementos se sua dieta será tão saudável e nutritiva. Num mundo ideal, você poderia se apoiar simplesmente na alimentação para obter a cura de que necessita. Mas o nosso sistema de alimentação está comprometido pela agricultura intensiva e pelas plantas geneticamente modificadas, de modo que os alimentos que ingerimos não têm o valor nutritivo de antigamente. Como já dissemos, nosso ambiente está repleto de substâncias químicas de efeito desconhecido, água não filtrada, alimentos contaminados e ar poluído, de modo que estamos expostos a uma quantidade inaudita de toxinas. Precisamos de suplementos para compensar esse dano ambiental.

Além disso, a maioria de nós leva uma vida estressante na qual há pouquíssimo espaço para a restauração da saúde, o relaxamento, a convivência familiar e o apoio comunitário. Precisamos de mais nutrientes do que se levássemos uma vida saudável e mais equilibrada.

Lembre-se: como vimos no capítulo 6, alguns de nós sofremos mutações de três genes fundamentais: *MTHFR*, *GSTM1* e *COMT* (páginas 133-4). Se isso aconteceu com você, vai precisar de um apoio suplementar para a desintoxicação. Em virtude do modo como seu corpo trabalha, a dieta nunca será suficiente para lhe dar todos os nutrientes de que seu corpo precisa e você terá de tomar suplementos para compensar essa deficiência. Nós não somos todos iguais. A genética de cada pessoa é única e exclusiva e cada um de nós tem de lidar com um grau diferente de estresse a cada momento. Precisamos de diferentes tipos de suplementos a fim de melhor nos adaptarmos a nossos genes e ao nosso ambiente.

E não se deixe enganar pela tabela de necessidades nutricionais diárias do Ministério da Agricultura dos Estados Unidos. Ela representa apenas as necessidades nutricionais *mínimas*. A recomendação mínima de vitamina C, por exemplo, se baseia na quantidade necessária para prevenir o escorbuto, e não na que seria ideal para sua saúde.

Por fim, se você tem uma doença autoimune ou está no espectro autoimune, seu organismo já está sob ataque, combatendo as inflamações e lutando para superar os

SE VOCÊ ESTÁ GRÁVIDA OU ACABOU DE TER BEBÊ

Várias doenças autoimunes podem ser desencadeadas pela gravidez ou pelo parto. Além disso, se você tem sensibilidade a glúten ou leite/laticínios, pode transmitir esses anticorpos ao seu bebê, quer através da placenta, durante a gravidez, quer através do leite materno, na fase de amamentação. Já conheci crianças que nunca ingeriram glúten, mas receberam da mãe os anticorpos que o atacam.

Por isso, se você está grávida ou acabou de dar à luz, não ceda à tentação de comer trigo ou leite/laticínios. E se quiser *começar* o Método Myers durante a gestação ou a lactação, saiba que ele não somente é seguro como também talvez seja a opção mais saudável para você e seu filho. (Se você está grávida ou amamentando, por favor consulte seu médico.)

estragos provocados pelo intestino permeável. Os suplementos podem ajudar a diminuir rapidamente a inflamação, a curar o intestino e a proporcionar a seu sistema imunológico o apoio extra de que ele precisa para que você retroceda no espectro autoimune e se encontre novamente num estado mais equilibrado e saudável. Uma vez que seus sintomas diminuam ou desapareçam, começaremos a reduzir a quantidade de alguns suplementos.

COMO SEGUIR ESTE PROGRAMA

Todos nós queremos que tudo seja tão simples como possível. Por isso, facilitei ao máximo a observância do Método Myers para você. Em essência, tudo o que você tem de fazer é seguir as instruções do capítulo 9. Ali, vou lhe dizer exatamente o que comer e quais suplementos tomar em cada dia do programa de um mês. Você encontrará:

- um plano alimentar de 30 dias e todas as receitas de que vai precisar;
- um plano alimentar de sete dias de frutos do mar que lhe mostrará como fazer uma versão modificada do Método Myers, sem carne e aves;
- testes para você determinar se está sofrendo de supercrescimento de leveduras, SBID ou parasitas intestinais, bem como instruções para introduzir modificações na dieta e nos suplementos caso tenha algum desses problemas.

Com a ajuda da brilhante nutricionista Brianne Williams, que trabalha comigo em minha clínica de medicina funcional em Austin, no Texas, fiz de tudo para que esses primeiros 30 dias sejam tão nutritivos, deliciosos e práticos quanto possível.

Porém, se você for parecido comigo, será mais fácil seguir o plano se compreender como ele funciona e por que poderá beneficiá-lo. Por isso, neste capítulo, vou lhe explicar exatamente quais alimentos você deve comer, quais deve evitar, quais suplementos deve tomar e o que eles farão por você. Estas informações estão todas incorporadas no plano de 30 dias, de modo que você não precisa se lembrar delas. Porém, no mês seguinte, quando você começar a criar suas próprias receitas e talvez possa comer fora algumas vezes, será muito útil saber de quais alimentos pode desfrutar e quais deve evitar.

Também vou ajudar você a saber o que pôr na sua cozinha e o que tirar dela: de quais alimentos deve se livrar e com quais deve encher a despensa. Eu mesma trabalho fora de casa; por isso, entendo o seu problema. A vida é uma correria e nunca temos tempo para nada – nesse caso, para que cozinhar quando podemos simplesmente comprar algo no caminho de casa? Mas existem inúmeros jeitos de fazermos o Método Myers dar certo para você, e estou aqui para ajudá-lo a cada passo do caminho.

> **UMA PALAVRA IMPORTANTE SOBRE MEDICAMENTOS**
>
> Na medida do possível, evite todos os medicamentos não essenciais nos 30 dias do Método Myers, pois eles podem dificultar a tarefa do fígado de desintoxicar o corpo e, em alguns casos, podem criar problemas novos, como é o caso dos inibidores de acidez estomacal e dos antibióticos que citamos no capítulo 4.
>
> No entanto, *não pare de tomar seus medicamentos essenciais* (quaisquer medicamentos para o coração, diabetes, pressão sanguínea, tireoide, hormônios, ansiolíticos, antidepressivos etc.) sem antes consultar seu médico regular. Mesmo que você tenha o objetivo de largar todos os medicamentos, *não deve parar de tomar nenhum remédio prescrito* sem a supervisão do seu médico.
>
> Convém que você meça com mais frequência a pressão sanguínea e o nível de glicose no sangue, especialmente se estiver tratando um supercrescimento de leveduras. Constatei que a maioria dos meus pacientes pode reduzir a quantidade de medicamentos que tomam para pressão alta e excesso de açúcar no sangue enquanto seguem o Método Myers.
>
> O ideal é que você tome apenas os suplementos sugeridos no Método Myers. Porém, se o seu médico ou outro profissional de saúde que você consulta lhe prescreveu ou recomendou suplementos, repito: fale com ele antes de parar de tomar qualquer coisa.

Depois de ajudar você a saber o que comer e beber, vou lhe dizer quais são os tipos de exercício físico que melhor apoiarão a seu sistema imunológico e lhe darei algumas sugestões para aliviar a sua carga de estresse. Por fim, vou ajudá-lo a avaliar seus resultados no Método Myers, de modo que possa decidir se deve ou não acrescentar à sua dieta alguns alimentos que vem evitando, bem como, nesse caso, a saber quais alimentos acrescentar.

A PREPARAÇÃO

Antes de começar o Método Myers, prepare sua família, sua cozinha, sua mente, seu corpo e sua agenda. Você terá a oportunidade de passar por uma experiência de cura e vitalidade que se tornará ainda melhor com o planejamento e a preparação corretos. As mudanças que você fará em sua dieta não parecerão fáceis – afinal de contas, os hábitos alimentares estão profundamente entranhados em nós –, mas nem por isso não podem ser simples.

Portanto, a primeira coisa a fazer é encher sua despensa com os alimentos de que você poderá desfrutar.

ALIMENTOS DE QUE VOCÊ PODE DESFRUTAR

Proteínas de qualidade

- Carne bovina orgânica
- Carne de caça
- Carne orgânica de aves (frango, pato, peru)
- Carne ovina orgânica
- Carne suína orgânica
- Peixes embalados em água (sardinhas)
- Peixes frescos de pesca extrativa (bacalhau, alabote, salmão-do--pacífico, polaca, solha, truta)

Hortaliças orgânicas

- Abóbora (de todos os tipos)
- Abobrinha amarela
- Abobrinha comum
- Acelga japonesa
- Alface
- Aipo
- Alcachofra
- Algas marinhas
- Alho-porró
- Aspargos
- Azeitonas (embaladas em água)
- Batata-doce
- Beterraba
- Brócolis comum
- Brócolis japonês
- Broto de bambu
- Cebola
- Cebolinha
- Cenoura
- Cogumelos
- Couve
- Couve-de-bruxelas
- Couve-flor
- Espinafre (e todas as demais hortaliças folhosas)
- Nabo
- Pastinaga
- Pepino
- Quiabo
- Repolho

Gorduras saudáveis

- Abacate
- Azeite de oliva
- Óleo de abacate
- Óleo de açafroa
- Óleo de coco
- Óleo de semente de uva

Frutas orgânicas

- Abacate
- Banana
- *Blackberry*
- Cereja
- Coco
- *Cranberry*
- Damasco
- Figo
- Framboesa
- Kiwi
- Laranja
- Laranjinha kinkan
- Limão comum
- Limão-siciliano
- Maçã
- Manga
- Melão
- Mirtilo

- Molho de maçã (sem açúcar)
- Morango
- Nectarina
- Pera
- Pêssego
- Tangerina
- Toranja
- Uva

Temperos

Nota: evite todos os temperos não específicos, ou seja, aqueles que têm apenas o rótulo de "tempero". Eles podem conter qualquer coisa, inclusive glúten.

- Alecrim
- Alfarroba
- Alho
- Cacau (100%)
- Canela
- Cardamomo
- Coentro
- Cominho
- Cravo
- Cúrcuma
- Dente-de-leão
- Endro
- Estragão
- Gengibre
- Louro
- Manjericão
- Mostarda
- Noz-moscada
- Orégano
- Pimenta-do--reino
- Sal marinho
- Salsinha
- Semente de funcho
- Tomilho
- Vinagre de maçã

Bebidas refrescantes

- Água (filtrada, mineral, carbonatada)
- Chás (de ervas, sem cafeína; chá-verde orgânico em quantidade moderada, se necessário)
- Sucos de frutas e hortaliças feitos em casa

Depois, tire os alimentos a seguir da sua cozinha e prepare-se para abandoná-los. Se não suporta a ideia de abandoná-los para sempre, assuma o compromisso de rever sua posição depois de 30 dias no Método Myers. Quando seus sintomas desaparecerem, sua energia aumentar e você recuperar a saúde, aposto que você terá motivação para continuar.

ALIMENTOS TÓXICOS DE QUE VOCÊ DEVE SE LIVRAR

- Aditivos alimentares: quaisquer alimentos que contenham corantes, aromatizantes ou conservantes artificiais
- Adoçantes: açúcar, alcoóis de açúcar, adoçantes naturais (mel, xarope de agave, xarope de bordo, melado e açúcar de coco orgânico), sucos adoçados, xarope de milho com alto teor de frutose; não há problema em consumir estévia com moderação
- Álcool

- Alimentos geneticamente modificados (transgênicos), entre os quais o óleo de canola e o açúcar de beterraba
- Carnes processadas: carnes em lata (peixe em lata é permitido), frios em geral, cachorro-quente; não há problema em comer salsichas e linguiças, desde que não contenham glúten
- Estimulantes e cafeína: chocolate, café, descongestionantes, mate
- *Fast-food*, salgadinhos de pacote e outros alimentos sem valor nutritivo, alimentos processados industrialmente
- Gorduras trans e óleos hidrogenados, com frequência encontrados em alimentos processados industrialmente
- Óleos processados e refinados: maionese, molho para salada, margarina
- Óleos refinados, gorduras hidrogenadas e gorduras trans

CONDIMENTOS E ESPECIARIAS DE QUE VOCÊ DEVE SE LIVRAR

- Chocolate (100% de cacau é permitido)
- Ketchup
- Molho de soja
- Molho barbecue
- Molho teriyaki
- Páprica
- Picles
- Pimenta-de-caiena (pimenta-do-reino é permitida)
- Pimenta vermelha em flocos
- Tamari

ALIMENTOS INFLAMATÓRIOS DE QUE VOCÊ DEVE SE LIVRAR

- Amendoim
- Cereais e pseudocereais sem glúten: amaranto, painço, aveia, quinoa, arroz
- Glúten: qualquer coisa que contenha cevada, centeio ou trigo
- Leguminosas: feijões em geral, grão-de-bico, lentilha, ervilha (fresca ou seca), vagem
- Leite e laticínios: manteiga, caseína, queijo, queijo tipo *cotagge*, creme de leite, iogurte congelado ou não, manteiga clarificada (*ghee*) ou de garrafa, queijo de cabra, sorvete, substitutos do creme de leite, proteína do soro do leite
- Milho e qualquer coisa feita de ou com milho (farinha de milho e fubá), ou que contenha xarope de milho com alto teor de frutose
- Ovos
- Sementes em geral e as manteigas feitas com elas

- Soja
- Solanáceas: berinjela, pimentões e pimentas, batata, tomate; não há problema em consumir batata-doce
- Sucos de fruta adoçados
- Todas as sementes oleaginosas e seus leites, manteigas, cremes etc.

ESTÁ LOUCO PARA COMER UM CARBOIDRATO?

Para satisfazer o desejo de amido, coma batatas-doces, abóbora bolota, abóbora-menina, abobrinha espaguete, abóbora-moranga e couve-flor (amassada ou picadinha).

COMO SE LIVRAR DA CAFEÍNA

Se você costuma consumir duas ou mais xícaras de bebidas cafeinadas (como café, chá, energéticos, refrigerantes) e ou guloseimas cafeinadas (como chocolate) por dia, é provável que seu corpo use a cafeína como estimulante, para lhe dar uma energia artificial. Trata-se de um hábito muito poderoso, do qual é difícil se livrar. Você não está só! Vou lhe mostrar como obter energia de verdade a partir de alimentos saudáveis e nutritivos.

Enquanto isso, se você está preocupado com uma possível síndrome de abstinência, o melhor talvez seja começar o programa num final de semana. Assim, você terá tempo para relaxar, e o seu corpo, tempo para se acostumar. É normal que você se sinta cansado, pois seu corpo vem se apoiando na cafeína.

Pelo fato de o café ser extremamente ácido, quero que você o evite durante o programa de 30 dias – até o descafeinado. Prefira chás de ervas ou especiarias alcalinos, como o de gengibre, ou chá-verde descafeinado.

Respire fundo e largue a xícara. Você tem duas opções:

Parar de uma vez

Comece o primeiro dia do Método Myers e esteja preparado para sentir alguns sintomas incômodos de abstinência, entre os quais dor de cabeça e fadiga, especialmente se você estiver habituado a tomar duas ou mais doses de bebidas cafeinadas por dia.

Parar aos poucos

Ou, senão, comece a reduzir a ingestão de cafeína ao longo de uma semana antes de começar o programa. Com isso, os sintomas da abstinência poderão ser minimizados.

Redução em cinco dias

- Dia 1: 2 xícaras de bebida cafeinada
- Dia 2: 1 xícara de bebida cafeinada
- Dia 3: ½ xícara de bebida cafeinada
- Dia 4: ¼ de xícara de bebida cafeinada
- Dia 5: totalmente sem cafeína

Redução em três dias

- Dia 1: 1 xícara 50% descafeinado e 50% cafeinado
- Dia 2: 100% descafeinado
- Dia 3: nada de café, nem cafeinado nem descafeinado

Substituição por chá

- Substitua 1 xícara de café ou chá por chá-verde por uma semana

---

LOUCOS POR LEITE

O leite de coco integral (sem redução de gordura) substitui fabulosamente o leite para quem está à procura de uma textura cremosa ou de um sabor especial no chá de ervas.

COMO ABANDONAR O AÇÚCAR

Posso confessar uma coisa? Isso não foi fácil. Sempre gostei de doces, de modo que a renúncia ao açúcar foi uma das partes mais difíceis do programa para mim. Depois de alcançar os resultados pretendidos, porém, você poderá, de vez em quando, apreciar pequenas quantidades de açúcar.

Pelo menos nos primeiros 30 dias do Método Myers, é crucial que você livre seu corpo completamente de açúcar para que o programa possa funcionar. É quase certo que, quanto mais dificuldade tiver para largar o açúcar, mais importante isso será para você. Talvez esteja obtendo nos doces toda a energia de que precisa, mas o problema é que eles lhe dão somente uma explosão de energia falsa e temporária – e depois você perde todo o pique. Para superar os efeitos dessa perda, precisa se encher novamente de açúcar. Entra assim numa montanha-russa de glicose, e a cada descida tem de correr para ingerir mais um refrigerante, uma bolacha ou um doce. O açúcar alimenta o supercrescimento de leveduras e o SBID, como vimos no capítulo 4. Além disso, o açúcar e os demais adoçantes suprimem o sistema imunológico, como vimos no capítulo 3, e estressam as glândulas suprarrenais, contribuindo para a fadiga adrenal sobre a qual você leu no capítulo 7.

O que eu quero que você faça – antes de voltar a consumir açúcar – é sentir o tipo de energia que vem de fontes reais e integrais. Posso dizer o seguinte: poucos dias depois de você parar de comer doces, seu desejo por açúcar deve desaparecer. Por isso, abandone os doces de uma vez no primeiro dia do Método Myers e, se for possível, tire de sua casa os seguintes alimentos:

- Açúcar branco (refinado)
- Açúcar de beterraba
- Açúcar de cana
- Açúcar de coco orgânico
- Açúcar mascavo
- Adoçantes artificiais (entre os quais o aspartame, a sacarina e a sucralose)
- Alcoóis de açúcar (maltitol, manitol, sorbitol, xilitol)
- Caldo de cana desidratado
- Dextrose
- Glicose
- Lactose
- Maltose
- Mel
- Melado
- Néctar de agave
- Sacarose
- Xarope de arroz
- Xarope de bordo
- Xarope de milho
- Xarope de milho com alto teor de frutose

Se quiser acrescentar o sabor doce à sua dieta, coma frutas. Um pouquinho de manteiga de coco pode adoçar o chá de ervas sem cafeína. À medida que você for cortando os adoçantes de todo tipo, suas papilas gustativas vão se adaptar e você vai se impressionar com a doçura natural de uma maçã ou de um morango.

Temos algumas receitas que fazem uso de uma pequena quantidade de estévia, uma planta paraguaia cujas folhas são 300 vezes mais doces que o açúcar. Na verdade, eu cultivava essa planta quando trabalhei com agricultores paraguaios na época dos Peace Corps. Ajudava-os a exportá-la para o Japão e os Estados Unidos.

A propósito, todo açúcar de beterraba é feito a partir de plantas transgênicas. Por isso, evite-o.

DEIXE DE LADO O SAL... A MENOS QUE SEJA MARINHO

Pesquisas indicam que há um vínculo entre uma dieta rica em sal e as doenças autoimunes. Num estudo, camundongos alimentados com uma dieta rica em sal desenvolveram um número maior de células T inflamatórias, que produziram autoimunidade.

Essa pesquisa foi feita com sal comum e alimentos processados industrialmente – e já sabemos que os alimentos processados industrialmente contribuem para as inflamações e, possivelmente, para a autoimunidade. No entanto, o sal marinho é cheio de elementos essenciais. Com base na observação clínica de pacientes e no meu entendimento da importância desses elementos, acredito que seus benefícios – quando consumido em pequena quantidade – são superiores aos malefícios. No Método Myers, portanto, você consumirá um pouco de sal marinho.

ABRACE A PROMESSA DO MÉTODO MYERS

Esses alimentos simples e limpos não são somente "bons para você" e repletos de nutrientes; oferecem-lhe também sabores ricos e interessantes, larga variedade de texturas e um arco-íris de cores que satisfarão todos os seus sentidos quando você se sentar para comer. Seu corpo vai ganhar nova vida quando finalmente começar a obter a nutrição de que precisa numa forma adequada; e seu sistema imunológico vai soltar um gigantesco suspiro de alívio quando a carga da inflamação e das toxinas for aliviada. Esta abordagem alimentar será uma fonte não somente de saúde e vitalidade, mas também de abundância e prazer – desde que você espere o tempo necessário para se acostumar com essa nova maneira de comer e para deixar de lado os desejos e hábitos, os altos e baixos que faziam parte da sua dieta anterior.

SAIBA O QUE ESPERAR

Dependendo da quantidade de alimentos tóxicos e inflamatórios que comia antes de começar o Método Myers, é possível que você experimente alguns dos sintomas listados na página seguinte nos primeiros dois ou três dias do programa de 30 dias.

Alguns desses sintomas são decorrentes da abstinência. Se você está acostumado a consumir grande quantidade de alimentos doces ou amidosos, a tomar muitas bebidas cafeinadas e a consumir outros alimentos de "ação energética rápida", é possível que sinta uma queda de energia e de concentração quando tirá-los da sua dieta. Os sintomas também podem resultar da sensação de fome provocada pelo supercrescimento de leveduras e pelas bactérias que estão morrendo de inanição em seu sistema digestório.

> **Alguns sintomas que você talvez perceba nos primeiros dias:**
> - Confusão mental
> - Desejos alimentares
> - Dor de cabeça
> - Dor nas articulações
> - Dores no corpo
> - Erupções cutâneas
> - Fadiga
> - Fome
> - Mau hálito
> - Mudanças de humor
> - Mudanças no sono
> - Mudanças nos movimentos intestinais
> - Odor no corpo
>
> **Uma semana depois, você provavelmente perceberá:**
> - Aumento de energia
> - Fim dos problemas na pele (acne, eczema, erupções cutâneas)
> - Melhora da concentração e da clareza mental
> - Melhora da digestão
> - Melhora do humor
> - Melhora do sono
> - Menos dor nas articulações e nos músculos
> - Menos retenção de líquidos
> - Movimentos intestinais regulares
> - Perda de peso

Do mesmo modo, se você desenvolveu um grande número de sensibilidades alimentares, é possível que apresente sintomas de abstinência ao parar de comer esses alimentos atraentes mas pouco saudáveis. Além disso, caso sofra de supercrescimento de leveduras, estas o farão ter desejo por açúcar e você talvez tenha de se esforçar um pouco para resistir. Por sorte, o Protocolo Nutricional para Pessoas com Supercrescimento de Leveduras e SBID (páginas 179-80) existe para apoiar você em sua aplicação do Método Myers. Por isso, faça os testes e veja se vai precisar dessa ajuda extra.

O outro motivo pelo qual você talvez apresente sintomas é a desintoxicação – a saída dos venenos do seu organismo. Embora essa purificação vá acabar por fazê-lo se sentir muito melhor, é possível que as toxinas provoquem sintomas em seu caminho de saída. Se conseguir, veja-os como sinais de que seu corpo está se livrando de todos os alimentos tóxicos e inflamatórios e saiba que logo sentirá uma explosão de energia saudável.

Felizmente, depois de uma semana de prática do Método Myers, é provável que você já comece a se sentir melhor – talvez melhor do que vem se sentindo há muito tempo. No final dos 30 dias, você deverá notar uma melhora significativa da saúde do intestino, da energia, do humor, do funcionamento cerebral e, talvez, até da aparência, com uma pele mais clara, cabelos mais saudáveis e, quem sabe, alguma perda de peso. Você vai dormir melhor, vai sentir menos dores e terá o grande alívio de ver suas inflamações diminuírem e o seu organismo recuperar o equilíbrio.

Talvez o melhor seja começar a dieta num fim de semana ou feriado, para que você possa descansar um pouco mais caso tenha alguma dificuldade para se adaptar. Além disso, permaneça sempre hidratado. Bebendo de seis a oito copos de água filtrada por dia, você poderá aliviar as dores de cabeça decorrentes da abstinência e excretar as toxinas que estão sendo liberadas na sua corrente sanguínea.

EXERCÍCIOS FÍSICOS

Mexer o corpo é sempre importante. Por isso, quero que você saia de casa e vá caminhar, esquiar, acampar, correr. Ou, caso prefira, vá à academia, à aula de dança, à aula de ioga.

Mas não quero que exagere. Quero que faça exercícios, porém, se era relativamente sedentário antes de entrar no Método Myers, comece devagar e vá aumentando sua força aos poucos. Lembre-se de que a limpeza e a desintoxicação do corpo podem levá-lo, a princípio, a se sentir sem forças e cansado. Por isso, dê um tempo a seu corpo se for isso que ele estiver pedindo.

Lembre-se também da sua pontuação no Teste de Fadiga Adrenal das páginas 154-5. As glândulas adrenais ou suprarrenais são aquelas que produzem os hormônios do estresse, garantem o seu nível de energia e o mantêm em movimento mesmo quando está cansado. Um pouco de exercício faz bem para as suprarrenais e para as doenças autoimunes; porém, se você exagerar, pode acabar atrasando em muito a sua cura. Você deve fazer exercícios somente até um ponto em que se sinta bem e energizado após a atividade e também no dia seguinte. Caso se sinta exausto ou esgotado após os exercícios, é porque está exagerando. Além disso, se os seus sintomas piorarem, diminua a quantidade ou pare de fazê-los por completo.

Por exemplo, se você sentir dores nas articulações depois de caminhar 3 quilômetros e estiver exausto no dia seguinte, diminua a distância. Procure andar somente 1,5 quilômetro e veja o que acontece. Caso você se sinta bem, deve ser esse o seu objetivo. Se ainda estiver com dor e fatigado, diminua para 800 metros. Oriente-se pelo seu bem-estar.

A seguir, algumas atividades recomendadas para você mexer seu corpo durante o Método Myers.

Baixa energia

Alongamento	Caminhada
Brincadeiras com as crianças	Dança

Ioga de recuperação
Limpeza e arrumação da casa

Natação
Pilates

Alta energia

Ciclismo
Corrida
Ioga vigorosa
Levantamento de peso

Natação

Tênis

Treinamento intervalado

SONO

É durante o sono que seu corpo se cura. Se você tem uma doença autoimune, o sono é ainda mais importante para seu descanso e recuperação. Para que você tenha as melhores chances de rejuvenescer sua energia e curar seus sintomas no Método Myers, durma de sete horas e meia a nove horas por dia – ou mais, se necessário. O sono deve ser profundo e revigorante. Cortar a cafeína, o açúcar e os alimentos ricos em gordura ajuda a dormir bem, assim como fazer exercícios leves.

Se você tiver problemas para dormir, também incluí no livro o apêndice F para que você comece a resolvê-los. O alimento e o sono são seus remédios; no que diz respeito a essas duas coisas, não tome nenhum atalho.

ALIVIANDO O ESTRESSE

Eu entendo. Você está ocupada, sua vida é cheia de obrigações urgentes, você tem entes queridos que exigem sua atenção e agora está tentando adotar todo um jeito novo de cozinhar, comer e pensar em comida. *É claro* que você está estressada. Quem não estaria?

No entanto, em algum momento dos seus dias movimentados, se você conseguir reservar apenas 15 minutos para sentar-se e respirar ou meditar... e se conseguir encontrar tempo na sua semana para apenas uma aula de ioga, uma sessão de acupuntura ou uma massagem... se conseguir combinar com uma vizinha ou parente em ela cuidar dos seus filhos e você cuidar dos dela uma vez a cada duas semanas... se você e a pessoa que você mais ama conseguirem marcar um programa aconchegante e relaxante uma noite por mês – se você conseguir fazer essas pequenas coisas, ficará impressionada com os benefícios que colherá em matéria de saúde. Falamos sobre o alívio do estresse no capítulo 7 e também tenho algumas sugestões a dar sobre o tema na seção "Recursos". Por isso, faça um favor a si mesma e a seu corpo e reserve algum tempo para aliviar o estresse. Prometo que você será muito mais eficiente quando voltar a cuidar do trabalho e das obrigações familiares – e seu sistema imunológico lhe compensará 100 vezes o tempo investido.

PARA SEGUIR EM FRENTE

Se quiser dar mais um passo neste caminho, junte-se à comunidade do nosso site e passe a integrar um grupo de centenas de pessoas que já completaram o Método Myers. Temos uma comunidade muito ativa em que você pode fazer perguntas, partilhar sugestões e, quem sabe, até apresentar novas receitas! Se estiver à procura de um aconselhamento mais personalizado, também pode marcar, através do site, uma conversa telefônica com uma das nossas nutricionistas.

CAPÍTULO 9

Seu protocolo de 30 dias

Plano alimentar e receitas

Recomendo que você comece num dia em que tenha algum tempo extra para fazer algumas receitas básicas, pois assim poderá aproveitar a primeira semana. Parto do pressuposto de que você vá preparar suas refeições nos finais de semana e estará mais apertado de tempo nos dias úteis, mas é claro que cada leitor deve adaptar o plano à sua própria agenda.

As receitas e as refeições são para duas porções cada uma, portanto o plano está ajustado para duas pessoas – e as porções são bastante generosas. Faça as adaptações necessárias à sua própria situação. No meio das explicações do plano, você encontrará instruções sobre como economizar e utilizar restos, ou seja, basta seguir as regras dia a dia.

Seja flexível, porém. Cada pessoa e cada família são diferentes das outras; sua comida pode acabar em um tempo maior ou menor que o previsto. Se você gostar muito de uma ou mais receitas e quiser prepará-las com maior frequência, ou se quiser personalizar alguma delas para melhor adaptá-la ao seu gosto, sinta-se livre para fazê-lo, desde que não inclua nenhum dos alimentos tóxicos ou inflamatórios listados nas páginas 167-9. O objetivo principal a ser lembrado é evitar os alimentos que eu lhe pedi que cortasse da sua dieta. Em último lugar, quem desejar criar suas próprias refeições pode usar a seção "Crie Sua Refeição", que está na página 247.

Antes de mergulhar nos planos alimentares, reserve um tempo para fazer os testes de supercrescimento de leveduras, supercrescimento bacteriano no intestino delgado (SBID) e parasitas. Se os testes de supercrescimento de leveduras e de SBID derem positivo, você terá de adaptar seu plano alimentar, sem deixar de seguir o protocolo. Depois dos testes, há uma tabela de suplementos que informa quais destes você deve tomar em quais dias e como personalizar sua ingestão com base nas três doenças mencionadas e no Teste de Fadiga Adrenal (páginas 154-5). Cada indivíduo tem necessidades próprias, portanto sinto-me feliz por compartilhar com o leitor esta abordagem personalizada.

Que comecem, agora, os seus 30 dias de cura. Aproveite.

SERÁ QUE EU TENHO SUPERCRESCIMENTO DE LEVEDURAS, SBID OU PARASITAS?

Faça os testes a seguir e adapte seu protocolo nutricional conforme necessário. Depois consulte, nas páginas 181-4, a tabela que o ajudará a personalizar sua dieta de suplementos.

SUPERCRESCIMENTO DE LEVEDURAS

____ Tenho uma doença autoimune, tais como tireoidite de Hashimoto, artrite reumatoide, colite ulcerativa, lúpus, psoríase, esclerodermia ou esclerose múltipla.

____ Tenho infecções fúngicas de pele ou unha, tais como pé de atleta, frieira ou onicomicose.

____ Sofro de fadiga crônica ou fibromialgia, ou sinto-me cansado o tempo todo.

____ Tenho problemas digestivos, tais como inchaço abdominal, prisão de ventre ou diarreia.

____ Tenho dificuldade de concentração, memória fraca, falta de foco, TDA, TDAH ou disfunção cognitiva.

____ Tenho problemas de pele, tais como eczema, psoríase, urticária, rosácea ou erupções cutâneas não explicadas.

____ Eu me irrito com facilidade e/ou passo por variações frequentes de humor, sofro de ansiedade ou tenho depressão.

____ Costumo ter infecções vaginais por leveduras (candidíase) ou prurido anal ou vaginal.

____ Sofro de alergias sazonais ou sinto coceira nos ouvidos.

____ Tenho compulsão por açúcar e carboidratos refinados.

Se você assinalou três ou mais dos itens acima, seu resultado deu positivo para supercrescimento de leveduras. Recomendo que você siga o "Protocolo Nutricional para Pessoas com Supercrescimento de Leveduras e SBID", logo abaixo.

SUPERCRESCIMENTO BACTERIANO NO INTESTINO DELGADO (SBID)

____ Fui diagnosticado como portador da síndrome do intestino irritável ou de alguma doença inflamatória no intestino.

____ Tenho inchaço após as refeições ou sinto a barriga inchada constantemente.

____ Tenho gases, dores abdominais ou cólicas.

____ Minhas fezes cheiram muito mal e são moles.

____ Tenho intolerância a certos alimentos, como glúten, leite e derivados, soja ou milho.

____ Tenho intolerância a histamina.

____ Minhas articulações doem.

____ Sinto-me cansado o tempo todo.

____ Tenho problemas de pele, tais como eczema, psoríase, urticária, rosácea ou erupções cutâneas não explicadas.

____ Sofro de asma ou outros problemas respiratórios.

____ Sinto-me deprimido e sem esperanças.

____ Fui diagnosticado como portador de deficiência de vitamina B12.

Se você assinalou três ou mais dos itens acima, seu resultado deu positivo para SBID. Recomendo que você siga o "Protocolo Nutricional para Pessoas com Supercrescimento de Leveduras e SBID", logo abaixo.

PROTOCOLO NUTRICIONAL PARA PESSOAS COM SUPERCRESCIMENTO DE LEVEDURAS E SBID

Para tratar seu problema de supercrescimento de leveduras ou de SBID, você tomará suplementos específicos, que estão indicados nas páginas 181-4, e também fará com que suas leveduras e bactérias morram de fome, ao privá-las do açúcar e do amido de que precisam para sobreviver. Para isso, então, você tem de estar consciente de que precisará reduzir a ingestão de carboidratos enquanto estiver seguindo o Método Myers pelos próximos 30 dias. Recomendo no máximo duas xícaras de vegetais amiláceos (como batata-doce, abóbora-menina, abóbora bolota e abóbora espaguete) e não mais que uma xícara de frutas por dia. Você também deve eliminar da dieta todos os tipos de vinagre, exceto o de maçã. Mas não se preocupe, porque nós levamos isso em conta ao criarmos os planos alimentares. Desde que siga os planos e as receitas, você ficará bem. Só não se esqueça dessas orientações quando for comer fora ou na casa de alguém.

PARASITAS

____ Tenho prisão de ventre, diarreia ou gases.

____ Já fiz viagens internacionais.

____ Já tive o que acredito ter sido uma intoxicação alimentar e, desde então, minha digestão nunca mais foi a mesma.

____ Tenho dificuldade para dormir e acordo várias vezes ao longo da noite.

____ Tenho problemas de pele, tais como eczema, psoríase, urticária, rosácea ou erupções cutâneas não explicadas.

____ Ranjo os dentes durante o sono.

____ Sinto dores nos músculos ou nas articulações.

____ Sinto-me exaurido, deprimido ou apático a maior parte do tempo.

____ Nunca me sinto satisfeito depois de comer.

____ Tenho anemia por deficiência de ferro.

____ Fui diagnosticado como portador de síndrome do intestino irritável, colite ulcerativa ou doença de Crohn.

Se você assinalou três ou mais dos itens acima, irá beneficiar-se da ingestão dos suplementos específicos para quem tem problemas relacionados a parasitas, recomendados na tabela a seguir.

PROGRAMA ANTIAUTOIMUNIDADE DO MÉTODO MYERS – SUPLEMENTOS[1]

Para todos

Suplemento	Suplemento usado na minha clínica	Marca recomendada	Como tomar	Outras opções
Probiótico*	Probiótico completo, em cápsulas ou pó OU Probiótico de amplo espectro *Prescript Assist*	Klaire/Prothera *(Ther-Biotic Complete)* OU **Prescript-Assist**	1 cápsula duas vezes ao dia ou ¼ de colher de chá por dia OU 1 cápsula duas vezes ao dia	50+ bilhões de UI, 10+ cepas de probióticos (evite probióticos que se desenvolvam em qualquer um dos alimentos que você deve evitar, como soja, laticínios e trigo) OU 1240 mg ao dia de uma mistura de probióticos de solo
Ômega 3 – Óleo de peixe	Ômega 3 completo em cápsulas	**Metagenics** *(OmegaGenics EPA-DHA 500)*	1 a 4 cápsulas duas vezes ao dia	1000 a 4000 mg de ômega 3 (EPA ou DHA) ao dia
L-Glutamina OU *Gut Repair* (pó de reparação gastrointestinal)	L-Glutamina OU Pó de reparação gastrointestinal	**Designs for Health** OU **Xymogen** *(GlutAloeMine)*	4 cápsulas duas vezes ao dia OU 1 copo de medida ao dia	3000 mg de L-Glutamina ao dia OU Mistura de L-Glutamina, alcaçuz desglicerinizado e *Aloe vera*
Acetilglutationa OU N-Acetilcisteína + Vitamina C + Suplemento de apoio para o fígado	Glutationa OU N-Acetilcisteína + Vitamina C completa + Apoio para o fígado	**CitriSafe** OU **Designs for Health** **Xymogen** **Klaire/ProThera** *(HepatoThera Forte)*	1 a 2 cápsulas pela manhã e à tarde OU 1 cápsula duas vezes ao dia de estômago vazio 2 cápsulas duas vezes ao dia 1 cápsula duas vezes ao dia de estômago vazio	600 a 1200 mg de acetilglutationa ao dia OU 1800 mg de N-acetilcisteína ao dia 2000 mg de vitamina C ao dia Mistura de apoio para o fígado, incluindo: ácido alfalipoico e cardo-mariano
Vitamina D3	Vitamina D 1000 UI em pastilhas	**Pure Encapsulations**	2 gotas embaixo da língua ao dia	2000 UI de vitamina D ao dia

Dependendo dos resultados dos testes acima ou de quais problemas você ache que o afetam depois de ler todo o livro, você poderá tomar alguns dos suplementos a seguir.

---

[1] As marcas recomendadas pela dra. Myers são comercializadas nos Estados Unidos. Consulte seu médico para encontrar os suplementos equivalentes no Brasil. (N. do R. T.)

Suplemento	Suplemento usado na minha clínica	Marca recomendada	Como tomar	Outras opções
Apoio anti-inflamatório/imunológico				
Complexo de cúrcuma e fitossomas	Meriva-SR Curcumina	**Thorne Research**	2 cápsulas duas vezes ao dia	1000 mg de curcumina ao dia
Resveratrol	CitriSafe Resveratrol	**CitriSafe**	Dissolver 1 pastilha embaixo da língua duas vezes ao dia	50 mg de resveratrol ao dia
Acetilglutationa OU N-Acetilcisteína + Vitamina C + Suplemento de apoio para o fígado	Glutationa OU N-Acetilcisteína + Vitamina C completa + Apoio para o fígado	**CitriSafe** OU **Designs for Health** **Xymogen** **Klaire/ProThera** (*HepatoThera Forte*)	1 a 2 cápsulas pela manhã e à tarde OU 1 cápsula duas vezes ao dia de estômago vazio 2 cápsulas duas vezes ao dia 1 cápsula duas vezes ao dia de estômago vazio	600 a 1200 mg de acetilglutationa ao dia OU 1800 mg de N-acetilcisteína ao dia 2000 mg de vitamina C ao dia Mistura de apoio para o fígado, incluindo: ácido alfalipoico e cardo-mariano
Saúde gastrointestinal				
Probiótico*	Probiótico completo, em cápsulas ou pó OU Probiótico de amplo espectro *Prescript Assist*	**Klaire/Prothera** (*Ther-Biotic Complete*) OU **Prescript-Assist**	1 cápsula duas vezes ao dia ou ¼ de colher de chá por dia OU 1 cápsula duas vezes ao dia	50+ bilhões de UI, 10+ cepas de probióticos (evite probióticos que se desenvolvam em qualquer um dos alimentos que você deve rejeitar, como soja, laticínios e trigo) OU 1240 mg ao dia de uma mistura de probióticos de solo
L-Glutamina OU *Gut Repair* (pó de reparação gastrointestinal)	L-Glutamina OU Pó de reparação gastrointestinal	**Designs for Health** OU **Xymogen** (GlutAloeMine)	4 cápsulas duas vezes ao dia OU 1 copo de medida ao dia	3000 mg de L-Glutamina ao dia OU Mistura de L-Glutamina, alcaçuz desglicerinizado e *Aloe vera*
Colágeno	Colágeno hidrolisado *Great Lakes*	**Great Lakes Gelatin**	1 a 2 colheres de sopa ao dia	Colágeno de carne de gado de pastagem
Enzimas digestivas	Complexo de enzimas *Complete Enzyme*, em cápsulas*** ou balas mastigáveis	**Klaire/ ProThera** (*Vital-Zymes Complete/ Chewable*)	2 cápsulas ou balas mastigáveis a cada refeição	800 mg de uma mistura de enzimas de amplo espectro, incluindo amilase, protease e lipase, em todas as refeições
Hidrocloreto de betaína com pepsina	Betaína HCL & Pepsina	**Thorne**	1 a 2 cápsulas com as refeições – interrompa se sentir qualquer tipo de azia, indigestão ou queimação no estômago ou no peito	500 a 1300 mg de hidrocloreto de betaína com pepsina a cada refeição

Seu protocolo de 30 dias

Suplemento	Suplemento usado na minha clínica	Marca recomendada	Como tomar	Outras opções
Auxílio à desintoxicação				
Acetil-glutationa	Glutationa	CitriSafe	1 a 2 cápsulas pela manhã e à tarde	600 a 1200 mg de acetilglutationa ao dia
OU N-Acetilcisteína	OU N-Acetilcisteína	OU Designs for Health	OU 1 cápsula duas vezes ao dia de estômago vazio	OU 1800 mg de N-acetilcisteína ao dia
+ Vitamina C	+ Vitamina C completa	Xymogen	2 cápsulas duas vezes ao dia	2000 mg de vitamina C ao dia
+ Suplemento de apoio para o fígado	+ Apoio para o fígado	Klaire/ProThera (*HepatoThera Forte*)	1 cápsula duas vezes ao dia de estômago vazio	Mistura de apoio para o fígado, incluindo: ácido alfalipoico e cardo-mariano
Infecções (VEB, Herpes etc.)				
L-Lisina	Lisina	Designs for Health (*L-Lysine*)	1 cápsula ao dia para prevenir eclosões – se estiver em fase de eclosão, você pode tomar 1 cápsula três vezes ao dia	750 a 2250 mg de L-lisina ao dia
Lauricidin	Lauricidin	Lauricidin (Suplemento de monolaurina)	Comece com ¼ de colher de chá três vezes ao dia na comida e, aos poucos, aumente para 1 colher de chá, de duas a três vezes ao dia na comida	
Ácido húmico	Ácido húmico	Allergy Research Group	Comece com 1 cápsula duas vezes ao dia e aumente para até 2 cápsulas duas vezes ao dia	750 a 1500 mg de ácido húmico ao dia
Supercrescimento de leveduras				
Ácido caprílico	Ácido caprílico	Pure Encapsulations	2 cápsulas duas vezes ao dia de estômago vazio	1600 mg de ácido caprílico ao dia
Candizol	Candizol	Bairn Biologics	2 cápsulas duas vezes ao dia de estômago vazio	
SBID				
Suplemento herbáceo*	Microb-Clear	Designs for Health (GI Microb-X)	1 cápsula duas vezes ao dia	Fórmula herbal que inclua pelo menos quatro das seguintes substâncias: extrato de tribulus, extrato de absinto, sulfato de berberina, extrato de semente de toranja, extrato de bérberis (uva-espim), extrato de uva-ursi, extrato de noz preta

Suplemento	Suplemento usado na minha clínica	Marca recomendada	Como tomar	Outras opções
Parasitas				
Suplemento herbáceo**	Microb-Clear	**Designs for Health** (GI Microb-X)	1 cápsula duas vezes ao dia	Fórmula herbácea que inclua pelo menos quatro das seguintes substâncias: extrato de tribulus, extrato de absinto, sulfato de berberina, extrato de semente de toranja, extrato de bérberis (uva-espim), extrato de uva-ursi, extrato de noz preta
Apoio às glândulas suprarrenais				
Mistura de ervas adaptogênicas	AdrenoMend	**Douglas Laboratories**	2 cápsulas ao dia com a comida por 1 ou 2 semanas, depois aumente para 4 cápsulas ao dia com a comida por 2 a 4 meses	Fórmula herbácea que inclua pelo menos cinco das seguintes ervas: *Schisandra chinensis, Bacopa monnieri, Rhodiola rosea, Eleutherococcus senticosus, Magnolia officinalis, Rehmannia glutinosa, Panax ginseng, Coleus forskohlii*

*Tome o probiótico pelo menos duas horas antes ou depois do suplemento herbáceo para casos de parasitas/SIBD.
**As cápsulas do complexo de enzimas *Complete Enzyme* contêm um ingrediente derivado da clara do ovo. Indivíduos comprovadamente alérgicos a esse produto devem consultar um médico antes de usá-lo.

O PLANO ALIMENTAR DE 30 DIAS

Lembre-se de que este plano alimentar de 30 dias parte da ideia de que você irá cozinhar para duas pessoas. Cada refeição, portanto, corresponde a duas porções. Sinta-se livre para adaptar as receitas de modo a satisfazer às necessidades da sua família. Se for cozinhar só para uma pessoa, simplesmente divida ao meio a quantidade de porções prevista nas receitas. Mesmo assim, ainda haverá muitas sobras. O título das receitas aparece em negrito no dia em que você tiver de cozinhá-las e sem negrito nos dias em que for aproveitar as sobras. Se quiser um plano detalhado, que lhe explique exatamente quantas porções devem ser feitas, quando você deverá preparar as receitas e quando aproveitará as sobras, consulte o quadro que vai da página 251 a 262. Com isso, seus 30 dias passarão tão tranquila e deliciosamente quanto possível.

Dia de preparo

Na véspera do dia em que você for começar a seguir o plano alimentar, faça as seguintes receitas para degustar ao longo da primeira semana. Esse dia é crucial. Preparar a comida com antecedência vai ajudá-lo bastante a começar o programa sem maiores percalços. Caso tenha pela frente uma típica semana de trabalho, recomendo que o preparo seja feito no sábado e o plano comece no domingo, pois assim você ainda terá algum tempo extra para cozinhar. Terminado o preparo, deguste um pouco do *Frango Assado com Limão-Siciliano e Alho* (página 231) para ter uma noção do que está por vir!

Frango Assado com Limão-Siciliano e Alho (página 231)
Caldo de Cura do Intestino (página 210)
Bolinhos de Frango com Maçã (páginas 240-1)

Dia 1

Café da manhã
  Bolinhos de Frango com Maçã (páginas 240-1)
  Purê Nutritivo de Batata-Doce (página 201)
  Suco Verde Primavera (página 243)
  Chá com Leite e Especiarias (página 243) ou chá-verde descafeinado, se preferir

Almoço
  Salada Cítrica Orgânica de Couve com *Cranberry* (página 215)
  Sopa Orgânica de Cinco Hortaliças (página 213)

Jantar
  Abóbora Espaguete com Molho Pesto Cremoso (página 238)
  Saboreie ½ xícara de frutas vermelhas, tais como framboesa, morango, mirtilo ou amora.

Dia 2

Café da manhã
  Bolinhos de Frango com Maçã
  Purê Nutritivo de Batata-Doce
  Reaqueça e tome o Caldo de Cura do Intestino.
  Chá com Leite e Especiarias (página 243) ou chá-verde descafeinado, se preferir

Almoço
  Abóbora Espaguete com Molho Pesto Cremoso

Jantar
  Salmão de Pesca Extrativa Assado com Molho Azedinho de Manga (página 222)
  Verduras Mistas Orgânicas Salteadas com Alho (página 202)
  Assado Simples de Aspargos Orgânicos (página 208)

Dia 3

Café da manhã
  Salmão de Pesca Extrativa Assado com Molho Azedinho de Manga
  Suco Verde Primavera (página 243)
  Reaqueça e tome o Caldo de Cura do Intestino.

Almoço
  Salada Tropical Nicaraguense (página 216)
  Sopa Orgânica de Cinco Hortaliças

Jantar
  Salada de Couve e Espinafre com Hambúrgueres de Gado Orgânico ao Alecrim e Manjericão (página 215)
  Abóbora Bolota Cremosa (página 202)
  Saboreie ½ xícara de frutas vermelhas orgânicas, tais como framboesa, morango, mirtilo ou amora.

Dia 4

Café da manhã
   Bolinho de Carne Saboroso Matinal (página 240)
   Parfait de Frutas Vermelhas com Creme de Coco (página 249)
   Reaqueça e tome o Caldo de Cura do Intestino.

Almoço
   Salada de Couve e Espinafre com Hambúrgueres de Gado Orgânico ao Alecrim e Manjericão
   Abóbora Bolota Cremosa

Jantar
   Tacos de Peixe Apimentados (página 230)
   Couve-de-Bruxelas com Cerejas Roxas Orgânicas (página 208)

Dia 5

Café da manhã
   Refogado de Frutos do Mar de Pesca Extrativa, Couve e Abobrinha (página 227)
   Reaqueça e tome o Caldo de Cura do Intestino.

Almoço
   Salada de Rúcula, Laranja-Vermelha e Funcho (página 217)

Jantar
   Curry de Frango com Coco (página 232)
   Pilaf de Couve-Flor (página 204)
   Saboreie ½ xícara de frutas vermelhas orgânicas, tais como framboesa, morango, mirtilo ou amora.

Dia 6

Café da manhã
   Bolinho de Carne Saboroso Matinal
   Purê Nutritivo de Batata-Doce (página 201)

Almoço
   Curry de Frango com Coco
   Pilaf de Couve-Flor

Jantar
   Alabote de Pesca Extrativa com Cebolas Doces Caramelizadas (página 223)

Brócolis Japonês Orgânico com Alho e Limão-Siciliano (página 209)
Verduras Mistas Orgânicas Salteadas com Alho (página 202)

Dia 7

Café da manhã
Bolinhos de Frango com Maçã (páginas 240-1)
Purê Nutritivo de Batata-Doce
Suco Verde Primavera (página 243)
Chá com Leite e Especiarias (página 243) ou chá-verde descafeinado, se preferir

Almoço
Salada Cobb Limpa (página 214)
Assado Simples de Aspargos Orgânicos (página 208)

Jantar
Abóbora Espaguete com Molho Pesto Cremoso (página 238)
Caldo de Cura do Intestino (página 210)
Saboreie ½ xícara de frutas vermelhas orgânicas, tais como framboesa, morango, mirtilo ou amora.

Dia 8

Café da manhã
Bolinhos de Frango com Maçã
Parfait de Frutas Vermelhas com Creme de Coco (página 249)
Reaqueça e tome o Caldo de Cura do Intestino.
Chá com Leite e Especiarias (página 243) ou chá-verde descafeinado, se preferir

Almoço
Abóbora Espaguete com Molho Pesto Cremoso

Jantar
Camarão com Molho Verde Tailandês (páginas 224-5)
Brócolis Japonês Orgânico com Alho e Limão-Siciliano (página 209)

Dia 9

Café da manhã
Bolinho de Carne Saboroso Matinal (página 240)
Purê Nutritivo de Batata-Doce (página 201)

Reaqueça e tome o Caldo de Cura do Intestino.
Chá com Leite e Especiarias (página 243) ou chá-verde descafeinado, se preferir

Almoço
Camarão com Molho Verde Tailandês

Jantar
Porco ao Fogo Lento com Tempero Chinês (página 242)
Pilaf **de Couve-Flor** (página 204)
Saboreie ½ xícara de frutas vermelhas orgânicas, tais como framboesa, morango, mirtilo ou amora.

Dia 10

Café da manhã
Bolinho de Carne Saboroso Matinal
***Parfait* de Frutas Vermelhas com Creme de Coco** (página 249)
Reaqueça e tome o Caldo de Cura do Intestino.

Almoço
Porco ao Fogo Lento com Tempero Chinês
Pilaf de Couve-Flor

Jantar
Charutinhos de Repolho com Peru (página 235)
Salada de "Macarrão" de Abobrinha (página 216)

Dia 11

Café da manhã
Bolinhos de Frango com Maçã (páginas 240-1)
Purê Nutritivo de Batata-Doce
Reaqueça e tome o Caldo de Cura do Intestino.

Almoço
Charutinhos de Repolho com Peru
Salada de "Macarrão" de Abobrinha (página 216) ou **Crie Sua Salada Mista Orgânica** (páginas 245-6)

Jantar
Salada Doce de Salmão com Laranja (página 223)
Couve-de-Bruxelas com Cerejas Roxas Orgânicas (página 208)

Dia 12

Café da manhã
   Refogado de Frutos do Mar de Pesca Extrativa, Couve e Abobrinha
      (página 227)

Almoço
   Salada Cítrica Orgânica de Couve com Cranberry (página 215)

Jantar
   Repolho com Alho Assado no Forno (página 206)

Dia 13

Café da manhã
   Bolinhos de Frango com Maçã
   Parfait de Frutas Vermelhas com Creme de Coco (página 249)

Almoço
   Salada Tropical Nicaraguense (página 216)

Jantar
   Salada de Couve e Espinafre com Hambúrgueres de Gado Orgânico ao
      Alecrim e Manjericão (página 215)
   Fritas Crocantes de Batata-Doce (página 206)

Dia 14

Café da manhã
   Refogado de Frango Caipira Orgânico e Hortaliças (página 234)
   Chá com Leite e Especiarias (página 243) ou chá-verde descafeinado, se
      preferir

Almoço
   "Macarrão" com Molho Pesto Cremoso e Camarão (página 226)
   Assado Simples de Aspargos Orgânicos (página 208)

Jantar
   Ensopado de Cordeiro Marroquino ao Fogo Lento (página 237)
   Abóbora Japonesa Assada com Canela (página 203)
   Saboreie ½ xícara de frutas vermelhas orgânicas, tais como framboesa, morango,
      mirtilo ou amora.

Dia 15

Café da manhã
Refogado de Frango Caipira Orgânico e Hortaliças
Abóbora Japonesa Assada com Canela

Almoço
Tacos de Peixe Apimentados (página 230)
Salada de Pepino e Algas (página 218)

Jantar
"Macarrão" com Molho Pesto Cremoso e Camarão
Assado Simples de Aspargos Orgânicos (página 208)

Dia 16

Café da manhã
Ensopado de Cordeiro Marroquino ao Fogo Lento

Almoço
Tacos de Peixe Apimentados
Salada de Pepino e Algas (página 218) ou **Crie Sua Salada Mista Orgânica** (páginas 245-6)

Jantar
Frango Assado com Limão-Siciliano e Alho (página 231)
Sopa Nutritiva de Frango com "Macarrão" da Vovó (página 212)
Caldo de Cura do Intestino (página 210)

Dia 17

Café da manhã
Sopa Nutritiva de Frango com "Macarrão" da Vovó
Chá com Leite e Especiarias (página 243) ou chá-verde descafeinado, se preferir

Almoço
Abacate Recheado com Salmão ao Coentro (página 225)
Salada de Rúcula, Laranja-Vermelha e Funcho (página 217)

Jantar
Abóbora Espaguete com Molho Pesto Cremoso (página 238)
Couve Crocante (página 209)
Saboreie ½ xícara de frutas vermelhas, tais como framboesa, morango, mirtilo ou amora.

Dia 18

Café da manhã
　Bolinho de Carne Saboroso Matinal (página 240)
　Parfait de Frutas Vermelhas com Creme de Coco (página 249)
　Reaqueça e tome o Caldo de Cura do Intestino.

Almoço
　Salada Cobb Limpa (página 214)

Jantar
　Gumbo Apimentado de Frango (página 236)
　Brócolis Japonês Orgânico com Alho e Limão-Siciliano (página 209)

Dia 19

Café da manhã
　Bolinho de Carne Saboroso Matinal
　Parfait de Frutas Vermelhas com Creme de Coco (página 249)
　Reaqueça e tome o Caldo de Cura do Intestino.

Almoço
　Gumbo Apimentado de Frango
　Brócolis Japonês Orgânico com Alho e Limão-Siciliano (página 209)

Jantar
　Alabote de Pesca Extrativa com Cebolas Doces Caramelizadas (página 223)
　Sopa-Creme de Abóbora-Menina com Canela (página 211)

Dia 20

Café da manhã
　Bolinhos de Frango com Maçã (páginas 240-1)
　Sopa-Creme de Abóbora-Menina com Canela
　Reaqueça e tome o Caldo de Cura do Intestino.

Almoço
　Alabote de Pesca Extrativa com Cebolas Doces Caramelizadas
　Salada Cítrica Orgânica de Couve com Cranberry (página 215)

Jantar
　Salada Tropical Nicaraguense (página 216)
　Couve-de-Bruxelas com Cerejas Roxas Orgânicas (página 208)
　Torta de Maçã e Canela com Massa Seca (página 249)

Dia 21

Café da manhã
   Bolinhos de Frango com Maçã
   Purê Nutritivo de Batata-Doce (página 201)
   Suco Verde Primavera (página 243)
   Reaqueça e tome o Caldo de Cura do Intestino.

Almoço
   Frango Assado com Limão-Siciliano e Alho (página 231)
   Salada Cobb Limpa (página 214)
   Sopa Orgânica de Cinco Hortaliças (página 213)
   Caldo de Cura do Intestino (página 210)

Jantar
   Sushi de Sábado à Noite (página 244)
   Camarão Crocante com Coco (páginas 244-245)
   Hortaliças Assadas (página 224)

Dia 22

Café da manhã
   Torta de Maçã e Canela com Massa Seca
   Suco Verde Primavera (página 243)
   Reaqueça e tome o Caldo de Cura do Intestino.

Almoço
   Alcachofra com Vinagrete de Umeboshi (página 207)
   Salada de Rúcula, Laranja-Vermelha e Funcho (página 217)

Jantar
   Curry de Frango com Coco (página 232)
   Alcachofra com Vinagrete de Umeboshi

Dia 23

Café da manhã
   Bolinho de Carne Saboroso Matinal (página 240)
   Abobrinha Amarela ao Óleo de Coco (página 207)
   Reaqueça e tome o Caldo de Cura do Intestino.
   Chá com Leite e Especiarias (página 243) ou chá-verde descafeinado, se preferir

Almoço
- Curry de Frango com Coco
- **Salada Cítrica Orgânica de Couve com *Cranberry*** (página 215) ou **Crie sua Salada Mista Orgânica** (páginas 245-6)

Jantar
- **Sanduíche de Batata-Doce** (páginas 234-5)
- Sopa Orgânica de Cinco Hortaliças

Dia 24

Café da manhã
- Bolinho de Carne Saboroso Matinal
- ***Parfait* de Frutas Vermelhas com Creme de Coco** (página 249)
- Reaqueça e tome o Caldo de Cura do Intestino.

Almoço
- Sanduíche de Batata-Doce
- **Salada de "Macarrão" de Abobrinha** (página 216) ou **Crie Sua Salada Mista Orgânica** (páginas 245-6)

Jantar
- **Abacate Recheado com Salmão ao Coentro** (página 225)
- **Assado Simples de Aspargos Orgânicos** (página 208)

Dia 25

Café da manhã
- **Bolinhos de Frango com Maçã** (páginas 240-1)
- **Purê Nutritivo de Batata-Doce** (página 201)
- Reaqueça e tome o Caldo de Cura do Intestino.

Almoço
- **Salada Tropical Nicaraguense** (página 216)

Jantar
- **Porco ao Fogo Lento com Tempero Chinês** (página 242)
- ***Pilaf* de Couve-Flor** (página 204)

Dia 26

Café da manhã
- Bolinhos de Frango com Maçã

Purê Nutritivo de Batata-Doce
Suco Verde Primavera (página 243)

Almoço
Porco ao Fogo Lento com Tempero Chinês
Pilaf de Couve-Flor

Jantar
Tacos de Peixe Apimentados (página 230)
Salada de Pepino e Algas (página 218)
Saboreie ½ xícara de frutas vermelhas orgânicas, tais como framboesa, morango, mirtilo ou amora.

Dia 27

Café da manhã
Bolinho de Carne Saboroso Matinal (página 240)
Parfait de Frutas Vermelhas com Creme de Coco (página 249)
Chá com Leite e Especiarias (página 243) ou chá-verde descafeinado, se preferir

Almoço
Tacos de Peixe Apimentados
Salada de Pepino e Algas (página 218) ou Crie Sua Salada Mista Orgânica (páginas 245-6)

Jantar
Bife Orgânico Selado com Batata-Doce (páginas 238-9)
Verduras Mistas Orgânicas Salteadas com Alho (página 202)
Bolinhos de Creme de Banana (página 250)

Dia 28

Café da manhã
Bife Orgânico Selado com Batata-Doce
Suco Verde Primavera (página 243)

Almoço
Frango Assado com Limão-Siciliano e Alho (página 231)
Enroladinhos Fáceis de Frango com Alface (página 239)
Brócolis Japonês Orgânico com Alho e Limão-Siciliano (página 209)
Caldo de Cura do Intestino (página 210)

Jantar
    Sushi de Sábado à Noite (página 228)
    Bacalhau com Espinafre Assado ao Forno no Óleo de Coco (páginas 226-7)
    Salada de Pepino e Algas (página 218)

Dia 29

Café da manhã
    Refogado de Frutos do Mar de Pesca Extrativa, Couve e Abobrinha (página 227)
    Suco Verde Primavera (página 243)
    Reaqueça e tome o Caldo de Cura do Intestino.

Almoço
    Enroladinhos Fáceis de Frango com Alface

Jantar
    Salada de Couve e Espinafre com Hambúrgueres de Gado Orgânico ao Alecrim e Manjericão (página 215)

Dia 30

Café da manhã
    Bolinho de Carne Saboroso Matinal
    Purê Nutritivo de Batata-Doce (página 201)
    Reaqueça e tome o Caldo de Cura do Intestino.
    Chá com Leite e Especiarias (página 243) ou chá-verde descafeinado, se preferir

Almoço
    Salada de Rúcula, Laranja-Vermelha e Funcho (página 217)

Jantar
    Abóbora Espaguete com Molho Pesto Cremoso (página 238)
    Couve-de-Bruxelas com Cerejas Roxas Orgânicas (página 208)

O PLANO DE SETE DIAS À BASE DE FRUTOS DO MAR

Este Plano Alimentar de Sete Dias de Frutos do Mar é uma versão modificada do Método Myers para quem não costuma comer carne de aves, de boi, de cordeiro ou de porco. Lembre que, conforme dissemos na página 107, embora este plano seja menos inflamatório que a sua dieta vegetariana ou vegana, não é tão nutritivo quanto o plano alimentar convencional do Método Myers. Cabe a você decidir se vai querer usá-lo como uma dieta de transição ou se vai parar por aí. Assim como o plano convencional, o plano à base de frutos do mar parte da ideia de que você irá cozinhar para duas pessoas. Cada refeição, portanto, corresponde a duas porções. Sinta-se livre para adaptar as receitas de modo a satisfazer às necessidades da sua família. Se for cozinhar só para uma pessoa, simplesmente divida ao meio a quantidade de porções prevista nas receitas. Mesmo assim, ainda haverá muitas sobras. Se quiser um plano detalhado, que lhe explique exatamente quantas porções devem ser feitas, quando você deverá preparar as receitas e quando aproveitará as sobras, consulte o quadro que vai da página 263 à 265. Com isso, seus 30 dias passarão tão tranquila e deliciosamente quanto possível.

Dia de preparo

Na véspera do dia em que você for começar a seguir o plano alimentar, faça as seguintes receitas para degustar ao longo da primeira semana. Esse dia é crucial. Preparar a comida com antecedência vai ajudá-lo bastante a começar o programa sem maiores percalços. Caso tenha pela frente uma típica semana de trabalho, recomendo que o preparo seja feito no sábado e o plano comece no domingo, pois assim você ainda terá algum tempo extra para cozinhar. Terminado o preparo, deguste um pouco da *Sopa-Creme de Abóbora-Menina com Canela* (página 211) para ter uma noção do que está por vir!

    Sopa-Creme de Abóbora-Menina com Canela (página 211)
    Curry de Frango com Coco (página 232) sem frango

Dia 1

Café da manhã
    Parfait de Frutas Vermelhas com Creme de Coco (página 249)
    Suco Verde Primavera (página 243)
    Chá com Leite e Especiarias (página 243) ou chá-verde descafeinado, se preferir

Almoço
  Salada Cítrica Orgânica de Couve com *Cranberry* (página 215)
  Curry de Frango com Coco sem frango

Jantar
  Truta Assada com Limão-Siciliano e Cogumelos (página 229)
  Brócolis Japonês Orgânico com Alho e Limão-Siciliano (página 209)

Dia 2

Café da manhã
  Refogado de Frutos do Mar de Pesca Extrativa, Couve e Abobrinha (página 227)
  Sopa-Creme de Abóbora-Menina com Canela

Almoço
  Truta Assada com Limão-Siciliano e Cogumelos
  Salada Cítrica Orgânica de Couve com *Cranberry* (página 215)

Jantar
  Alabote de Pesca Extrativa com Cebolas Doces Caramelizadas (página 223)
  Verduras Mistas Orgânicas Salteadas com Alho (página 202)
  Abóbora-Menina com Especiarias e Cúrcuma (página 203)
  Saboreie ½ xícara de frutas vermelhas orgânicas, tais como framboesa, morango, mirtilo ou amora.

Dia 3

Café da manhã
  Curry de Frango com Coco sem frango

Almoço
  Alabote de Pesca Extrativa com Cebolas Doces Caramelizadas
  Sopa-Creme de Abóbora-Menina com Canela
  Verduras Mistas Orgânicas Salteadas com Alho

Jantar
  "Macarrão" com Molho Pesto Cremoso e Camarão (página 226)
  Saboreie ½ xícara de frutas vermelhas, tais como framboesa, morango, mirtilo ou amora.

Dia 4

Café da manhã
Parfait de Frutas Vermelhas com Creme de Coco (página 249)
Suco Verde Primavera (página 243)

Almoço
"Macarrão" com Molho Pesto Cremoso e Camarão

Jantar
Salmão de Pesca Extrativa Assado com Molho Azedinho de Manga (página 222)
Batatas-Doces Perfeitas com Canela e Noz-Moscada Assadas Duas Vezes (página 205)
Assado Simples de Aspargos Orgânicos (página 208)

Dia 5

Café da manhã
Parfait de Frutas Vermelhas com Creme de Coco (página 249)
Suco Verde Primavera (página 243)

Almoço
Salmão de Pesca Extrativa Assado com Molho Azedinho de Manga
Salada Tropical Nicaraguense (página 216)

Jantar
Bacalhau com Espinafre Assado ao Forno no Óleo de Coco (páginas 226-7)
Pilaf de Couve-Flor (página 204)

Dia 6

Café da manhã
Refogado de Frutos do Mar de Pesca Extrativa, Couve e Abobrinha (página 227)

Almoço
Bacalhau com Espinafre Assado ao Forno no Óleo de Coco
Pilaf de Couve-Flor

Jantar
Camarão Crocante com Coco (páginas 228-9)
Salada de Rúcula, Laranja-Vermelha e Funcho (página 217)
Torta de Maçã e Canela com Massa Seca (página 249)

Dia 7

Café da manhã
 Parfait de Frutas Vermelhas com Creme de Coco (página 249)
 Suco Verde Primavera (página 243)
 Chá com Leite e Especiarias (página 243) ou chá-verde descafeinado, se preferir

Almoço
 Tacos de Peixe Apimentados (página 230)
 Alcachofra com Vinagrete de Umeboshi (página 207)

Jantar
 Sushi de Sábado à Noite (página 228)
 Salada de Pepino e Algas (página 218)

As receitas do Método Myers

HORTALIÇAS

Purê Nutritivo de Batata-Doce

SERVE 4 PESSOAS

Que bela forma de começar o dia! Este prato quentinho e nutritivo é tudo o que você procurava para satisfazer ao mesmo tempo seu estômago e suas emoções. Como você vai saboreá-lo no café da manhã, recomendo que os ingredientes sejam preparados com antecedência para que não perca muito tempo de manhã.

2 a 4 colheres de chá de óleo de coco
2 batatas-doces médias, cortadas em cubinhos
1 cebola comum, cortada em cubinhos
¼ de colher de chá de canela em pó
⅛ de colher de chá de noz-moscada ralada
Uma pitada de sal marinho
Uma pitada de pimenta-do-reino em pó

Em uma panela grande, aqueça o óleo de coco, a batata-doce e a cebola em fogo médio. Tampe a panela e deixe a mistura cozinhar de 7 a 10 minutos, mexendo-a várias vezes. Junte a canela, a noz-moscada, o sal e a pimenta. Deixe cozinhar com a panela destampada por mais 2 ou 3 minutos, mexendo com frequência, ou até que as batatas-doces fiquem macias e levemente douradas.

Abóbora Bolota Cremosa

SERVE 4 PESSOAS

Esta abóbora derrete na boca, graças ao coco cremoso e aos temperos adocicados.

- 1 abóbora bolota
- 2 colheres de chá de óleo de coco ou manteiga de coco, e mais um pouco de óleo de coco para untar a travessa
- Uma pitada de canela em pó
- Uma pitada de noz-moscada ralada

Preaqueça o forno a 190ºC.

Corte a abóbora pela metade, de cima para baixo. Retire as sementes com uma colher e descarte-as.

Unte uma travessa média com óleo de coco, coloque as metades da abóbora com a casca para cima e deixe-as assar por 30 minutos. Então, vire as metades da abóbora para cima com um pegador adequado. Derrame uma colher de chá de óleo ou manteiga de coco sobre cada uma das metades e polvilhe também com a canela e a noz-moscada. Deixe-as assar por mais 10 minutos antes de servir.

Verduras Mistas Orgânicas Salteadas com Alho

SERVE DE 2 A 4 PESSOAS

Depois de experimentar estas verduras deliciosas regadas com um adocicado óleo de coco, você nunca mais vai reclamar da sua salada.

- 1 maço de verduras ou cerca de 4 a 5 xícaras, conforme a sua preferência, de couve, acelga, couve-galega ou mostarda-castanha
- 2 colheres de chá – ou mais, se necessário – de óleo de coco
- 1 dente de alho, amassado
- Uma pitada de sal marinho

Enxágue e seque as verduras. Separe as folhas dos cabos e pique estes em pedaços de 5cm. Pique as folhas em tiras de 2,5cm.

Aqueça o óleo e o alho em uma panela média e jogue os cabos picados. Salteie a mistura por cerca de 5 minutos, depois adicione as folhas e o sal. Se as verduras estiverem grudando no fundo da panela, acrescente outra colher de chá de óleo. Deixe saltear por mais 2 ou 3 minutos. Saboreie o prato quente.

Abóbora Japonesa Assada com Canela

SERVE DE 4 A 6 PESSOAS

Quando finalmente experimentei esta abóbora, me arrependi de não tê-la feito muitos anos antes. Seu sabor é tão rico que vai bem com tudo. Ela se parece com uma abóbora-moranga pequena, mas sua casca é verde. Poderá ser encontrada perto das outras abóboras no mercado.

- 2 colheres de sopa de óleo de coco derretido, e mais um pouco para untar a assadeira
- 1 abóbora japonesa
- Uma pitada de sal marinho
- Uma pitada de pimenta-do-reino em pó
- ⅛ de colher de chá de canela em pó
- Uma pitada de noz-moscada ralada

Preaqueça o forno a 175ºC.
Unte uma assadeira com óleo de coco. Corte a abóbora pela metade, com cuidado, de cima para baixo. Retire as sementes com uma colher e descarte-as. Fatie cada metade em pedaços de 2,5cm de espessura e ponha-os numa tigela grande. Regue as fatias de abóbora com o óleo de coco derretido e salpique com a pimenta-do-reino, a canela, a noz-moscada e o sal. Espalhe-as sobre a assadeira e deixe assar por cerca de 20 minutos. Depois vire os pedaços e deixe assar por mais 20 minutos. A casca é comestível, mas você pode removê-la antes de servir o prato, se preferir.

Abóbora-Menina com Especiarias e Cúrcuma

SERVE 2 PESSOAS

- 1 abóbora-menina, descascada, sem sementes e picada em cubos de 1,5 a 2cm de lado
- 1 a 2 colheres de sopa de óleo de coco derretido, e mais um pouco para untar a assadeira
- ¼ de colher de chá de cúrcuma

Preaqueça o forno a 190ºC.
Em uma tigela grande, misture os cubos de abóbora com o óleo e a cúrcuma. Depois, coloque tudo em uma assadeira untada e deixe assar por 30 minutos – quanto mais assar, mais crocante vai ficar!

Assado Lento de Cenoura e Beterraba com Cúrcuma

SERVE 2 A 4 PESSOAS

Nas cores vivas destas cenouras e beterrabas, dá até para ver sua força nutricional.

- 4 cenouras descascadas
- 2 beterrabas douradas, descascadas
- 2 a 3 colheres de chá de óleo de coco, derretido
- Uma pitada de sal marinho
- Cúrcuma a gosto

Pique as cenouras em rodelas finas ou em pedaços de 5cm e depois divida-os longitudinalmente em quatro partes. Pique as beterrabas em pedaços pequenos o bastante para comer – cerca de 2,5cm de comprimento e 1,25cm de largura.

Em uma tigela média, misture as hortaliças com o óleo de coco derretido, o sal e outros temperos da sua preferência. Espalhe-as sobre uma assadeira e deixe assar por cerca de 20 minutos, conforme a textura desejada.

Pilaf *de Couve-Flor*

SERVE 4 PESSOAS

Esta receita é uma das minhas favoritas. É incrivelmente fácil de preparar e se parece com arroz. Adoro fazer uma boa quantidade desse pilaf e saboreá-lo a semana inteira em diferentes pratos, principalmente aqueles com curry.

- 1 couve-flor, picada rusticamente
- 1 cebola comum, picada em cubinhos
- 2 colheres de sopa de óleo de coco
- ¼ de colher de chá de sal marinho

Enxágue a couve-flor e quebre-a em pequenas "flores". Coloque-as aos poucos em um processador equipado com uma lâmina em forma de "S" e deixe o aparelho processá-las até ficarem parecidas com grãos de arroz. Outra opção é usar um espremedor de batatas em vez do processador.

Numa frigideira, refogue a cebola no óleo de coco em fogo médio. Quando a cebola ficar translúcida, adicione a couve-flor processada. Misture bem os ingredientes e deixe-os saltear até ficarem macios. Adicione ao *pilaf* o sal e outros temperos da sua preferência e sirva.

Batatas-Doces Assadas Simplesmente Deliciosas

SERVE 2 PESSOAS (1 BATATA POR PESSOA)

Toda vez que eu como batata-doce, fico impressionada com o sabor que elas têm, mesmo sem tempero algum. Esta receita também é boa para fazer em maior quantidade e comer ao longo da semana para poupar tempo. As batatas-doces ficam gostosas até mesmo frias, e você pode comê-las na rua!

Óleo de coco para untar a assadeira
2 batatas-doces médias

Preaqueça o forno a 200ºC.
Lave as batatas-doces, corte-as ao meio no sentido do comprimento e coloque-as numa assadeira untada, viradas para baixo. Deixe-as assar por 45 a 60 minutos ou até ficarem macias.

Batatas-Doces Perfeitas com Canela e Noz-Moscada Assadas Duas Vezes

SERVE 2 PESSOAS (1 BATATA POR PESSOA)

Tudo bem, eu disse que a batata-doce fica gostosa mesmo sem tempero nenhum. Mas esta receita é de morrer! Você vai achar que está comendo uma sobremesa. Aproveite este petisco especial!

Batatas-Doces Assadas Simplesmente Deliciosas (receita acima)
2 colheres de sopa de óleo de coco
⅛ de colher de chá de canela em pó
Uma pitada de noz-moscada ralada
Uma pitada de sal marinho
Uma pitada de pimenta-do-reino em pó
¼ de xícara de leite de coco integral (opcional)
2 colheres de chá de cebolinha picada (opcional)

Preaqueça o forno a 190ºC.
Com uma colher, retire toda a polpa das batatas e coloque numa tigela média. Ponha as cascas inteiras sobre uma assadeira e reserve.
Na tigela, junte à batata-doce o óleo de coco, a canela, a noz-moscada, o sal, a pimenta-do-reino e o leite de coco (opcional). Amasse tudo com um espremedor de batatas ou com um garfo até homogeneizar a mistura. Despeje-a nas cascas reservadas, leve ao forno e deixe assar por 10 a 15 minutos. Decore as batatas com a cebolinha (opcional) por cima e sirva.

Repolho com Alho Assado no Forno

SERVE 4 PESSOAS

Óleo de coco para untar a assadeira
1 repolho verde inteiro
2 dentes de alho
2 colheres de sopa de azeite de oliva extravirgem
Uma pitada de sal marinho
Uma pitada de pimenta-do-reino em pó
1 abacate grande, fatiado
1 porção de Hambúrgueres/Almôndegas de Gado Orgânico ao Alecrim e Manjericão (página 241)

Preaqueça o forno a 200ºC.

Unte a assadeira com óleo de coco.

Coloque o repolho sobre uma tábua de corte, com a raiz para baixo, e corte-o em fatias de cerca de 2,5cm de espessura. Amasse os dentes de alho com a lateral de uma faca de *chef* para amaciá-los. Esfregue com o alho todos os lados das fatias de repolho. Regue as faces maiores de cada uma delas com o azeite e salpique-as com a pimenta-do-reino e o sal.

Ponha as fatias de repolho em uma assadeira untada e deixe-as assar por cerca de 25 minutos. Depois, vire-as e deixe-as assar por mais 25 minutos.

Sirva acompanhado das fatias de abacate e de Hambúrgueres/Almôndegas de Gado Orgânico ao Alecrim e Manjericão.

Fritas Crocantes de Batata-Doce

SERVE 2 PESSOAS

Não tem a mínima chance de você se sentir carente comendo estas fritas crocantes.

2 batatas-doces médias
Óleo de coco

Lave e descasque as batatas doces. Corte-as em palitos de aproximadamente 5cm de comprimento e cerca de 0,6 a 1,2cm de espessura.

Em uma frigideira grande, aqueça o óleo de coco em quantidade suficiente para cobrir os palitos de batata. Quando o óleo estiver quente, coloque metade dos palitos de batata-doce com uma escumadeira. Frite-os por cerca de 7 minutos, removendo-os do óleo antes que fiquem douradas (elas ficarão mais crocantes depois de retiradas do óleo). Frite o resto da mesma maneira.

Alcachofra com Vinagrete de Umeboshi

SERVE DE 2 A 4 PESSOAS

2 alcachofras
½ limão-siciliano
1 dente de alho, descascado e amassado
Vinagrete de Umeboshi (página 220)

Encha uma caçarola grande com água até cobrir as alcachofras e aqueça-a até ferver.

Enquanto espera a fervura, corte o cabo das alcachofras para que elas se equilibrem em pé (com o lado da flor para cima) no fundo da panela. Com uma tesoura de cozinha, corte as pontas de todas as folhas das alcachofras e descarte-as. Corte também a ponta superior de ambas as alcachofras e descarte. Esfregue a polpa suculenta do limão--siciliano nas áreas cortadas das alcachofras.

Usando uma escumadeira, mergulhe com cuidado o meio limão-siciliano, o alho e as alcachofras na água fervente. Para mantê-las submersas na água, cubra-as com uma tampa pequena o bastante para caber dentro da panela. Deixe-as ferver por cerca de 30 a 35 minutos ou até ficarem macias. Depois, retire-as com a escumadeira e deixe que sequem e esfriem sobre um escorredor e de cabeça para baixo, para que toda a água escorra.

Para comer, arranque uma pétala de cada vez, mergulhe-a no Vinagrete de Umeboshi, ponha-a inteira na boca e vá raspando-a com os dentes para retirar sua carne macia. Quando chegar ao centro, limpe a camada de pelos com uma faca bem afiada antes de comer o coração da alcachofra.

Se sobrarem pedaços da alcachofra, reaqueça-os depois no vapor.

Abobrinha Amarela ao Óleo de Coco

SERVE 2 PESSOAS

1 abobrinha
1 abobrinha amarela
2 colheres de chá de óleo de coco

Lave as abobrinhas e corte fora as extremidades. Rale-as com um ralador.

Aqueça o óleo de coco em uma frigideira média, depois adicione as abobrinhas raladas e salteie a mistura por cerca de 1 a 2 minutos.

Hortaliças Assadas

SERVE 2 PESSOAS

    4 xícaras de hortaliças picadas da sua escolha (aspargo, beterraba, brócolis, couve-flor, cenoura, salsão, abobrinha, batata-doce etc.)
    1 a 2 colheres de chá de óleo de coco, derretido
    ¼ de colher de chá de sal marinho
    Temperos opcionais: cúrcuma, canela, noz-moscada, cominho e pimenta-do-reino

Preaqueça o forno a 175ºC.

Em uma tigela, junte as hortaliças picadas, o óleo, o sal e os temperos opcionais, misturando tudo muito bem. Espalhe as hortaliças sobre uma assadeira e asse-as por 15 a 25 minutos. O tempo de cozimento vai depender das hortaliças escolhidas e do ponto desejado. Fique de olho nelas para obter o melhor tempo.

Assado Simples de Aspargos Orgânicos

SERVE 2 PESSOAS

    24 talos de aspargos, sem as pontas
    1 colher de sopa de óleo de coco ou azeite de oliva
    Uma pitada de sal marinho
    ¼ de um limão-siciliano

Preaqueça o forno a 190ºC. Lave os aspargos e coloque-os em uma travessa refratária. Regue-os com óleo ou azeite e salpique-os com um pouco de sal. Deixe assar por 20 a 25 minutos.

Esprema o limão-siciliano sobre os aspargos antes de servir.

Couve-de-Bruxelas com Cerejas Roxas Orgânicas

SERVE 2 PESSOAS

    3 xícaras de couves-de-bruxelas orgânicas, com os cabos cortados
    ½ xícara de cerejas orgânicas frescas, sem as sementes
    2 a 3 colheres de sopa de azeite de oliva ou óleo de coco derretido, mais uma quantidade extra para untar
    ¼ de colher de chá de sal

Preaqueça o forno a 190ºC. Unte a assadeira com óleo de coco. Corte ao meio as couves-de-bruxelas. Misture-as com as cerejas, o óleo e o sal. Deixe assar por 15 a 20 minutos, conforme as queira menos ou mais crocantes.

Brócolis Japonês Orgânico com Alho e Limão-Siciliano

SERVE 2 PESSOAS

Você pode dobrar a quantidade de qualquer uma destas receitas de acompanhamentos verdes, para saboreá-los no dia seguinte.

- 8 talos de brócolis japonês, com as extremidades cortadas
- 1 colher de sopa (ou mais, se necessário) de óleo de coco ou azeite de oliva
- ½ cebola doce, picada em cubos
- 3 dentes de alho bem picadinhos
- ½ limão-siciliano

Em uma frigideira média, aqueça o óleo. Junte a cebola e refogue-a por 2 minutos. Adicione o alho e o brócolis japonês. Deixe refogar de 5 a 7 minutos, mexendo com frequência. Quando o brócolis estiver macio, esprema o limão-siciliano sobre ele e sirva.

Variação: Use 1 maço de brócolis comum, em vez de brócolis japonês.

Couve Crocante

SERVE 2 PESSOAS

- 1 maço de couve-crespa
- 2 colheres de sopa de óleo de coco
- ¼ de colher de chá de sal
- ¼ de colher de chá de cúrcuma

Preaqueça o forno a 200°C. Lave e seque as folhas de couve. Coloque-as em uma tigela grande, com as folhas cortadas em pedaços de 5 a 7,5cm e separadas dos talos. Descarte os talos. Regue as folhas com o óleo e esfregue-as para que ele penetre melhor nelas. Junte o sal e a cúrcuma e misture bem. De punhado em punhado ou em várias assadeiras ao mesmo tempo, deixe a couve assar por cerca de 10 minutos ou até ficar crocante. Fique de olho enquanto a couve estiver assando, para não deixar que os finos pedaços fiquem torrados.

SOPAS E CALDOS

Caldo de Cura do Intestino

Rende aproximadamente 16 porções de 120ml (8 xícaras)

A gelatina contida no Caldo de Cura do Intestino protege e cicatriza a mucosa intestinal e ajuda na digestão dos nutrientes. Este caldo fica bom misturado em sopas, mas você pode simplesmente tomá-lo em sua caneca favorita.

- 1 carcaça de frango orgânico (sobra do Frango Assado com Limão-Siciliano e Alho, cuja receita está na página 231) ou 450g de ossos (ossobuco, frango ou cabeça do osso da canela da vaca)
- 2 colheres de sopa de vinagre de maçã
- 1 colher de chá de sal marinho
- 2 dentes de alho, descascados e amassados com a lateral de uma faca
- 8 xícaras de água
- Cenouras, salsão e cebola picados (opcional)

Coloque a carcaça de frango ou os ossos em uma panela elétrica para banho-maria juntamente com o vinagre, o sal, o alho, a água e as hortaliças. Dependendo dos tipos de ossos e do tamanho da sua panela elétrica, você pode acrescentar água para cobrir os ossos. Cozinhe a mistura no modo baixo por pelo menos 24 horas, antes de resfriá-la. (Você já pode usar o caldo após 8 horas de cozimento, mas eu recomendo cozinhá-lo por pelo menos 24 horas.)

Quando o caldo estiver pronto, use uma escumadeira para retirar os ossos da panela. Depois, passe-o por um coador fino para separar a gordura. Talvez o caldo continue gorduroso, mas, depois de ficar um tempo na geladeira, a gordura vai formar uma camada fina na superfície e você poderá retirá-la.

Aqueça porções individuais do caldo para beber ou usar em outras receitas. Utilize-o por 4 ou 5 dias e depois congele-o.

Sopa-Creme de Abóbora-Menina com Canela

SERVE DE 4 A 6 PESSOAS

Você vai amar esta sopa doce e cremosa já na primeira vez que experimentá-la e talvez mais ainda na segunda vez! Veja bem, você pode descascar e picar pedaços de abóbora-menina e de batata-doce sempre que quiser e congelá-los para usar nesta ou em qualquer outra receita.

- 2 dentes de alho (sem amassar)
- 2 a 3 colheres de sopa de azeite de oliva extravirgem
- 1 abóbora-menina, descascada, sem as sementes e picada (você pode usar pedaços congelados)
- 2 batatas-doces médias, descascadas e picadas (você pode usar pedaços congelados)
- 1 cebola doce bem picada
- ½ colher de chá de canela em pó
- ¼ de colher de chá de noz-moscada ralada
- 4 xícaras de Caldo de Cura do Intestino (receita anterior, página 210) ou caldo pronto sem glúten e com baixo teor de sódio (nos Estados Unidos, a Pacific Natural Foods vende bons caldos orgânicos)
- 400ml de leite de coco integral
- Sal marinho a gosto
- Pimenta-do-reino moída a gosto

Em uma panela grande, salteie o alho no azeite de oliva até ele começar a soltar seu aroma. Junte a abóbora, as batatas-doces, a cebola, a canela e a noz-moscada. Deixe saltear de 3 a 5 minutos, mexendo com frequência. Adicione o caldo, espere a sopa ferver e então diminua o fogo, deixando cozinhar por cerca de 20 minutos ou até que as batatas e a abóbora fiquem macias.

Retire a panela do fogo. Bata a mistura com um *mixer* – ou aos poucos, usando um liquidificador comum – até que ela fique cremosa.

Devolva a panela ao fogão, em fogo baixo, e acrescente o leite de coco aos poucos, misturando. Continue cozinhando a sopa em fogo baixo, sempre misturando bem. Tempere com sal e pimenta-do-reino.

Variação: Jogue sementes de romã sobre cada porção individual da sopa, para deixá-la crocante.

Sopa Nutritiva de Frango com "Macarrão" da Vovó

SERVE 4 PESSOAS

O *"macarrão" de abobrinha transforma esta sopa em uma canja tradicional de galinha e macarrão, o prato perfeito para trazer de volta aquelas suas recordações de infância.*

   1 colher de sopa de óleo de coco – ou mais, se necessário
   1 dente de alho, bem picadinho
   1 cebola comum, fatiada
   ¼ de colher de chá de cúrcuma em pó
   ½ batata-doce, fatiada
   4 cenouras, fatiadas
   4 talos de aipo, fatiados
   1 folha de louro
   600ml (2,5 xícaras) de Caldo de Cura do Intestino (página 210) ou caldo pronto sem glúten e com baixo teor de sódio
   2 xícaras de frango orgânico fatiado ou desfiado
   2 colheres de chá de manjericão fresco picado
   2 colheres de chá de coentro ou salsinha picados (ou de ambos)
   ¼ de colher de chá de sal marinho
   ⅛ de colher de chá de pimenta-do-reino moída
   2 abobrinhas cortadas em tiras de "macarrão" com um apontador de legumes ou com um descascador

Em uma panela grande, aqueça o óleo de coco em fogo médio. Junte o alho e refogue até dourar levemente. Adicione a cebola e a cúrcuma. Continue refogando por mais uns 3 minutos. Acrescente a batata, as cenouras, o aipo e o louro. Se as hortaliças parecerem secas, ponha mais 2 a 3 colheres de chá de óleo. Cozinhe a mistura por mais uns 10 minutos. Junte o caldo, o frango, o manjericão, a salsinha e/ou o coentro, o sal e a pimenta-do-reino. Espere a sopa ferver e então deixe cozinhar em fogo brando com a panela tampada por mais 40 minutos.

Desligue o fogo e retire a folha de louro. Adicione o "macarrão" de abobrinha e misture, depois tampe a panela e deixe a sopa descansar por 5 a 10 minutos. Sirva quente.

Sopa Orgânica de Cinco Hortaliças

SERVE 4 PESSOAS

- 1 xícara de abóbora madura fatiada
- 1 xícara de abobrinha fatiada
- 1 xícara de brócolis fatiado
- 1 xícara de couve-flor fatiada
- 1 xícara de cebola comum cortada em cubinhos
- 1 dente de alho bem picadinho
- 2 colheres de chá de azeite de oliva extravirgem
- 1 xícara de Caldo de Cura do Intestino (página 210) ou caldo pronto sem glúten e com baixo teor de sódio
- ¼ de colher de chá de endro fresco
- Sal marinho a gosto
- Pimenta-do-reino em pó a gosto

Cozinhe no vapor a abóbora, a abobrinha, o brócolis e a couve-flor. Reserve.

Em uma frigideira, caramelize a cebola e o alho no azeite. Reserve.

Em um liquidificador, bata em várias porções o caldo com as hortaliças cozidas, a cebola, o alho, o endro, o sal e a pimenta-do-reino. Quando a mistura estiver cremosa, passe-a para uma panela grande. Acrescente o caldo restante e deixe cozinhar em fogo brando até ficar bem quente.

SALADAS

Salada Cobb Limpa

SERVE 2 PESSOAS

2 xícaras de alface-romana picada
1 xícara de couve picada
½ pepino fatiado
1 peito de frango orgânico cozido e fatiado
½ maçã fatiada
½ abacate grande fatiado
1 colher de sopa de azeite de oliva
Suco de ½ limão-siciliano
2 colheres de chá de leite de coco integral (opcional)
1 dente de alho bem picadinho
Uma pitada de sal marinho
Uma pitada de pimenta-do-reino moída

Em uma tigela média, misture a alface, a couve, o pepino, o frango, a maçã e o abacate. Reserve a mistura.

Coloque o azeite, o suco do limão-siciliano, o leite de coco, o alho, o sal e a pimenta-do-reino em um liquidificador e bata até que a mistura fique cremosa. Regue a salada com o molho e sirva. Se você estiver preparando-a para também saboreá-la em um outro dia, deixe para cortar parte da maçã e do abacate quando for comer pela segunda vez, para que estejam frescos, e não misture o molho com toda a salada.

Variação: Use o Peito de Frango Orgânico Assado com Ervas (página 233) na salada em vez do peito de frango simples.

Salada Cítrica Orgânica de Couve com Cranberry

SERVE 2 PESSOAS

O elemento cítrico nesta receita ajuda a amenizar o toque crocante das folhas de couve e a presença da fruta proporciona um sabor adocicado. Depois que terminar, você vai ficar com vontade de repetir!

- 1 maço de couve (4 a 5 xícaras de couve picada)
- Suco de ½ laranja
- Azeite de oliva extravirgem
- 1 ½ xícara de frango cozido desfiado (você pode usar as sobras do Frango Assado com Limão-Siciliano e Alho, da página 231)
- ½ xícara de *cranberry* desidratado sem açúcar ou de cerejas frescas sem caroço (opcional)
- 1 pepino pequeno fatiado (opcional)

Lave, seque e depois pique as folhas de couve. Em uma tigela média, misture bem a couve picada com o suco de laranja e o azeite de oliva. Acrescente o frango, o *cranberry*, as cerejas e o pepino (opcionais). Deixe a salada descansar no mínimo 30 minutos antes de servir, para agregar os sabores.

Variação: Não precisa usar o frango, se já tiver alguma outra proteína animal na refeição.

Salada de Couve e Espinafre com Hambúrgueres de Gado Orgânico ao Alecrim e Manjericão

SERVE 2 PESSOAS

- 4 a 5 xícaras de couve e espinafre orgânicos picados e misturados
- 1 a 2 colheres de sopa de óleo de coco
- 1 cebola doce pequena, fatiada em tiras finas
- 2 a 4 Hambúrgueres/Almôndegas de Gado Orgânico ao Alecrim e Manjericão (página 241)
- ½ xícara de *Superguacamole* (página 220)

Lave e seque as verduras. Corte as folhas em tiras de 2,5cm e divida-as em duas tigelas.

Aqueça o óleo em uma frigideira média. Refogue a cebola até caramelizar (deixe que elas grudem no fundo para caramelizar e então mexa-as, antes que queimem).

Coloque 1 ou 2 hambúrgueres sobre cada porção de verduras e regue com 1 colher de *guacamole* e as cebolas caramelizadas.

Salada Tropical Nicaraguense

SERVE 2 PESSOAS

- 4 a 6 xícaras de folhas verdes diversas
- ¼ a ½ manga pequena, descascada e ralada
- ½ xícara de morangos cortados em fatias finas
- ½ pepino bem fatiadinho
- 1 abacate picado em cubos
- ¼ de colher de chá de sal marinho
- 2 colheres de sopa de azeite de oliva
- 2 colheres de sopa de vinagre balsâmico (use vinagre de maçã, se estiver seguindo o Protocolo Nutricional para Pessoas com Supercrescimento de Leveduras e SBID)

Em uma saladeira grande, misture as verduras com a manga, os morangos, o pepino e o abacate. Em uma tigela pequena, misture todos os temperos. Regue a salada com a quantidade desejada de molho e sirva.

Variação: Se for usar a salada como acompanhamento, você pode servi-la com o Peito de Frango Orgânico Assado com Ervas (página 233) ou com sobras de frango ou salmão.

Salada de "Macarrão" de Abobrinha

SERVE 2 PESSOAS

- 1 abobrinha cortada em tiras de "macarrão" com um apontador de legumes ou ralada
- 2 abacates médios fatiados
- ½ xícara de azeitonas sem caroço e fatiadas
- ¼ de xícara de cebolinha picada
- 2 colheres de sopa de suco de limão-siciliano fresco
- 2 colheres de sopa de azeite de oliva extravirgem
- ⅛ de colher de chá de sal marinho
- Uma pitada de pimenta-do-reino moída

Misture o "macarrão" de abobrinha, os abacates, as azeitonas e a cebolinha em uma tigela média. Em uma tigela pequena, misture o suco de limão, o azeite, o sal e a pimenta-do-reino. Depois, regue os vegetais com o molho e mexa bem para envolver toda a salada.

Variação: Sirva com sobras de salmão.

Salada de Rúcula, Laranja-Vermelha[2] e Funcho

SERVE 2 PESSOAS

Esta salada fica deliciosa no dia seguinte e você pode fazer o dobro de molho para saboreá-la junto com o prato Crie sua Salada Mista Orgânica (páginas 245-6).

4 xícaras de rúcula
1 laranja-vermelha descascada e fatiada em gomos (retire também as partes brancas da casca e do miolo)
½ talo de funcho pequeno, cortado em fatias bem finas
1 beterraba descascada, fatiada e assada conforme indicado na receita Hortaliças Assadas (página 208)
¼ de cebola roxa, cortada em fatias bem finas
2 colheres de sopa de coentro fresco picadinho

Para o Molho
Suco de ½ laranja-vermelha
2 colheres de chá de suco de limão-siciliano fresco
2 colheres de chá de suco de limão comum fresco
1 colher de sopa de azeite de oliva extravirgem
Uma pitada de sal marinho (ou a gosto)
Uma pitada de pimenta-do-reino moída

Ponha a rúcula em uma tigela grande. Parta ao meio cada um dos gomos de laranja e distribua-os por cima da rúcula. Adicione as fatias do talo de funcho juntamente com as de beterraba e cebola. Finalize a salada com o coentro.

Em outra tigela, misture bem todos os ingredientes do molho e regue a salada com ele, agitando-a para distribuí-lo de maneira homogênea.

Variação: Se for usar a salada como acompanhamento, você pode servi-la com o Peito de Frango Orgânico Assado com Ervas (página 233) ou com sobras de frango ou camarão grelhado.

---

2 Não existe laranja-vermelha no Brasil. A fruta pode ser substituída pela laranja-pera. (N.do R. T.)

Salada de Pepino e Algas

SERVE 2 PESSOAS

1 xícara de algas (*wakame* ou *arame*)

1 pepino pequeno sem as sementes, cortado de comprido em quatro partes e depois em fatias de 1,5cm

Para o Molho

1 colher de sopa de molho de seiva de coco (evite, se estiver seguindo o Protocolo Nutricional para Pessoas com Supercrescimento de Leveduras e SBID)

1 colher de sopa de vinagre de maçã

1 ½ colher de chá de azeite de oliva extravirgem

1 colher de chá de suco de limão-siciliano fresco

½ colher de chá de gengibre picadinho na hora

Sal marinho a gosto

Se a alga usada for a *wakame*, corte-a com uma tesoura em pedaços de 2,5cm. Mergulhe-os na água por 5 a 10 minutos e depois retire as partes duras.

Se for usar a alga *arame*, mergulhe-a na água fria por 5 a 10 minutos e então seque-a. Com uma tesoura, corte-a em pedaços de 2,5cm.

Em uma tigela grande, misture a alga e o pepino. Reserve.

Para fazer o molho, ponha todos os ingredientes em um liquidificador e acione-o no modo "pulsar" algumas vezes, até obter um creme. Ou então apenas bata a mistura com um fuê ou um garfo em uma tigela. Regue a alga e o pepino com a quantidade desejada e sirva.

CONDIMENTOS

Molho Pesto *Cremoso*

RENDE DE ¾ A 1 XÍCARA

Este molho é fácil de fazer em grande quantidade e torna os pratos mais apetitosos.

- 2 xícaras de folhas de manjericão fresco bem compactadas
- ¼ de xícara mais 1 colher de sopa de azeite de oliva extravirgem
- 2 dentes de alho
- Uma pitada de sal marinho
- Uma pitada de pimenta-do-reino moída
- ¼ de xícara de água

Bata todos os ingredientes no liquidificador até que a mistura fique cremosa. Guarde o molho na geladeira por até uma semana.

Tapenade *de Azeitonas*

RENDE APROXIMADAMENTE 1 XÍCARA

- 1 xícara de azeitonas descaroçadas
- 2 dentes de alho picadinhos
- 2 colheres de sopa de alcaparras
- 2 colheres de sopa de salsinha fresca picada
- Folhas de 3 galhos de tomilho fresco, bem picadinhas
- 1 colher de sopa de suco de limão-siciliano fresco
- 1 colher de sopa de vinagre de maçã
- 2 colheres de sopa de azeite de oliva extravirgem
- Uma pitada de sal marinho
- Uma pitada de pimenta-do-reino moída

Coloque todos os ingredientes em um processador ou liquidificador. Bata no modo "pulsar" ou triture a mistura até ficar bem homogênea, adicionando azeite ou água conforme a consistência desejada.

Vinagrete de Umeboshi

RENDE APROXIMADAMENTE ¼ DE XÍCARA

1 colher de sopa de vinagre de umeboshi
3 colheres de sopa de azeite de oliva extravirgem
2 colheres de chá de salsinha ou manjericão frescos, picadinhos
Uma pitada de alho em pó

Triture todos os ingredientes em um liquidificador ou bata-os com um fuê em uma tigela até que o vinagrete fique bem homogêneo. Você pode duplicar ou triplicar a receita e guardar o vinagrete extra na geladeira por até uma semana.

Superguacamole

RENDE APROXIMADAMENTE 3 XÍCARAS

Este guacamole é feito com cinco hortaliças diferentes e por isso contém mais nutrientes e fibras. É uma das receitas mais apreciadas do Método Myers.

Polpa de 2 abacates
½ cebola comum picada em cubinhos
½ pepino cortado à *julienne* (em tiras finas)
½ abóbora madura ralada
½ abobrinha ralada
2 cenouras descascadas e cortadas à *julienne*
1 dente de alho, ralado ou picadinho
2 colheres de sopa de coentro fresco picado
Suco de ½ limão-siciliano ou limão comum
Sal marinho a gosto
¼ de limão-siciliano ou limão comum, para decorar o prato

Em uma tigela média, amasse a polpa dos abacates. Misture bem a cebola com o pepino, a abóbora, a abobrinha, as cenouras, o alho, o coentro, o suco de limão e o sal. Decore o *guacamole* com o quarto de limão-siciliano ou limão comum.

Molho Azedinho de Manga

RENDE APROXIMADAMENTE 3 XÍCARAS

Delicioso! No Texas, a gente não vive sem molho, e este é uma combinação maravilhosa de sabores.

1 manga fatiada
1 abacate fatiado
½ cebola picada
3 colheres de sopa de coentro fresco picado
Suco de 1 limão-siciliano pequeno
2 a 3 colheres de chá de raspas de limão-siciliano
1 colher de sopa de azeite de oliva extravirgem
Uma pitada de sal (ou a gosto)
Uma pitada de pimenta-do-reino moída (ou a gosto)

Em uma tigela grande, misture bem todos os ingredientes. Tempere com sal e pimenta-do-reino a gosto.

Molho Batido de Abacate e Limão-Siciliano

RENDE APROXIMADAMENTE ½ XÍCARA

Polpa de 1 abacate médio
Suco de 1 limão-siciliano médio
1 colher de sopa de azeite de oliva extravirgem
Água (dose a quantidade conforme a consistência desejada)

Triture todos os ingredientes em um liquidificador ou bata-os com um fuê em uma tigela até o molho ficar cremoso.

FRUTOS DO MAR

Salmão de Pesca Extrativa Assado com Molho Azedinho de Manga

SERVE 4 PESSOAS

Para o molho do salmão, procure uma mostarda escura preparada à base de vinagre de maçã. Nos Estados Unidos, a Eden Food comercializa uma ótima mostarda orgânica desse tipo.

    2 filés de 225g de salmão de pesca extrativa
    1 colher de sopa de azeite de oliva extravirgem
    Sal marinho a gosto
    Pimenta-do-reino moída a gosto
    6 colheres de sopa de Molho Azedinho de Manga (página 221)

    Para o Molho do Salmão
    2 colheres de sopa de azeite de oliva extravirgem
    1 ½ colher de sopa de salsinha picada
    1 ½ colher de sopa de endro picado
    3 colheres de sopa de mostarda escura
    1 dente de alho picadinho em cubos
    1 a 2 colheres de sopa de suco de limão-siciliano fresco

Tempere os filés de salmão dos dois lados com o azeite, uma pitada de sal e pimenta-do-reino. Coloque-os em uma assadeira grande e leve ao forno, na prateleira mais baixa. Deixe o salmão assar por cerca de 25 minutos ou até ficar bem quente e firme.

Em uma tigela pequena, misture todos os ingredientes do molho e regue o salmão antes de servir. Depois cubra os filés com o Molho Azedinho de Manga.

Alabote de Pesca Extrativa com Cebolas Doces Caramelizadas

SERVE 4 PESSOAS

> 4 filés de 225g de alabote de pesca extrativa (ou outro peixe de sua preferência)
> Sal marinho a gosto
> Pimenta-do-reino moída a gosto
> 2 colheres de sopa de azeite de oliva extravirgem, e mais um pouco para untar a assadeira
> 4 cebolas comuns ou doces fatiadas em anéis bem fininhos
> 2 colheres de sopa de suco de limão-siciliano fresco

Preaqueça o forno a 200°C.

Tempere os filés de alabote com sal e pimenta-do-reino. Coloque-os em uma assadeira untada com azeite e deixe assar por 10 a 15 minutos ou até o peixe ficar firme. Na metade do tempo, acrescente azeite, se necessário.

Aqueça 2 colheres de sopa de azeite de oliva em uma frigideira média. Refogue as cebolas no azeite até caramelizarem, depois disponha-as sobre o peixe pronto e regue tudo com o suco de limão antes de servir.

Salada Doce de Salmão com Laranja

SERVE 2 PESSOAS

Compre uma quantidade de ingredientes suficiente para fazer esta receita pelos próximos dois dias e deixe-os preparados. Você pode deixar para cortar alguns ingredientes na hora – como o pepino, os abacates e o manjericão – para mantê-los frescos.

> 225 a 300g de salmão de pesca extrativa fresco ou enlatado, cozido
> 1 pepino picadinho
> 2 abacates picadinhos
> Suco de 1 laranja média
> 2 colheres de sopa de manjericão fresco picadinho
> Sal marinho a gosto

Numa tigela média, desmanche o salmão em lascas. (Se for usar salmão enlatado, drene o excesso de água antes.) Misture o pepino, os abacates, o suco de laranja, o manjericão e o sal. Bom apetite!

Camarão com Molho Verde Tailandês

SERVE DE 4 A 6 PESSOAS

Quero muito que você experimente este prato. O molho é saboroso como o do seu restaurante tailandês predileto e o trabalho extra que você vai ter para preparar esta receita valerá a pena. Além disso, é fácil fazer a base do molho verde em maior quantidade e guardar no freezer. Assim, da próxima vez que for fazer o prato, você só vai levar metade do tempo.

- 2 couves-flores grandes
- 1 colher de sopa de óleo de coco
- 2 colheres de chá de pasta de anchova
- 400ml de leite de coco, menos 2 colheres de sopa, que devem ser reservadas para o molho verde
- 700g de camarões grandes de pesca extrativa, descascados e limpos
- 2 xícaras de cogumelos fatiados (elimine este ingrediente se estiver seguindo o Protocolo Nutricional para Pessoas com Supercrescimento de Leveduras e SBID)
- 5 cebolinhas picadas
- 2 colheres de sopa de suco de limão comum fresco
- 1 xícara de manjericão fresco picado
- 4 ramos de capim-limão, em pedaços de 2,5cm e sem as pontas
- 1 colher de chá de sal marinho
- Decore com folhas de manjericão e raspas de limão comum (opcional)

Para a Base do Molho Verde
- 1 chalota fatiada
- 4 dentes de alho
- 1 pedaço de gengibre com 2cm de comprimento
- ½ xícara de folhas de coentro fresco, bem compactadas
- ½ xícara de folhas de manjericão fresco, bem compactadas
- ½ colher de chá de cominho em pó
- ½ colher de chá de pimenta-do-reino moída
- 3 colheres de sopa de molho de peixe sem glúten (elimine este ingrediente se estiver seguindo o Protocolo Nutricional para Pessoas com Supercrescimento de Leveduras e SBID)
- 2 colheres de sopa de suco de limão comum fresco
- 2 colheres de sopa de leite de coco

Primeiro, faça a base do molho verde. Misture todos os ingredientes da base em um processador ou liquidificador até obter a consistência de uma pasta. Reserve.

Lave a couve-flor em água corrente e quebre-a em pequenas "flores". Coloque-as aos poucos em um processador equipado com uma lâmina em forma de "S" e deixe o aparelho processá-las até ficarem parecidas com grãos de arroz. Outra opção é usar um espremedor de batatas em vez do processador.

Aqueça o óleo de coco em uma frigideira grande. Junte a base do molho verde e a pasta de anchova. Misture as duas pastas por cerca de 30 segundos. Depois acrescente o leite de coco e deixe cozinhar em fogo brando por alguns minutos. Adicione e misture a couve-flor e deixe cozinhar por 3 minutos. Acrescente o camarão e os cogumelos e cozinhe por mais 2 ou 3 minutos ou até os camarões ficarem quase totalmente cozidos. Junte a cebolinha, o suco de limão, o manjericão, o capim-limão e o sal. Deixe continuar cozinhando até que os camarões fiquem no ponto certo e os cogumelos estejam macios.

Sirva o prato decorado com o manjericão fresco e as raspas de limão.

Atenção: Os pedaços de capim-limão não são para consumo. Deixe-os de lado ao comer ou descarte-os antes de servir.

Variação: Sirva sobre pepinos cortados à *julienne* e abacate picado em cubinhos.

Abacate Recheado com Salmão ao Coentro

SERVE 2 PESSOAS

Este é um dos pratos favoritos da minha família. Logo após provar esta receita pela primeira vez, meu pai me enviou uma mensagem de texto para dizer o quanto tinha gostado dela!

- 150g de salmão de pesca extrativa, cozido e fatiado em cubinhos (você também pode usar o filé de salmão vendido em embalagens)
- ½ xícara de alface picada (de qualquer tipo)
- 2 colheres de sopa de coentro fresco picadinho
- 3 colheres de sopa de suco de limão-siciliano fresco
- 2 colheres de sopa de azeite de oliva extravirgem
- ½ colher de chá de cominho em pó
- Sal marinho e pimenta-do-reino a gosto
- 2 abacates cortados ao meio e sem caroço – não tire a casca

Em uma tigela média, misture delicadamente com as mãos o salmão, a alface, o coentro, o suco de limão-siciliano, o azeite, o cominho, o sal e a pimenta-do-reino. Com uma colher, recheie cada metade de abacate com a mistura e sirva.

"Macarrão" com Molho Pesto Cremoso e Camarão

SERVE APROXIMADAMENTE 4 PESSOAS

Outro dos meus favoritos, este "macarrão" de abobrinha é mais rápido de fazer do que um macarrão de verdade, e você vai adorar a textura de massa que ele tem!

- 4 abobrinhas grandes sem as pontas e cortadas em tiras de "macarrão" com um apontador de legumes ou com um descascador
- 2 colheres de chá de óleo de coco
- 2 dentes de alho bem picadinhos
- ⅛ de colher de chá de sal marinho e mais um pouco para desidratar a abobrinha
- Uma pitada de pimenta-do-reino moída
- 450g de camarão-pistola de pesca extrativa, descascado e limpo
- 4 colheres de sopa de Molho Pesto Cremoso (página 219)
- 5 a 6 colheres de sopa de leite de coco integral
- ½ xícara de manjericão fresco picadinho

Coloque a abobrinha em uma tigela grande e jogue bastante sal para que as tiras "suem" por cerca de 20 minutos.

Enquanto isso, aqueça o óleo de coco em uma frigideira grande. Acrescente o alho, o sal e a pimenta-do-reino e refogue até o alho começar a dourar. Então adicione o camarão e cozinhe por uns 3 minutos, mexendo bem.

Aperte o "macarrão" de abobrinha com uma toalha para absorver o excesso de líquido. Quando o camarão começar a ficar rosado, junte a abobrinha na frigideira, o Molho Pesto Cremoso e o leite de coco. Misture para que o molho envolva todos os ingredientes e deixe cozinhar por mais 30 segundos ou 1 minuto. Salpique o manjericão picadinho e sirva.

Bacalhau com Espinafre Assado ao Forno no Óleo de Coco

SERVE 4 PESSOAS

- 250g de folhas de espinafre fresco
- 1 ½ xícara de cenoura cortada em palitinhos (cortada na hora ou comprada pronta)
- 2 cebolas roxas fatiadas em anéis
- 4 filés de 225g de bacalhau, fresco ou congelado
- 12 fatias finas de abacate
- 2 colheres de chá de óleo de coco
- Suco de 2 limões-sicilianos

Uma pitada de endro fresco ou desidratado
Uma pitada de sal marinho
8 a 12 fatias finas de limão-siciliano

Preaqueça o forno a 180ºC.

Disponha o espinafre em camadas sobre duas travessas previamente untadas de 20 x 20cm refratárias. Separe cada camada de espinafre por uma camada de cenoura e de cebola roxa. Coloque os filés sobre as hortaliças, pressionando-os para baixo. Regue cada uma das travessas com 2 colheres de sopa de água se estiver usando bacalhau fresco. Ponha 3 fatias de abacate sobre cada filé, regue-os com ½ colher de chá de óleo de coco e tempere com suco de limão-siciliano, endro e sal. Ponha 2 a 3 fatias de limão-siciliano sobre cada filé. Cubra as travessas com papel-alumínio e deixe assar por 15 a 20 minutos ou até que o bacalhau esteja tenro (levará mais tempo se você estiver usando peixe congelado).

Refogado de Frutos do Mar de Pesca Extrativa, Couve e Abobrinha

SERVE 2 PESSOAS

Esta é a receita ideal de café da manhã para você poder aproveitar aquelas sobras de proteína animal e comer suas hortaliças logo ao nascer do dia. Para preparar esta receita facilmente pela manhã, substitua o salmão por qualquer outro peixe disponível.

225g de salmão cozido ou sobras de qualquer outro peixe da sua preferência
1 abobrinha grande picada em fatias finas em forma de meia-lua
4 xícaras de couve lavada e picada
1 colher de sopa de óleo de coco
Uma pitada de sal marinho
Uma pitada de pimenta-do-reino moída
1 abacate grande cortado ao meio

Aqueça o óleo de coco em uma frigideira grande em fogo médio. Adicione o salmão, a abobrinha e a couve e refogue por cerca de 5 minutos, até que o peixe esteja crocante e as hortaliças, tenras. Acrescente o sal e a pimenta. Misture bem e sirva quente, acompanhado do abacate.

Sushi *de Sábado à Noite*

SERVE 2 PESSOAS

Pode ser preciso alguma prática para fazer o rolo de sushi perfeito, mas, independentemente da aparência, o sabor será ótimo! Você não vai precisar de tantos ingredientes quanto poderia pensar para deixar o sushi firme e compacto. Além disso, na internet há ótimos vídeos que o ajudarão a fazer seu Sushi de Sábado à Noite!

- 6 folhas de alga para *sushi* (*nori*)
- Polpa de 1 abacate grande, amassada
- 170g de salmão defumado
- 1 manga cortada em fatias bem finas
- 1 pepino cortado em fatias bem finas
- 3 talos de aspargos cozidos no vapor e cortados pela metade de comprido (opcional)
- 3 cebolinhas cortadas pela metade de comprido (opcional)

Coloque 1 folha de *nori* sobre uma esteira para *sushi* ou sobre uma tábua de corte. Com uma espátula, espalhe o abacate em uma camada bem fina sobre toda a superfície da folha de *nori*. Coloque uma tira de 30g de salmão defumado na extremidade inferior da folha coberta de abacate. Acima do salmão, posicione 2 fatias finas de manga atravessadas na folha de *nori*. Depois, coloque fatias de pepino acima das de manga. Se estiver usando o aspargo, ponha uma das metades de talo acima do pepino e outra de cebolinha acima desta.

A partir da extremidade inferior, dobre o *nori* pela metade por sobre todos os ingredientes e depois enrole bem apertado até obter um rolo compacto de *sushi*. Com uma faca bem afiada, corte-o em mais ou menos 8 pedaços. Reserve. Repita esse processo com os ingredientes restantes para fazer mais rolos.

Coma os *sushis* sozinhos ou mergulhe-os em manteiga de coco ou Vinagrete de Umeboshi (página 220) à medida que for comendo.

Camarão Crocante com Coco

SERVE 4 PESSOAS

Hum! O coco ralado sem açúcar dá a este camarão um sabor adocicado e uma consistência crocante!

- 24 camarões-pistola de pesca extrativa, descascados e limpos
- ¼ de xícara de farinha de coco
- 2 a 4 colheres de sopa de óleo de coco

3 dentes de alho

⅓ de xícara de coco ralado

Em uma tigela grande, passe os camarões na farinha de coco, cobrindo-os bem. Reserve.

Aqueça o óleo de coco em uma frigideira grande em fogo médio. Refogue o alho no óleo até dourar levemente e então adicione o camarão. Deixe cozinhar, virando cada camarão até ficar rosado de ambos os lados e então espalhe coco ralado sobre eles. Envolva-os bem no coco e sirva.

Truta Assada com Limão-Siciliano e Cogumelos

SERVE 4 PESSOAS

4 filés de 225g de truta de pesca extrativa

½ colher de chá de sal marinho

Uma pitada de pimenta-do-reino moída

4 colheres de sopa de óleo de coco, e mais um pouco para untar a travessa

2 chalotas fatiadas

2 dentes de alho picadinhos

1 pedaço de gengibre com 2,5cm de comprimento

1 ½ xícara de cogumelos fatiados (elimine, se estiver seguindo o Protocolo Nutricional para Pessoas com Supercrescimento de Leveduras e SBID)

Suco de 1 limão-siciliano grande

4 cebolinhas picadas

4 colheres de chá de salsinha ou coentro, picado

Ponha os filés de truta em uma travessa de vidro untada. Tempere-os com sal e pimenta-do-reino e reserve.

Preaqueça o forno a 160°C.

Aqueça o óleo de coco em uma frigideira em fogo médio. Refogue a chalota no óleo por cerca de 30 segundos e então acrescente o alho e o gengibre. Cozinhe por mais 30 segundos e adicione os cogumelos, o suco de limão, a cebolinha e a salsinha ou o coentro. Cozinhe a mistura em fogo brando até os cogumelos ficarem no ponto.

Espalhe a mistura com os cogumelos sobre cada filé. Ponha a truta para assar, descoberta, por cerca de 20 minutos ou até os filés ficarem levemente crocantes.

Tacos de Peixe Apimentados

SERVE 4 PESSOAS

A gente adora tacos de peixe aqui em Austin, Texas! Se quiser, substitua a cebola roxa, o abacate e o coentro pelo Molho Azedinho de Manga (página 221).

- 3 filés de peixe-branco de pesca extrativa
- Uma pitada de sal marinho
- Uma pitada de pimenta-do-reino moída
- Suco de 2 limões comuns
- 1 a 2 colheres de sopa de azeite de oliva extravirgem
- 1 dente de alho picadinho
- ¼ de colher de chá de cúrcuma
- 8 folhas de alface ou repolho
- ½ repolho roxo sem o centro e cortado em fatias finas
- ½ cebola roxa picadinha
- 2 abacates fatiados
- ¼ de xícara de coentro fresco
- 1 limão comum grande cortado em gomos, para decorar o prato

Preaqueça o forno a 160ºC ou prepare uma grelha para fazer o peixe.

Coloque os filés de peixe em uma travessa de vidro. Salpique cada um deles com pimenta-do-reino e sal e regue-os com o suco de limão e o azeite de oliva de ambos os lados. Tempere o peixe com alho e cúrcuma. Asse ou grelhe os filés por cerca de 20 minutos ou até ficarem levemente crocantes.

Para servir, coloque as folhas de alface ou repolho em quatro pratos, desfie o peixe sobre elas e acrescente o repolho fatiado, a cebola, o abacate e o coentro (ou o Molho Azedinho de Manga, se preferir). Regue cada prato com mais um pouco de suco de limão comum e decore com um gomo de limão.

AVES, CARNE BOVINA, CARNE DE PORCO E CORDEIRO

Frango Assado com Limão-Siciliano e Alho

SERVE DE 6 A 8 PESSOAS

Este prato é facílimo de fazer, além de ser um dos mais importantes do Método Myers. A receita é ideal para você poder saborear carne de frango ao longo da semana e fazer o Caldo de Cura do Intestino com as sobras.

- 1 frango orgânico inteiro (de 2 a 3kg), sem os miúdos
- 1 a 2 dentes de alho picadinhos
- 1 colher de sopa de azeite de oliva extravirgem
- ⅛ de colher de chá de sal marinho
- 1 limão-siciliano fatiado
- 2 colheres de sopa de caldo (opcional)
- 1 colher de sopa de vinagre de maçã (opcional)

Preaqueça o forno a 190°C.

Após colocar o frango sobre uma superfície limpa, faça cortes superficiais na pele dele e insira parte do alho nos cortes. Regue o frango com azeite de oliva, espalhe sal e pimenta-do-reino e esfregue para que os temperos penetrem. Insira as fatias de limão-siciliano na cavidade interna da peça de frango.

Acomode o frango em uma assadeira. Se quiser, espalhe caldo e vinagre no fundo dela. Deixe assar por aproximadamente 1 hora e 30 minutos ou até o frango estar totalmente cozido e atingir a temperatura de 75°C.

Deixe o frango esfriar antes de remover a carne dos ossos. Guarde os ossos para fazer o Caldo de Cura do Intestino (página 210).

Curry *de Frango com Coco*

SERVE 4 PESSOAS

Esta receita, uma das favoritas dos meus pacientes, familiares e amigos, é uma mistura sensacional de hortaliças nutritivas, temperos saborosos e creme de coco. Para quem gosta de cozinhar muito de uma vez, ela é ideal para fazer em grande quantidade e guardar para depois.

- 1 colher de sopa de azeite de oliva extravirgem
- 2 dentes de alho picados
- 1 cebola média picada em cubinhos
- ½ colher de sopa de cúrcuma em pó
- ½ colher de sopa de cominho em pó
- 1 colher de sopa de coentro em pó
- ½ colher de chá de cebola em pó
- 1 batata-doce descascada e cortada em cubos de 1,5cm
- 2 talos de aipo picados
- ½ xícara de cebolinha picada
- 1 xícara de água
- 1 colher de chá de sal marinho
- 1 peito de frango orgânico, cozido e cortado em iscas
- 400ml de leite de coco integral
- 1 abacate fatiado

Aqueça em fogo médio uma frigideira grande com tampa. Cubra-a de azeite de oliva e refogue o alho até dourar um pouquinho. Junte a cebola (e mais azeite, se necessário), tampe a frigideira e deixe cozinhar em fogo brando até as cebolas ficarem translúcidas. Acrescente a cúrcuma, o cominho, o coentro e a cebola em pó, misturando bem para aderirem à cebola fatiada. Depois adicione a batata-doce, o aipo, a cebolinha, a água e o sal. Deixe as hortaliças cozinharem em fogo baixo até a batata ficar tenra.

Junte o frango cozido e o leite de coco e deixe cozinhando em fogo baixo para agregar os sabores.

Sirva acompanhado das fatias de abacate.

Frango Orgânico com Maçã

SERVE 2 PESSOAS

Eis uma bela opção para repensar o café da manhã e, ainda por cima, desfrutar do sabor adocicado de maçã com canela ao amanhecer.

- 2 colheres de chá de óleo de coco
- 2 xícaras de frango orgânico, assado e cortado em iscas (você pode usar as sobras do Frango Assado com Limão-Siciliano e Alho, cuja receita está na página 231)
- 1 maçã grande fatiada
- ¼ de colher de chá de canela em pó
- Uma pitada de noz-moscada ralada
- Uma pitada de sal marinho

Aqueça o óleo de coco em uma frigideira, em fogo médio. Junte o frango, a maçã, a canela, a noz-moscada e o sal. Deixe cozinhar com a frigideira tampada por 5 a 7 minutos até que a comida esteja quente e a maçã, tenra. Se precisar, adicione água para não queimar.

Peito de Frango Orgânico Assado com Ervas

SERVE DE 2 A 4 PESSOAS

Estas iscas de frango são ótimas para acompanhar as saladas no dia seguinte. Você pode esquentá-las rapidamente enquanto faz o jantar ou embalá-las para viagem e comer no almoço.

- 450g de peito de frango orgânico em tiras
- 1 colher de sopa de azeite de oliva
- Uma pitada de sal marinho
- Uma pitada de pimenta-do-reino moída
- 1 a 2 dentes de alho picadinhos
- 1 colher de sopa de vinagre de maçã

Preaqueça o forno a 180°C. Ponha o frango numa assadeira e regue com azeite de oliva. Salpique com a pimenta-do-reino, o alho e o sal. Vire as iscas de frango para que os temperos e o azeite penetrem nelas. Verta o vinagre de maçã no fundo da assadeira e deixe assar no forno por 20 a 25 minutos, até que o frango atinja a temperatura de 75°C.

Refogado de Frango Caipira Orgânico e Hortaliças

SERVE 4 PESSOAS

    450g de frango caipira orgânico cozido e desfiado
    1 colher de sopa de óleo de coco
    1 cebola doce pequena picada em cubinhos
    1 abobrinha fatiada em meias-luas
    1 abóbora madura fatiada em meias-luas finas
    Uma pitada de sal marinho
    Uma pitada de pimenta-do-reino moída
    1 abacate grande cortado ao meio

Aqueça o óleo de coco em uma frigideira grande em fogo médio. Acrescente a cebola e refogue por 3 minutos. Junte a abobrinha, a abóbora e o frango e refogue por mais 5 minutos, até as hortaliças ficarem tenras. Adicione o sal e a pimenta-do-reino. Mexa bem e sirva quente, acompanhado do abacate.

Sanduíche de Batata-Doce

SERVE 24 PESSOAS

    2 batatas-doces médias
    450g de carne moída orgânica
    ½ cebola doce picada
    Sal marinho a gosto
    2 dentes de alho picadinhos
    ½ abacate médio fatiado
    Cebolinhas ou folhas de coentro frescas, picadas

Preaqueça o forno a 200ºC.

Lave bem as batatas-doces com uma escova própria e depois seque. Fure cada batata várias vezes com um garfo. Coloque-as em uma travessa e deixe assar por 45 minutos. Tire-as do forno e baixe a temperatura para 190ºC.

Enquanto as batatas esfriam, doure a carne moída em uma frigideira. Adicione a cebola, deixe-a refogar até ficar translúcida e acrescente sal a gosto. Espalhe o alho picadinho sobre a mistura de carne e cebola e deixe cozinhar por mais alguns minutos.

Quando as batatas-doces tiverem esfriado a ponto de você poder tocá-las sem queimar o dedo, corte-as ao meio no sentido do comprimento. Ponha as metades das batatas em uma assadeira untada de 25 × 35cm, com o lado cortado para cima. Com uma colher, espalhe a mistura de carne sobre cada metade de batata e leve ao forno por 20 minutos.

Para servir, cubra cada batata-doce com fatias de abacate e cebolinha ou coentro.

Charutinhos de Repolho com Peru

SERVE DE 2 A 4 PESSOAS

Estes charutinhos têm um sabor delicioso. O recheio também fica bom na salada ou sozinho!

- 8 folhas inteiras de repolho verde (ou qualquer verdura da sua preferência)
- 1 colher de sopa de óleo de coco
- 1 a 2 dentes de alho picadinhos
- 1 colher de chá de gengibre ralado ou picadinho
- 1 cebola comum picada em cubinhos
- 10 talos de aspargo cortados em pedacinhos
- 225g de peru orgânico
- ⅛ de colher de chá de cúrcuma em pó
- Suco de 1 gomo de laranja grande (cerca de 2 colheres de sopa)
- Suco de meio limão comum
- 1 colher de sopa de manjericão fresco picado
- 1 colher de sopa de cebolinha picada

Tente manter intactas as folhas do repolho à medida que as for arrancando da cabeça (tudo bem se elas se quebrarem um pouquinho). Lave-as e reserve.

Em uma panela grande, coloque água até a metade. Deixe a água aquecendo em fogo baixo e comece a preparar o recheio de peru.

Em uma frigideira grande, aqueça o óleo de coco e depois refogue o alho, o gengibre e a cebola por alguns minutos. Adicione os aspargos, deixe cozinhar por mais uns 3 minutos e então junte o peru, a cúrcuma, os sucos de laranja e de limão. Quando o peru estiver quase totalmente cozido, acrescente o manjericão e a cebolinha. Cozinhe a mistura até o peru estar pronto por completo e então retire a frigideira do fogo.

Quando a água começar a ferver na panela, adicione algumas folhas de repolho usando um pegador de salada. Depois de uns 30 segundos, retire-as e coloque-as em um prato. Encha cada uma das folhas de repolho com a mistura de peru, enrole bem apertadinho para fechar o recheio e bom apetite!

Gumbo *Apimentado de Frango*

SERVE DE 4 A 6 PESSOAS

Esta receita é uma adaptação de um clássico. Há muitas maneiras diferentes de fazê-la. Seja criativo e fique à vontade para readaptá-la.

700g de frango ou pato orgânicos, cortados em pedaços de 2,5 a 5cm
2 ½ colheres de sopa de Tempero Crioulo (página 244)
¾ de xícara de farinha de coco
5 colheres de sopa de óleo de coco
1 cebola doce picada em cubinhos
5 talos de aipo picados em cubinhos
5 cenouras descascadas e picadas em cubinhos
6 xícaras de Caldo de Cura do Intestino (página 210)
225g de linguiça de porco orgânica cortada em fatias de ½cm de espessura
1 colher de sopa de alho picadinho

Tempere o frango com 1 ½ colher de sopa de Tempero Crioulo (esfregue bem o tempero no frango).

Em uma tigela grande, misture o restante do Tempero Crioulo à farinha de coco. Retire aproximadamente 1 colher de sopa da mistura e reserve para usar depois. Adicione os pedaços de frango à mistura de farinha e tempero e agite ou misture para cobri-los por igual.

Após aquecer bem 3 colheres de sopa do óleo de coco em uma frigideira grande, acrescente os pedaços de frango cuidadosamente e doure-os de todos os lados.
À medida que for salteando o frango, raspe o fundo da frigideira com uma espátula para evitar que a farinha queime. Adicione óleo, se preciso. Pode ser necessário saltear o frango em duas porções separadas para maior eficácia. Quando terminar, transfira-o para um prato.

Retire o óleo da frigideira e limpe-a com uma toalha de papel. Aqueça mais 2 colheres de sopa do óleo de coco na mesma frigideira e depois adicione a cebola, o aipo e as cenouras. Refogue os legumes por 3 a 5 minutos. Acrescente a colher de sopa de farinha temperada reservada e cozinhe os legumes por mais 2 ou 3 minutos, depois junte o caldo. Espere a mistura ferver. Adicione o frango salteado, a linguiça e o alho e deixe em fogo brando por mais 20 minutos ou até as carnes ficarem totalmente cozidas.

Ensopado de Cordeiro Marroquino ao Fogo Lento

SERVE DE 4 A 6 PESSOAS

Este prato leva de 4 a 8 horas para cozinhar na panela elétrica. Então, prepare-o de manhã para comer no jantar.

- 700 a 900g de cordeiro orgânico, picado em pedaços de 2,5cm, ou de carne para ensopado
- 1 colher de chá de sal marinho
- 2 a 3 colheres de sopa de óleo de coco
- 2 cebolas doces picadas
- 2 dentes de alho picadinhos
- 1 pedaço de gengibre de 1,5cm, picadinho
- 2 colheres de chá de cominho em pó
- 2 colheres de chá de cúrcuma em pó
- 1 colher de chá de canela em pó
- 1 folha de louro
- 250ml (1 xícara) de Caldo de Cura do Intestino (página 210)
- 400ml de leite de coco
- 6 xícaras de verduras frescas picadas (couve, espinafre etc.)
- 2 colheres de sopa de hortelã fresca picada, para decorar o prato

Salgue o cordeiro e ponha-os em uma panela elétrica.

Aqueça o óleo de coco em uma frigideira média. Adicione a cebola e o alho e deixe refogar por alguns minutos. Junte o gengibre, o cominho, a cúrcuma, a canela e a folha de louro e refogue por mais 5 minutos ou até que comece a se formar um caramelizado no fundo da frigideira. Acrescente o Caldo e o leite de coco e raspe o fundo da frigideira com uma espátula de madeira para desgrudar a borra de carne. Espere a mistura ferver e então jogue-a sobre o cordeiro na panela elétrica. Deixe o cordeiro cozinhar cerca de 8 horas em baixa temperatura ou 4 horas em temperatura alta. Misture as verduras ao ensopado cerca de 30 minutos antes do fim do tempo e deixe-as cozinhar até ficarem macias. Sirva o prato decorado com hortelã fresca.

Abóbora Espaguete com Molho Pesto Cremoso

SERVE 4 PESSOAS

A *abóbora espaguete é tão fácil de fazer que você nem vai sentir falta de macarrão nenhum! Esta receita fica ótima com carne bovina orgânica ou frango orgânico.*

- 1 abóbora espaguete partida ao meio no sentido do comprimento e sem as sementes
- 1 colher de sopa de óleo de coco e mais um pouco para untar a assadeira
- 1 bife de 450g de carne moída orgânica ou de peito de frango orgânico (você pode usar as sobras do Frango Assado com Limão-Siciliano e Alho, cuja receita está na página 231)
- 1 abobrinha ralada
- 4 xícaras de espinafre fresco
- Molho Pesto Cremoso (página 219)

Preaqueça o forno a 190ºC.

Unte uma assadeira e coloque as duas metades de abóbora com a parte aberta para baixo.

Deixe-as assar por cerca de 35 minutos ou até ficarem tenras. Retire a assadeira do forno e vire as metades de abóbora com um pegador ou luvas térmicas. Deixe-as esfriar por 10 minutos.

Enquanto a abóbora estiver assando, grelhe o bife em uma frigideira média ou salteie os peitos de frango com óleo de coco adicional até ficarem no ponto certo.

Quando a abóbora estiver pronta, aqueça o óleo de coco em uma frigideira grande em fogo médio. Retire a polpa da abóbora espaguete com uma colher e jogue na frigideira juntamente com a abobrinha, o espinafre e o Molho Pesto Cremoso. Mexa bem, aquecendo a mistura por uns 2 minutos até ficar bem quente. Acrescente a carne ou o frango grelhados e sirva.

Variação: Use o *Tapenade* de Azeitonas (página 219) em vez do Molho Pesto Cremoso.

Bife Orgânico Selado com Batata-Doce

SERVE 4 PESSOAS

Esta receita é uma adaptação da tradicional carne com batatas.

- 2 bifes de 225 a 300g de carne bovina orgânica
- 2 colheres de chá de sal marinho
- ½ colher de chá de pimenta-do-reino moída
- 2 colheres de chá de azeite de oliva extravirgem

Batatas-Doces Perfeitas com Canela e Noz-Moscada Assadas Duas Vezes (página 205) – dobre a receita para obter 4 batatas inteiras (1 batata por porção)

Deixe os bifes descansarem na temperatura ambiente por cerca de 30 minutos antes de fazê-los.

Aqueça uma frigideira média em fogo alto. Tempere os bifes com sal e pimenta-do--reino e unte-os com azeite de oliva. Ponha-os cuidadosamente na frigideira bem quente e sele-os de um dos lados. Antes de virá-los, espere até que eles não estejam mais grudando no fundo da frigideira – entre 3 e 4 minutos. Sele então do outro lado e frite-os até ficarem no ponto desejado. Retire-os da frigideira e deixe-os descansar alguns minutos antes de servi-los com a batata-doce. Bom apetite!

Enroladinhos Fáceis de Frango com Alface

SERVE DE 4 A 6 PESSOAS

Há tantas maneiras de fazer um bom enroladinho... Minha sugestão é que você leve uma embalagem com estes ingredientes fatiados para o trabalho e prepare uma porção de enroladinhos em menos de 5 minutos na hora do almoço.

- 10 a 12 folhas de alface comum ou roxa lavada
- 2 abacates cortados em fatias finas (se quiser, pode usar as sobras da Salada de "Macarrão" de Abobrinha – veja a receita na página 216)
- Frango Assado com Limão-Siciliano e Alho (página 231), desossado e desfiado
- ½ xícara de azeitonas pretas fatiadas
- 3 xícaras de folhas de espinafre *baby*
- ½ cebola roxa fatiada
- ¾ de xícara de cenoura em tiras, cortada na hora ou comprada pronta
- ½ xícara de brócolis, em flores
- Um punhado de folhas de coentro ou manjericão fresco
- 1 limão-siciliano espremido na hora

Disponha as folhas de alface sobre uma superfície limpa e divida as fatias de abacate (ou a Salada de "Macarrão" de Abobrinha) proporcionalmente entre elas. Depois disso, distribua igualmente o frango desfiado, as azeitonas, o espinafre, a cebola, a cenoura e as "flores" de brócolis entre cada folha de alface. Salpique coentro ou manjericão e esprema um pouco de suco de limão-siciliano em cada uma. Enrole bem apertado para fechar o recheio e saboreie!

Bolinho de Carne Saboroso Matinal

SERVE 4 PESSOAS (RENDE 8 BOLINHOS)

Esta receita, uma das principais do meu plano, é facílima de fazer com antecedência. Assim você não perde tempo no café da manhã!

- 450g de peru orgânico moído ou frango
- 1 colher de chá de alho picadinho
- 2 colheres de sopa de cebola roxa bem picada
- ¼ de colher de chá de sal
- ⅛ de colher de chá de mostarda em pó
- ⅛ de colher de chá de cominho
- ¼ de colher de chá de pimenta-do-reino preta ou branca moída
- 2 colheres de sopa de óleo de coco
- ¼ de xícara de caldo de ossos ou água (opcional)

Ponha a carne, o alho, a cebola e os temperos em uma tigela grande. Com as mãos, misture bem os ingredientes para que os temperos penetrem na carne. Forme 8 bolinhos.

Aqueça o óleo de coco em uma frigideira grande, coloque os bolinhos e deixe fritar por uns 5 minutos, mexendo para dourá-los por igual. Adicione o caldo ou a água e deixe cozinhar com a frigideira tampada por mais 3 a 5 minutos, até a carne ficar no ponto.

Coma na hora ou guarde na geladeira para depois.

Variação: Sirva com fatias de abacate fresco por cima.

Bolinhos de Frango com Maçã

SERVE 4 PESSOAS (RENDE 8 BOLINHOS)

Hum! Que doce maneira de começar o dia. Lembre que, se você quiser ganhar tempo de manhã, estes bolinhos são fáceis de fazer com antecedência.

- 450g de peru orgânico moído ou frango
- ½ colher de chá de canela
- ¼ de colher de chá de noz-moscada
- ¼ de colher de chá de sal
- ½ maçã verde bem picadinha
- 2 colheres de sopa de óleo de coco
- ¼ de xícara de caldo de ossos ou água (opcional)

Ponha a carne, os temperos e a maçã em uma tigela grande. Com as mãos, misture bem os ingredientes para que os temperos penetrem na carne. Forme 8 bolinhos.

Aqueça o óleo de coco em uma frigideira grande, coloque os bolinhos e deixe fritar por uns 5 minutos, mexendo para dourá-los por igual. Adicione o caldo ou a água e deixe cozinhar com a frigideira tampada por mais 3 a 5 minutos, até a carne ficar no ponto.

Coma na hora ou guarde na geladeira para depois.

Variação: Sirva com fatias de abacate fresco por cima.

Hambúrgueres/Almôndegas de Gado Orgânico ao Alecrim e Manjericão

SERVE 4 PESSOAS

450g de carne bovina orgânica moída (você também pode usar outras carnes orgânicas, como peru, frango, cordeiro etc.)
1 colher de chá de alho picadinho
2 colheres de sopa de cebola comum bem picadinha
1 ½ colher de chá de alecrim desidratado
1 ½ colher de chá de manjericão desidratado
¼ de colher de chá de sal marinho
¼ de colher de chá de pimenta-do-reino moída
2 colheres de sopa de óleo de coco
¼ de xícara de Caldo de Cura do Intestino (página 210) ou água (opcional)

Em uma tigela grande, misture a carne, o alho, a cebola, o alecrim, o manjericão, o sal e a pimenta-do-reino. Com as mãos, misture bem os ingredientes para que os temperos penetrem na carne. Forme 8 hambúrgueres ou 24 almôndegas.

Aqueça o óleo de coco em uma frigideira grande, coloque os hambúrgueres ou as almôndegas e deixe fritar por uns 5 minutos, virando-os para dourar todos por igual. Adicione o caldo ou a água e deixe cozinhar em fogo baixo com a frigideira tampada por mais 3 a 5 minutos ou até a carne ficar no ponto.

Coma quentinho na hora ou guarde na geladeira ou no *freezer* para depois.

Porco ao Fogo Lento com Tempero Chinês

SERVE DE 4 A 6 PESSOAS

Este prato apresenta sabores marcantes que fazem você querer sempre mais e mais. Se for prepará-lo para o jantar, comece a cozinhar na panela elétrica bem mais cedo.

- 700 a 900g de paleta de porco orgânica desossada
- Sal marinho a gosto
- Pimenta-do-reino moída a gosto
- 2 cebolas comuns fatiadas
- ½ xícara de molho de seiva de coco (exclua este item se estiver seguindo o Protocolo Nutricional para Pessoas com Supercrescimento de Leveduras e SBID)
- 3 dentes de alho picadinhos
- 2 colheres de chá de gengibre fresco ralado
- 4 a 5 colheres de chá de Tempero Chinês (página 244)
- 4 folhas de couve picadas

Tempere a carne de porco com sal e pimenta-do-reino e coloque-a em uma panela elétrica por cima das fatias de cebola.

Em uma tigela pequena, misture o molho de seiva de coco, o alho, o gengibre e o Tempero Chinês. Regue a carne com essa mistura dentro da panela e deixe cozinhar por 4 horas em potência alta, 6 horas em potência baixa ou até ficar tenra. Faltando meia hora para desligar, acrescente a couve para que esta cozinhe até ficar macia.

BEBIDAS

Suco Verde Primavera

SERVE 2 PESSOAS

- 2 pepinos
- 1 maçã verde
- 1 limão-siciliano ou limão comum
- 1 pedaço de gengibre de 1,5 a 2,5cm de comprimento
- 2 folhas de couve
- Ervas frescas: manjericão, menta, salsinha, coentro, funcho (opcional)
- ¼ de xícara de suco de *Aloe vera* (opcional)

Em uma centrífuga ou liquidificador, processe o pepino, a maçã, o limão-siciliano ou limão comum, o gengibre, a couve e as ervas (opcionais), juntamente com um pouco de água. Se for usar um liquidificador, coe a polpa usando um pano de algodão de fazer queijo. Antes de beber, acrescente o suco de *Aloe vera* (babosa) misturando bem.

Chá com Leite e Especiarias

SERVE 1 PESSOA

- 1 sachê de *chai* (nos Estados Unidos, o produto Numi Organic Rooibos Chai é uma das muitas opções)
- Leite de coco integral a gosto
- 1 pitada de canela em pó

Em uma caneca de sua preferência, mergulhe o sachê de chá em água fervente, mas deixe espaço suficiente para o leite de coco. Espere uns 5 minutos e então retire o sachê e adicione leite de coco a gosto. Salpique canela e beba.

TEMPEROS

Tempero Crioulo

Rende aproximadamente 3 ½ colheres de sopa

- 2 colheres de chá de cebola em pó
- 2 colheres de chá de alho em pó
- 2 colheres de chá de orégano desidratado
- 2 colheres de chá de manjericão desidratado
- ¼ de colher de chá de tomilho desidratado
- ¼ de colher de chá de pimenta-do-reino moída
- ¼ de colher de chá de pimenta-do-reino branca moída
- 2 colheres de chá de sal marinho

Misture bem as ervas e os temperos em uma tigela pequena e guarde em um pote de conserva pequeno.

Tempero Chinês

Rende aproximadamente 4 ½ colheres de chá

- 1 colher de chá de anis-estrelado em pó
- 1 colher de chá de canela em pó
- ½ colher de chá de cravo-da-índia em pó
- 1 ¼ de colher de chá de sementes de funcho em pó
- ½ colher de chá de sal marinho
- ¼ de colher de chá de pimenta-do-reino moída

Misture bem as ervas e os temperos em uma tigela pequena e guarde em um pote de conserva pequeno.

CRIE SUAS RECEITAS

Crie Sua Salada Mista Orgânica

Sua salada pode ser bem mais que alface americana com molho ranch (rancheiro). Seja criativo, use cores vibrantes e descubra como uma salada pode ser deliciosa!

Escolha as verduras
- Alface-romana
- Couve (*baby*, preta, frisada)
- Couve-chinesa
- Espinafre
- Mostarda
- Repolho
- Rúcula

Escolha os legumes
- Abacate (embora este aqui, a rigor, seja uma fruta)
- Abóbora madura
- Abobrinha
- Aipo
- Aspargo
- Beterraba fresca assada ou ralada
- Brócolis
- Cebola
- Cebolinha
- Cenoura
- Couve-flor
- Pepino

Escolha a proteína
- Carne de porco orgânica assada ao fogo lento
- Carne moída bovina orgânica
- Frango orgânico fatiado
- Peru orgânico moído
- Salmão de pesca extrativa grelhado
- Sardinha de pesca extrativa

Escolha os ingredientes adocicados (em pouca quantidade e opcional)
   Cereja desidratada sem açúcar
   Coco ralado sem açúcar
   Cranberry desidratado sem açúcar
   Laranja
   Maçã
   Pera

Ervas e temperos para finalizar
   Coentro
   Gengibre ralado na hora
   Hortelã
   Manjericão
   Salsinha

Escolha o molho
   Vinagrete de Umeboshi (página 220)
   Molho Batido de Abacate e Limão-Siciliano (página 221)
   Crie Seu Molho para Salada (abaixo)

Crie Seu Molho para Salada

Observação sobre molhos para salada: siga a proporção de três partes de azeite, ou outro óleo, para uma de vinagre.

Escolha o óleo
   Azeite de oliva extravirgem
   Óleo de abacate
   Óleo de uva

Escolha o vinagre
   Vinagre balsâmico (não use se estiver seguindo o Protocolo Nutricional para Pessoas com Supercrescimento de Leveduras e SBID)
   Vinagre de maçã
   Vinagre de Umeboshi (não use se estiver seguindo o Protocolo Nutricional para Pessoas com Supercrescimento de Leveduras e SBID)

Escolha o suco (opcional)
   Suco de laranja
   Suco de limão comum
   Suco de limão-siciliano

Escolha o tempero
  Alho picadinho
  Cebola ou chalota picada
  Condimentos (canela, cúrcuma)
  Ervas frescas (manjericão, coentro, hortelã, salsinha)
  Pimenta-do-reino moída
  Sal marinho

Crie Sua Refeição

As pessoas hoje em dia são muito ocupadas e, às vezes, não têm tempo para seguir receitas. Então eu fiz este guia para você poder criar sua própria refeição nutritiva com seus ingredientes favoritos!

Escolha a proteína
  Carne de caça silvestre
  Carne orgânica bovina, de cordeiro ou suína
  Carne orgânica de ave (frango, peru, pato)
  Frutos do mar de pesca extrativa

Escolha as hortaliças
  Folhas verdes (couve, espinafre, couve-galega etc.)
  Legumes coloridos (repolho roxo, cenoura, beterraba etc.)
  Legumes verdes (aspargos, brócolis etc.)
  Para mais sugestões, veja a lista completa de hortaliças recomendadas (páginas 166-7)

Escolha a fonte de amido
  Abóbora bolota
  Abóbora espaguete
  Abóbora japonesa
  Abóbora-menina
  Batata-doce

Escolha a fonte de gordura
  Abacate
  Azeite de oliva
  Azeitonas
  Óleo de coco

IDEIAS PARA LANCHES

Salmão defumado acompanhado de abacate
1 xícara de sobra de sopa
Couve Crocante (página 209)
Suco Verde Primavera (página 243)
Hortaliças com *Superguacamole* (página 220)
Frango com *Superguacamole* (página 220)
Sobra de Salmão de Pesca Extrativa Assado com Molho Azedinho de Manga (página 222)
Hortaliças Assadas (página 208)
Fritas Crocantes de Batata-Doce (página 206)

SOBREMESAS

Musse Cremosa de Coco

400ml de leite de coco resfriado na geladeira desde o dia anterior
Uma pitada de canela em pó ou a gosto
Uma pitada de sal marinho
Estévia a gosto (opcional)

Retire a camada de cima do leite de coco – que ficou cremosa por ter passado a noite na geladeira – e descarte a camada rala de baixo. Usando um fuê ou uma batedeira elétrica, bata o creme de coco até obter a consistência desejada.

Com uma colher, misture a canela, o sal e a estévia ao creme de coco batido. Divida a musse em duas tigelas de sobremesa e saboreie!

Variação: Para fazer Musse Cremosa de Chocolate com Coco, misture 1 colher de sopa de cacau em pó sem açúcar (ou mais, se desejar) ao creme de coco com canela, sal e estévia (opcional).

Parfait *de Frutas Vermelhas com Creme de Coco*

SERVE 2 PESSOAS

Comer este parfait logo no início do dia vai deixar você saciado e revigorado. Você vai amar. Para economizar tempo de manhã, faça a Musse Cremosa de Coco no dia anterior e guarde na geladeira.

Musse Cremosa de Coco (página 248)
½ xícara de frutas vermelhas orgânicas (framboesa, mirtilo, amora ou morango)
1 colher de sopa de flocos de coco sem açúcar

Cubra a Musse Cremosa de Coco com as frutas vermelhas e os flocos de coco.

Torta de Maçã e Canela com Massa Seca

SERVE DE 4 A 6 PESSOAS

2 colheres de sopa de óleo de coco derretido ou bem cremoso – e um pouco mais para untar a travessa
4 a 5 maçãs descascadas, partidas em quatro e cortadas em fatias bem finas
Suco de 1 limão-siciliano
¾ de colher de chá de canela em pó
¼ de colher de chá de sal
½ xícara de farinha de coco
¼ de xícara de flocos de coco sem açúcar
4 tâmaras desidratadas, sem as sementes e picadas

Preaqueça o forno a 180°C.

Unte uma travessa de 20cm x 20cm com óleo de coco. Em uma tigela média, misture as maçãs, o suco de limão-siciliano, uma terça parte da canela e metade do sal. Espalhe a mistura na travessa.

Em um processador ou liquidificador, misture a farinha de coco, os flocos de coco, o restante da canela e do sal, as tâmaras e o óleo de coco. Espalhe por cima da mistura de maçã que está na travessa. Cubra com papel-alumínio e ponha para assar por aproximadamente 45 minutos ou até as maçãs ficarem macias. Retire então o papel e deixe assar por mais 10 minutos ou até a cobertura ficar crocante.

Variação: Cubra com Musse Cremosa de Coco (página 248) cada uma das porções individuais desta torta.

Bolinhos de Creme de Banana

RENDE APROXIMADAMENTE 12 MINIBOLOS

Às vezes a gente precisa comer um doce. Simplesmente vem aquele desejo de morder uma guloseima macia e suculenta. Estes bolinhos são adocicados com banana, coco e canela. Saboreie um ou dois deles acompanhados de um Chá com Leite e Especiarias (página 243) bem quentinho.

- 1 banana madura amassada
- 2 colheres de chá de óleo de coco – e mais um pouco para untar a assadeira
- ¾ de xícara de leite de coco
- 2 colheres de chá de água
- 1 colher de sopa de manteiga de coco
- ⅓ de xícara de farinha de coco
- 1 colher de chá de extrato de baunilha
- 1 colher de chá de canela em pó
- Uma pitada de sal marinho

Preaqueça o forno a 180ºC.

Misture todos os ingredientes em uma tigela grande. Com uma colher, faça bolinhas de 2,5cm da massa sobre uma assadeira untada e deixe assar por 12 minutos.

UTENSÍLIOS PARA COZINHA

Recomendados
- termômetro para carne
- liquidificador
- processador de alimentos
- apontador ou descascador de legumes

Opcionais
- centrífuga (para fazer sucos de frutas e de hortaliças)
- cesto para cozinhar legumes no vapor
- esteira para *sushi*

MÉTODO MYERS PLANO ALIMENTAR DE 30 DIAS PARA DUAS PESSOAS

Lembre-se de que este plano alimentar de 30 dias parte da ideia de que você irá cozinhar para duas pessoas. Cada refeição, portanto, corresponde a duas porções. Sinta-se livre para adaptar as receitas de modo a satisfazer às necessidades da sua família. Se for cozinhar só para uma pessoa, simplesmente divida ao meio a quantidade de porções prevista nas receitas. Mesmo assim, ainda haverá muitas sobras. Eu recomendo que o Dia de Preparo seja no sábado e o domingo, o Dia 1, pois há mais coisas para cozinhar no Dia 1 em comparação com os outros dias da semana. Desse modo, sobrará bastante comida no Dia 1 e você poderá usar essas sobras para ganhar tempo de preparo nos dias úteis.

RECEITA DO MÉTODO MYERS	Usar as sobras	Número de porções a fazer	Número de porções para guardar na geladeira
DIA DE PREPARO			
Frango Assado com Limão-Siciliano e Alho		6 a 8	4 a 6
Caldo de Cura do Intestino		16	16
Bolinhos de Frango com Maçã		4	4
DIA 1			
Café da manhã			
Bolinhos de Frango com Maçã	✓		
Purê Nutritivo de Batata-Doce		4	2
Suco Verde Primavera		2	
Almoço			
Salada Cítrica Orgânica de Couve com *Cranberry*		2	
Sopa Orgânica de Cinco Hortaliças		4	2
Jantar			
Abóbora Espaguete com Molho Pesto Cremoso		4	2
½ xícara de frutas vermelhas orgânicas		2	
DIA 2			
Café da manhã			
Bolinhos de Frango com Maçã	✓		
Purê Nutritivo de Batata-Doce	✓		
Caldo de Cura do Intestino	✓		
Chá com Leite e Especiarias ou chá-verde descafeinado		2	

RECEITA DO MÉTODO MYERS	Usar as sobras	Número de porções a fazer	Número de porções para guardar na geladeira
Almoço			
Abóbora Espaguete com Molho Pesto Cremoso	✓		
Jantar			
Salmão de Pesca Extrativa Assado com Molho Azedinho de Manga		4	2
Verduras Mistas Orgânicas Salteadas com Alho		2	
Assado Simples de Aspargos Orgânicos		2	
DIA 3			
Café da manhã			
Salmão de Pesca Extrativa Assado com Molho Azedinho de Manga	✓		
Suco Verde Primavera		2	
Caldo de Cura do Intestino	✓		
Almoço			
Salada Tropical Nicaraguense		2	
Sopa Orgânica de Cinco Hortaliças	✓		
Jantar			
Salada de Couve e Espinafre com Hambúrgueres de Gado Orgânico ao Alecrim e Manjericão		4	2
Abóbora Bolota Cremosa		4	2
½ xícara de frutas vermelhas orgânicas		2	
DIA 4			
Café da manhã			
Bolinho de Carne Saboroso Matinal		4	2
Parfait de Frutas Vermelhas com Creme de Coco		2	
Caldo de Cura do Intestino	✓		
Almoço			
Salada de Couve e Espinafre com Hambúrgueres de Gado Orgânico ao Alecrim e Manjericão	✓		
Abóbora Bolota Cremosa	✓		
Jantar			
Tacos de Peixe Apimentados		4	2
Couve-de-Bruxelas com Cerejas Roxas Orgânicas		2	

RECEITA DO MÉTODO MYERS	Usar as sobras	Número de porções a fazer	Número de porções para guardar na geladeira
DIA 5			
Café da manhã			
Refogado de Frutos do Mar de Pesca Extrativa, Couve e Abobrinha		2	
Caldo de Cura do Intestino	✓		
Almoço			
Salada de Rúcula, Laranja-Vermelha e Funcho		2	
Jantar			
Curry de Frango com Coco		4	2
Pilaf de Couve-Flor		4	2
½ xícara de frutas vermelhas orgânicas		2	
Preparo			
Congele o que sobrar do Caldo de Cura do Intestino.			
DIA 6			
Café da manhã			
Bolinho de Carne Saboroso Matinal	✓		
Purê Nutritivo de Batata-Doce		4	2
Almoço			
Curry de Frango com Coco	✓		
Pilaf de Couve-Flor	✓		
Jantar			
Alabote de Pesca Extrativa com Cebolas Doces Caramelizadas		2	
Brócolis Japonês Orgânico com Alho e Limão-Siciliano		2	
Verduras Mistas Orgânicas Salteadas com Alho		2	
DIA 7			
Café da manhã			
Bolinhos de Frango com Maçã		4	2
Purê Nutritivo de Batata-Doce	✓		
Suco Verde Primavera		2	
Chá com Leite e Especiarias ou chá-verde descafeinado		2	
Almoço			
Salada Cobb Limpa		2	
Assado Simples de Aspargos Orgânicos		2	

RECEITA DO MÉTODO MYERS	Usar as sobras	Número de porções a fazer	Número de porções para guardar na geladeira
Jantar			
Abóbora Espaguete com Molho Pesto Cremoso		4	2
Caldo de Cura do Intestino		16	16
½ xícara de frutas vermelhas orgânicas		2	
Preparo			
Prepare o Caldo de Cura do Intestino e deixe-o cozinhar toda a noite na panela elétrica.			
DIA 8			
Café da manhã			
Bolinhos de Frango com Maçã	✓		
Parfait de Frutas Vermelhas com Creme de Coco		2	
Caldo de Cura do Intestino	✓		
Chá com Leite e Especiarias ou chá-verde descafeinado		2	
Almoço			
Abóbora Espaguete com Molho Pesto Cremoso	✓		
Jantar			
Camarão com Molho Verde Tailandês		4	2
Brócolis Japonês Orgânico com Alho e Limão-Siciliano		2	
DIA 9			
Café da manhã			
Bolinho de Carne Saboroso Matinal		4	2
Purê Nutritivo de Batata-Doce		4	2
Caldo de Cura do Intestino	✓		
Chá com Leite e Especiarias ou chá-verde descafeinado		2	
Almoço			
Camarão com Molho Verde Tailandês	✓		
Jantar			
Porco ao Fogo Lento com Tempero Chinês		4	2
Pilaf de Couve-Flor		4	2
Preparo			
Pela manhã, prepare o Porco ao Fogo Lento com Tempero Chinês e ponha na panela elétrica para que esteja pronto para o jantar.			

RECEITA DO MÉTODO MYERS	Usar as sobras	Número de porções a fazer	Número de porções para guardar na geladeira
DIA 10			
Café da manhã			
Bolinho de Carne Saboroso Matinal	✓		
Parfait de Frutas Vermelhas com Creme de Coco		2	
Caldo de Cura do Intestino	✓		
Almoço			
Porco ao Fogo Lento com Tempero Chinês	✓		
Pilaf de Couve-Flor	✓		
Jantar			
Charutinhos de Repolho com Peru		4	2
Salada de "Macarrão" de Abobrinha		2	
DIA 11			
Café da manhã			
Bolinhos de Frango com Maçã		4	2
Purê Nutritivo de Batata-Doce	✓		
Caldo de Cura do Intestino	✓		
Almoço			
Charutinhos de Repolho com Peru	✓		
Salada de "Macarrão" de Abobrinha ou Crie Sua Salada Mista Orgânica		2	
Jantar			
Salada Doce de Salmão com Laranja		2	
Couve-de-Bruxelas com Cerejas Roxas Orgânicas		2	
Preparo			
Congele o que sobrar do Caldo de Cura do Intestino.			
DIA 12			
Café da manhã			
Refogado de Frutos do Mar de Pesca Extrativa, Couve e Abobrinha		2	
Almoço			
Salada Cítrica Orgânica de Couve com *Cranberry*		2	
Jantar			
Repolho com Alho Assado no Forno		4	2

RECEITA DO MÉTODO MYERS	Usar as sobras	Número de porções a fazer	Número de porções para guardar na geladeira
DIA 13			
Café da manhã			
Bolinhos de Frango com Maçã	✓		
Parfait de Frutas Vermelhas com Creme de Coco		2	
Almoço			
Salada Tropical Nicaraguense		2	
Jantar			
Salada de Couve e Espinafre com Hambúrgueres de Gado Orgânico ao Alecrim e Manjericão		2	
Fritas Crocantes de Batata-Doce		2	
DIA 14			
Café da manhã			
Refogado de Frango Caipira Orgânico e Hortaliças		2	
Chá com Leite e Especiarias ou chá-verde descafeinado		2	
Almoço			
"Macarrão" com Molho Pesto Cremoso e Camarão		4	2
Assado Simples de Aspargos Orgânicos		2	
Jantar			
Ensopado de Cordeiro Marroquino ao Fogo Lento		4	2
Abóbora Japonesa Assada com Canela		4	2
½ xícara de frutas vermelhas orgânicas		2	
Preparo			
Pela manhã, ponha o Ensopado de Cordeiro Marroquino ao Fogo Lento na panela elétrica para que esteja pronto na hora do jantar.			
DIA 15			
Café da manhã			
Refogado de Frango Caipira Orgânico e Hortaliças	✓		
Abóbora Japonesa Assada com Canela	✓		
Almoço			
Tacos de Peixe Apimentados		4	2
Salada de Pepino e Algas		2	
Jantar			
"Macarrão" com Molho Pesto Cremoso e Camarão	✓		
Assado Simples de Aspargos Orgânicos		2	

RECEITA DO MÉTODO MYERS	Usar as sobras	Número de porções a fazer	Número de porções para guardar na geladeira
DIA 16			
Café da manhã			
Ensopado de Cordeiro Marroquino ao Fogo Lento	✓		
Almoço			
Tacos de Peixe Apimentados	✓		
Salada de Pepino e Algas ou Crie Sua Salada Mista Orgânica		2	
Jantar			
Frango Assado com Limão-Siciliano e Alho		6 a 8	
Sopa Nutritiva de Frango com "Macarrão" da Vovó		4	2
Caldo de Cura do Intestino		16	16
Preparo			
Use o Frango Assado com Limão-Siciliano e Alho na Sopa Nutritiva de Frango com "Macarrão" da Vovó.			
DIA 17			
Café da manhã			
Sopa Nutritiva de Frango com "Macarrão" da Vovó	✓		
Chá com Leite e Especiarias ou chá-verde descafeinado		2	
Almoço			
Abacate Recheado com Salmão ao Coentro		2	
Salada de Rúcula, Laranja-Vermelha e Funcho		2	
Jantar			
Abóbora Espaguete com Molho Pesto Cremoso		4	2
Couve Crocante		2	
½ xícara de frutas vermelhas orgânicas		2	
DIA 18			
Café da manhã			
Bolinho de Carne Saboroso Matinal		4	2
Parfait de Frutas Vermelhas com Creme de Coco		2	
Caldo de Cura do Intestino	✓		
Almoço			
Salada Cobb Limpa		2	

RECEITA DO MÉTODO MYERS	Usar as sobras	Número de porções a fazer	Número de porções para guardar na geladeira
Jantar			
Gumbo Apimentado de Frango		4	2
Brócolis Japonês Orgânico com Alho e Limão-Siciliano		2	
DIA 19			
Café da manhã			
Bolinho de Carne Saboroso Matinal	✓		
Parfait de Frutas Vermelhas com Creme de Coco		2	
Caldo de Cura do Intestino	✓		
Almoço			
Gumbo Apimentado de Frango	✓		
Brócolis Japonês Orgânico com Alho e Limão-Siciliano		2	
Jantar			
Alabote de Pesca Extrativa com Cebolas Doces Caramelizadas		4	2
Sopa-Creme de Abóbora-Menina com Canela		4	2
DIA 20			
Café da manhã			
Bolinhos de Frango com Maçã		4	2
Sopa-Creme de Abóbora-Menina com Canela	✓		
Caldo de Cura do Intestino	✓		
Chá com Leite e Especiarias ou chá-verde descafeinado		2	
Almoço			
Alabote de Pesca Extrativa com Cebolas Doces Caramelizadas	✓		
Salada Cítrica Orgânica de Couve com *Cranberry*		2	
Jantar			
Salada Tropical Nicaraguense		2	
Couve-de-Bruxelas com Cerejas Roxas Orgânicas		2	
Torta de Maçã e Canela com Massa Seca		4	2
DIA 21			
Café da manhã			
Bolinhos de Frango com Maçã	✓		
Purê Nutritivo de Batata-Doce		4	2
Suco Verde Primavera		2	
Caldo de Cura do Intestino	✓		

RECEITA DO MÉTODO MYERS	Usar as sobras	Número de porções a fazer	Número de porções para guardar na geladeira
Almoço			
Frango Assado com Limão-Siciliano e Alho		6 a 8	4 a 6
Salada Cobb Limpa		2	
Sopa Orgânica de Cinco Hortaliças		4	2
Caldo de Cura do Intestino		16	16
Jantar			
Sushi de Sábado à Noite		2	
Camarão Crocante com Coco		4	2
Hortaliças Assadas		4	2
Preparo			
Use as sobras do Caldo de Cura do Intestino das semanas anteriores para fazer a Sopa Orgânica de Cinco Hortaliças.			
DIA 22			
Café da manhã			
Torta de Maçã e Canela com Massa Seca	✓		
Suco Verde Primavera		2	
Caldo de Cura do Intestino	✓		
Almoço			
Alcachofra com Vinagrete de Umeboshi		4	2
Salada de Rúcula, Laranja-Vermelha e Funcho		2	
Jantar			
Curry de Frango com Coco		4	2
Alcachofra com Vinagrete de Umeboshi	✓		
DIA 23			
Café da manhã			
Bolinho de Carne Saboroso Matinal		4	2
Abobrinha Amarela ao Óleo de Coco		2	
Caldo de Cura do Intestino	✓		
Chá com Leite e Especiarias ou chá-verde descafeinado		2	
Almoço			
Curry de Frango com Coco	✓		
Salada Cítrica Orgânica de Couve com *Cranberry* ou Crie sua Salada Mista Orgânica		2	

RECEITA DO MÉTODO MYERS	Usar as sobras	Número de porções a fazer	Número de porções para guardar na geladeira
Jantar			
Sanduíche de Batata-Doce		4	2
Sopa Orgânica de Cinco Hortaliças	✓		
DIA 24			
Café da manhã			
Bolinho de Carne Saboroso Matinal	✓		
Parfait de Frutas Vermelhas com Creme de Coco		2	
Caldo de Cura do Intestino	✓		
Almoço			
Sanduíche de Batata-Doce	✓		
Salada de "Macarrão" de Abobrinha ou Crie Sua Salada Mista Orgânica		2	
Jantar			
Abacate Recheado com Salmão ao Coentro		2	
Assado Simples de Aspargos Orgânicos		2	
DIA 25			
Café da manhã			
Bolinhos de Frango com Maçã		4	2
Purê Nutritivo de Batata-Doce		4	2
Caldo de Cura do Intestino	✓		
Almoço			
Salada Tropical Nicaraguense		2	
Jantar			
Porco ao Fogo Lento com Tempero Chinês		4	2
Pilaf de Couve-Flor		4	2
Preparo			
Pela manhã, ponha o Porco ao Fogo Lento com Tempero Chinês na panela elétrica para que esteja pronto na hora do jantar.			
DIA 26			
Café da manhã			
Bolinhos de Frango com Maçã	✓		
Purê Nutritivo de Batata-Doce	✓		
Suco Verde Primavera		2	

RECEITA DO MÉTODO MYERS	Usar as sobras	Número de porções a fazer	Número de porções para guardar na geladeira
Almoço			
Porco ao Fogo Lento com Tempero Chinês	✓		
Pilaf de Couve-Flor	✓		
Jantar			
Tacos de Peixe Apimentados		4	2
Salada de Pepino e Algas		2	
½ xícara de frutas vermelhas orgânicas		2	
DIA 27			
Café da manhã			
Bolinho de Carne Saboroso Matinal		4	2
Parfait de Frutas Vermelhas com Creme de Coco		2	
Chá com Leite e Especiarias ou chá-verde descafeinado		2	
Almoço			
Tacos de Peixe Apimentados	✓		
Salada de Pepino e Algas ou Crie Sua Salada Mista Orgânica		2	
Jantar			
Bife Orgânico Selado com Batata-Doce		4	2
Verduras Mistas Orgânicas Salteadas com Alho		2	
Bolinhos de Creme de Banana		12	8
Preparo			
Saboreie os Bolinhos de Creme de Banana pelos próximos dois dias.			
DIA 28			
Café da manhã			
Bife Orgânico Selado com Batata-Doce	✓		
Suco Verde Primavera		2	
Almoço			
Frango Assado com Limão-Siciliano e Alho		6 a 8	4 a 6
Enroladinhos Fáceis de Frango com Alface		4	2
Brócolis Japonês Orgânico com Alho e Limão-Siciliano		2	
Caldo de Cura do Intestino		16	16
Jantar			
Sushi de Sábado à Noite		2	

RECEITA DO MÉTODO MYERS	Usar as sobras	Número de porções a fazer	Número de porções para guardar na geladeira
Bacalhau com Espinafre Assado ao Forno no Óleo de Coco		4	2
Salada de Pepino e Algas		2	
DIA 29			
Café da manhã			
Refogado de Frutos do Mar de Pesca Extrativa, Couve e Abobrinha		2	
Suco Verde Primavera		2	
Caldo de Cura do Intestino	✓		
Almoço			
Enroladinhos Fáceis de Frango com Alface	✓		
Jantar			
Salada de Couve e Espinafre com Hambúrgueres de Gado Orgânico ao Alecrim e Manjericão		2	
DIA 30			
Café da manhã			
Bolinho de Carne Saboroso Matinal	✓		
Purê Nutritivo de Batata-Doce		4	2
Caldo de Cura do Intestino	✓		
Chá com Leite e Especiarias ou chá-verde descafeinado		2	
Almoço			
Salada de Rúcula, Laranja-Vermelha e Funcho		2	
Jantar			
Abóbora Espaguete com Molho Pesto Cremoso		4	2
Couve-de-Bruxelas com Cerejas Roxas Orgânicas		2	

MÉTODO MYERS PLANO ALIMENTAR DE SETE DIAS À BASE DE FRUTOS DO MAR PARA DUAS PESSOAS

Este plano alimentar foi criado para quem não costuma comer carne. As receitas são para duas pessoas, ou seja, duas porções por refeição. Se você for fazer a dieta sozinho, prepare metade do número de porções previsto na tabela. Aproveite também a flexibilidade desta dieta e adapte-a às suas preferências! Recomendo que o preparo seja feito no sábado e o plano comece no domingo.

RECEITA DO MÉTODO MYERS	Usar as sobras	Número de porções a fazer	Número de porções para guardar na geladeira
DIA DE PREPARO			
Sopa-Creme de Abóbora-Menina com Canela		4 a 6	4
Curry de Frango com Coco sem frango		4	4
DIA 1			
Café da manhã			
Parfait de Frutas Vermelhas com Creme de Coco		2	
Suco Verde Primavera		2	
Chá com Leite e Especiarias ou chá-verde descafeinado		2	
Almoço			
Salada Cítrica Orgânica de Couve com *Cranberry*		2	
Curry de Frango com Coco sem frango	✓		2
Jantar			
Truta Assada com Limão-Siciliano e Cogumelos		4	2
Brócolis Japonês Orgânico com Alho e Limão-Siciliano		2	
DIA 2			
Café da manhã			
Refogado de Frutos do Mar de Pesca Extrativa, Couve e Abobrinha		2	
Sopa-Creme de Abóbora-Menina com Canela	✓		2
Almoço			
Truta Assada com Limão-Siciliano e Cogumelos	✓		
Salada Cítrica Orgânica de Couve com *Cranberry*		2	
Jantar			
Alabote de Pesca Extrativa com Cebolas Doces Caramelizadas		4	2

RECEITA DO MÉTODO MYERS	Usar as sobras	Número de porções a fazer	Número de porções para guardar na geladeira
Verduras Mistas Orgânicas Salteadas com Alho		4	2
Abóbora-Menina com Especiarias e Cúrcuma		2	
DIA 3			
Café da manhã			
Curry de Frango com Coco sem frango	✓		
Almoço			
Alabote de Pesca Extrativa com Cebolas Doces Caramelizadas	✓		
Sopa-Creme de Abóbora-Menina com Canela	✓		
Verduras Mistas Orgânicas Salteadas com Alho	✓		
Jantar			
"Macarrão" com Molho Pesto Cremoso e Camarão		4	2
½ xícara de frutas vermelhas orgânicas		2	
DIA 4			
Café da manhã			
Parfait de Frutas Vermelhas com Creme de Coco		2	
Suco Verde Primavera		2	
Almoço			
"Macarrão" com Molho Pesto Cremoso e Camarão	✓		
Jantar			
Salmão de Pesca Extrativa Assado com Molho Azedinho de Manga		4	2
Batatas-Doces Perfeitas com Canela e Noz-Moscada Assadas Duas Vezes		2	
Assado Simples de Aspargos Orgânicos		2	
DIA 5			
Café da manhã			
Parfait de Frutas Vermelhas com Creme de Coco		2	
Suco Verde Primavera		2	
Almoço			
Salmão de Pesca Extrativa Assado com Molho Azedinho de Manga	✓		
Salada Tropical Nicaraguense		2	

RECEITA DO MÉTODO MYERS	Usar as sobras	Número de porções a fazer	Número de porções para guardar na geladeira
Jantar			
Bacalhau com Espinafre Assado ao Forno no Óleo de Coco		4	2
Pilaf de Couve-Flor		4	2
DIA 6			
Café da manhã			
Refogado de Frutos do Mar de Pesca Extrativa, Couve e Abobrinha		2	
Almoço			
Bacalhau com Espinafre Assado ao Forno no Óleo de Coco	✓		
Pilaf de Couve-Flor	✓		
Jantar			
Camarão Crocante com Coco		4	2
Salada de Rúcula, Laranja-Vermelha e Funcho		2	
Torta de Maçã e Canela com Massa Seca		4	2
DIA 7			
Café da manhã			
Parfait de Frutas Vermelhas com Creme de Coco		2	
Suco Verde Primavera		2	
Chá com Leite e Especiarias ou chá-verde descafeinado		2	
Almoço			
Tacos de Peixe Apimentados		4	2
Alcachofra com Vinagrete de Umeboshi		2	
Jantar			
Sushi de Sábado à Noite		2	
Salada de Pepino e Algas		2	

Parte IV

Viva a solução

CAPÍTULO 10

O Método Myers como um modo de vida

Você está animadíssimo com os ótimos resultados da sua nova dieta, pois está se sentindo como jamais se sentiu em muitos anos. No entanto, vem chegando o feriado do Dia de Ação de Graças e você sabe que a mesa da festa familiar estará repleta de glúten, cereais e leguminosas, sem falar em açúcar e álcool. A essa altura, você já nem tem vontade de provar os alimentos que podem fazê-lo sair dos trilhos, mas como fazer com todos aqueles parentes que gostariam que você experimentasse os petiscos que fizeram?

Uma das coisas que você mais aprecia é sair com os colegas na sexta-feira depois do trabalho e desafogar o peito, falando de tudo quanto aconteceu na semana. Não quer renunciar a esse momento de convívio social nem chamar a atenção para si mesmo, sua saúde e sua dieta. O que deve fazer?

Você tem se saído muito bem no Método Myers até agora – limpou sua cozinha, preparou lanches excelentes para levar ao trabalho e até descobriu novos restaurantes favoritos onde já sabe quais comidas pedir. Mas está prestes a sair numa viagem de negócios ou em férias com a família e não sabe o que encontrará em seu destino. Como fazer para viajar sem sair do Método Myers?

VIVA A SOLUÇÃO

Esta é uma das melhores características do Método Myers: quando você começa a segui-lo, passa a se sentir tão bem que não é difícil ter motivação para seguir em frente. Seus sintomas se aliviam e, em muitos casos, somem por completo. Sua energia retorna e você volta a se sentir saudável e vibrante. Sua aparência está radiante – com o fim das inflamações, sua pele brilha, seus cabelos estão mais volumosos e você muitas vezes perde peso. Vários pacientes me dizem que se sentem melhor do que vinham se sentindo havia anos – às vezes na vida inteira. Estão animadíssimos por poder largar os medicamentos e logo se acostumam a ouvir – às vezes com frequência – "O que andou fazendo? Você está ótimo!"

Uma das primeiras coisas que você vai notar é que não é preciso força de vontade para continuar no Método Myers; isso é simples questão de causa e efeito. Quando você percebe que está se sentindo bem e que sua aparência melhorou, os alimentos inflamatórios simplesmente perdem seu apelo. Muitos pacientes me dizem que já nem "prestam atenção" nos alimentos inflamatórios – percebem de imediato que um alimento tem glúten ou leite ou alguma outra coisa que fará voltar seus sintomas, e então é como se aquele alimento desaparecesse de sua linha de visão. Assim como antes você não cogitava pôr ketchup no sorvete, assim também aquele alimento já não faz parte da sua lista de possibilidades. Não é algo a que eles tenham de resistir, mas algo que já nem querem.

Eu mesma tive essa experiência outro dia. Saí para almoçar com um grupo de amigas e algumas delas decidiram comer uma sobremesa de chocolate – um daqueles bolos derretidos coberto com uma montanha de chantili. Vou falar a verdade: antes do Método Myers, esse seria o meu fim, pois eu adoro chocolate e adorava bolo. Quem não gosta?

Quando chegou a sobremesa, minhas amigas começaram a comê-la com avidez, soltando exclamações de gozo. Mas pararam de repente e olharam para mim.

"Amy, desculpe!", disse uma delas. "Nós nem percebemos!"

Na verdade, levei alguns segundos para saber do que ela estava falando. Eu tinha olhado para aquele bolo e registrado: "glúten, açúcar, laticínios". E simplesmente havia parado de pensar no assunto. Não tive de resistir à tentação, pois nem sequer estava tentada. Se eu tivesse pensado naquele bolo, teria visto uma imagem instantânea de como seria a volta dos meus sintomas, e é aí que *certamente* não teria sofrido tentação nenhuma.

Mas a verdade é que nem sequer cheguei a esse ponto. Se eu quisesse chocolate, poderia comer um ou dois quadradinhos de um chocolate amargo (90 por cento de cacau), assim como você também poderá fazer quando tiver progredido no Método Myers. Senão, poderia fazer minha musse especial de leite de coco batido, canela e cacau – hummmmmmmm! (É claro que já dei a receita, na página 248, para que você possa aproveitá-la também!) Mas a sobremesa inflamatória das minhas amigas não me tentou em absoluto, assim como não me tentaria... bem, sorvete com ketchup. Não tive vontade de comê-la.

Se você está lendo estas páginas e ainda está nos primeiros dias do Método Myers, talvez tenha dificuldade para acreditar nestas palavras, mas creia-me: elas são verdadeiras. A recompensa de não apresentar mais sintomas e sentir-se bem é a melhor motivação que existe. E quando você estiver comendo de modo a apoiar seu corpo, e não a puni-lo, não precisará mais de "motivação". Alimentar-se de modo saudável será seu jeito natural de ser e de pensar.

QUANDO VIER A TENTAÇÃO...

Depois de dizer tudo isso, devo voltar um pouco atrás e admitir que, de vez em quando, também tenho vontade de comer alimentos que não são perfeitamente saudáveis. Talvez não sinta a tentação de pedir uma sobremesa açucarada e cheia de glúten e de leite, mas de vez em quando quero, sim, comer algo doce, salgado, crocante ou amidoso. Afinal de contas, também sou gente!

Este é meu segredo para lidar com esses momentos: *encontre algo para comer que o satisfaça mas não o tire completamente dos trilhos.*

Para falar com toda a clareza: não estou me referindo aos seus primeiros 30 dias no Método Myers. Nesse primeiro mês, você realmente precisa seguir o plano alimentar à risca, pois mesmo um pequeno desvio poderia fazer descarrilar de novo o seu sistema imunológico. Se você tem uma doença autoimune ou está num ponto alto do espectro, seu corpo está, por definição, altamente inflamado. Sua prioridade número um é diminuir essa inflamação. Devido ao modo como a química do corpo funciona, mesmo pequenas quantidades de alimentos inflamatórios podem pôr o processo inteiro a perder.

Para muitos leitores, 30 dias serão suficientes para equilibrar o organismo e lhes dar certa margem de manobra: um pouquinho de açúcar, alguns cereais sem glúten, talvez alguma cafeína. Muitos outros precisarão de mais de 30 dias, especialmente se sofriam de sintomas severos, contraíram mais de uma doença, ou já tinham a doença autoimune havia alguns anos. Depois de ter se livrado dos sintomas por alguns meses, você poderá, se quiser, fazer algumas experiências e tornar a fazer uso de certos alimentos. Veja o capítulo de bônus no meu site para descobrir como fazer isso, pois há um jeito saudável e um jeito perigoso de reintroduzir alimentos na dieta. Quero que você permaneça sempre saudável e a salvo.

Para não deixar dúvidas: por mais saudável que se sinta, não quero que você jamais volte a comer glúten ou laticínios, nem que consuma grandes quantidades de cafeína, açúcar, álcool, sal, cereais e leguminosas. As inflamações resultantes provavelmente farão ressurgir seus sintomas e poderão até provocar uma segunda ou terceira doença autoimune.

O problema é que você talvez não sinta a diferença logo de saída. Tive uma paciente cujo índice de anticorpos da tireoide disparou e nenhuma de nós duas sabia o porquê. Então ela disse: "Espere um pouco. Outro dia, comi um biscoito vegano. Será que foi isso?" Foi. A menos que tivesse a frase "não contém glúten" escrita no rótulo, aquele biscoito certamente foi feito com trigo ou algum outro cereal que contém glúten. Minha paciente ainda não tinha *sentido* que o índice de anticorpos da tireoide havia subido a um nível significativamente mais alto, mas eu medi a mudança no sangue dela e sabia que aqueles anticorpos desencadeados pelo glúten estavam, naquele mesmo instante, instruindo o sistema imunológico dela a destruir sua tireoide, sem mencionar o risco de desenvolver outras doenças autoimunes.

Aquela paciente passava a maior parte do tempo perfeitamente satisfeita com o Método Myers. De vez em quando, porém, tinha vontade de comer outra coisa. Foi então que lhe disse o que acabo de dizer a você: encontre algo para comer que o satisfaça, mas que não o tire por completo dos trilhos. Infelizmente, aqueles poucos gramas de trigo no biscoito vegano foram suficientes para fazer mal a ela. Se ela comesse um biscoito sem glúten de vez em quando, provavelmente estaria bem.

ENVOLVA SUA FAMÍLIA INTEIRA

Adoro o nome "Método Myers" porque gosto de ver essa abordagem alimentar como um modo de vida. Se você conseguir transformar o Método Myers num modo de vida não somente para você, mas também para as pessoas com quem vive, será mais fácil ater-se ao plano alimentar – e seus entes queridos vão ficar muito mais saudáveis. O Método Myers pode ajudar a eliminar sintomas de todo tipo: confusão mental, ansiedade, depressão, acne, dor de cabeça, enxaqueca, indigestão, refluxo, síndrome do intestino irritável, TPM, sintomas da menopausa, dores nas articulações e alergias sazonais, além de um sem-número de outras pequenas misérias com que a maioria das pessoas simplesmente aprendeu a conviver. Mas essa convivência forçada não é ne-

JUNTE-SE À FAMÍLIA DO MÉTODO MYERS

Uma das coisas que mais aprecio é continuar construindo a família do Método Myers e estimular meus pacientes e leitores a partilhar informações, sem perder o contato comigo. Se você quer fazer parte de uma comunidade de apoio onde poderá partilhar histórias, fazer perguntas, obter conselhos e ouvir aplausos pelo seu progresso, junte-se a nós em AmyMyersMD.com.

cessária. Basta diminuir o calor das inflamações que você verá seu corpo reagir com gratidão, energia e uma saúde vibrante e luminosa.

O Método Myers também é excelente para perder peso e continuar magro depois de ter emagrecido. Como já vimos, as inflamações provocam ganho de peso, e o excesso de gordura no corpo é um fator inflamatório. O Método Myers pode ajudar a quebrar esse círculo vicioso, recompensando sua disciplina com o corpo e o peso saudáveis que você sempre quis.

Nesse caso, se for possível, faça com que as pessoas que moram com você também sigam o Método Myers. Envolva sua família para que vocês possam apoiar uns aos outros. Se um dos seus filhos precisa do apoio do Método Myers e os outros, não, o fato de fazerem todos a mesma dieta evitará muitas brigas, além do que será muito mais fácil para você preparar uma única refeição para todos. Você eliminará a possibilidade de uma das crianças dizer "Por que ele ganha sorvete e eu não?". Também eliminará a possibilidade de intercontaminação – a exposição a um pouco do glúten do macarrão comum ou à manteiga na faca de outra pessoa. Se o Método Myers se tornar um projeto familiar, a família inteira se tornará saudável e seus membros se tornarão mais próximos entre si. Benefícios suplementares: tanto você quanto seus filhos terão melhor desempenho esportivo, melhor funcionamento cerebral, peso saudável e muito menos acne!

É claro que, se sua família não quiser acompanhá-lo nessa jornada, você deve esperar até que eles estejam dispostos. É pelo *seu* próprio *bem* que você deve fazer a dieta, de modo que deve deixar que os outros façam aquilo que considerem contribuir para o bem deles próprios. Na maioria das vezes, porém, o cônjuge, a namorada ou o namorado querem apoiar seus companheiros e seus filhos. Se vocês seguirem o Método Myers juntos, terão uma excelente união em casa.

CONHEÇA SEUS LIMITES

Aposto que seus entes queridos vão lhe incentivar muito. Durante a maior parte do tempo, o que você vai ouvir é: "Poxa, você está ótimo! O que andou fazendo?"

Outras vezes, no entanto, você ouvirá afirmações como as seguintes:

"Ora, vamos lá. Você não vai morrer se provar um bocadinho de sorvete!"

"Por que não posso fazer um sanduíche para o seu filho? Ele adora os sanduíches que eu faço."

"Você precisa pelo menos *provar* o recheio da tia Sarah, senão ela ficará magoada."

Já ouviu esse tipo de coisa? Espero que não, mas o fato é que a maioria de nós encontra alguma resistência ao longo do caminho. Isso acontece comigo, pode acreditar. Ninguém quer parecer enjoado para comer.

No entanto, o que está em jogo é a sua saúde – ou, talvez, a do seu filho. E, pelo meu manual, a saúde vem na frente. Você conhece em primeira mão a infelicidade causada pelos sintomas de autoimunidade e agora já sabe que, depois de manifestada a primeira doença autoimune, o paciente tem três vezes mais chance de desenvolver uma segunda. Se as outras pessoas não querem acreditar em você, elas têm esse direito; mas você ainda assim precisa ser firme e permanecer aferrado às opções que sabe serem as mais saudáveis.

Uma das coisas que mais me entristecem é ouvir as histórias de pais cujos filhos têm doenças autoimunes e cujos pais, os avós das crianças, não os apoiam. Meus pacientes me contam de avós que insistem em oferecer biscoitos, fazer sanduíches ou dar iogurte a netos que sofrem de autoimunidade, ou que dizem na frente da criança: "Não sei por que você é tão rígida. Toda criança merece um petisco de vez em quando."

Essa situação não é fácil, mas ceder *não* é a solução. Descubra como estabelecer limites e fazê-los valer, ciente de que é você, como pai ou mãe, quem tem o dever de decidir o que é melhor para seu filho.

E se é você quem tem uma doença autoimune e alguém próximo não se sensibiliza com sua decisão de seguir o Método Myers? E se essa pessoa vive dizendo coisas como "Ei, vamos sair para comer uma pizza!", mesmo sabendo que você não pode ir junto? Ou deixa iguarias tentadoras repletas de glúten espalhadas pela casa? Ou vive zombando de você em razão da sua dieta, especialmente na frente de outras pessoas?

Essa situação também é difícil. Se você pode simplesmente dizer não, ótimo. Se precisa de ajuda para estabelecer limites, talvez valha a pena conversar com um conselheiro ou terapeuta que o ajude a defender seus pontos de vista, sua saúde e seu direito ao respeito. Você talvez encontre um jeito de estabelecer limites e ainda assim manter uma relação próxima com a pessoa que o desafia. Ou talvez decida que esse relacionamento é tão tóxico quanto o glúten e o açúcar e deve ser igualmente descartado.

Quero apenas lembrá-lo de que o estresse e as situações dolorosas fazem aumentar a inflamação tanto quanto os laticínios e o álcool (reveja os detalhes no capítulo 7!) e de que sua primeira responsabilidade é proteger sua saúde. Se alguém decide não seguir o Método Myers junto com você, isso é uma coisa. Porém, se essa pessoa sabota seus esforços, essa é uma história completamente diferente.

MANTENHA SEUS OLHOS NO PRÊMIO

"Por que você simplesmente não segue as recomendações do seu médico normal?"

Essa é uma das frases que meus pacientes mais ouvem e, acredite, eu também já ouvi. Embora eu mesma seja médica, meus parentes nem sempre compreendem por que assumi uma visão tão "diferente". Como a medicina convencional minimiza o papel da dieta e exagera o valor dos medicamentos, às vezes nos sentimos como aquele menininho que, no meio da multidão dos súditos que aplaudem, grita sozinho: "O rei está nu!"

Sobre isso você já conhece minha opinião. Estou disposta a ser uma voz minoritária, especialmente porque acredito que em breve esta abordagem se tornará o padrão de atendimento, mesmo na medicina convencional. Enquanto isso, acredito que as decisões sobre saúde são pessoais e nenhum de nós pode determinar o que o outro deve fazer. Mesmo eu só posso dizer aos meus pacientes o que acho que é melhor para eles; são eles próprios que, no fim, decidem o que fazer.

Portanto, se você gostou deste livro e quer experimentar esta abordagem, ninguém tem o direito de lhe pôr obstáculos. Deixe que as pessoas levantem objeções e façam perguntas uma vez. Depois disso, elas têm o dever de ficar quietas e acatar sua decisão. Se não conseguirem fazer isso – se os questionamentos ou preocupações delas lhe derem a impressão de ser uma forma de sabotar seu compromisso com sua saúde –, você terá outras decisões a tomar. Afinal de contas, você merece viver com saúde e satisfação. As pessoas que a amam também devem querer isso para você.

UNA-SE A UMA COMUNIDADE DE APOIO

Sei que uma das coisas que mais nos ajudam a mudar é o apoio – unir forças com pessoas de mentalidade semelhante à nossa a fim de partilharmos nossos triunfos, trocarmos conselhos e descobrirmos novas ideias para seguir em frente. É por isso que quero tanto lhe oferecer o apoio da família do Método Myers, à qual você pode se unir visitando meu site, AmyMyersMD.com.

Talvez seu especialista convencional já o tenha encaminhado para algum grupo de apoio, ou talvez você tenha encontrado um grupo *on-line*. Aí é que a coisa se complica, pois você provavelmente não se sentirá apoiado ao ouvir que a dieta não importa ou que você terá de tomar medicamentos pelo resto da vida – e essa perspectiva da medicina convencional é partilhada por muitos grupos de apoio em autoimunidade.

O que você realmente precisa é de uma comunidade de pessoas que também estejam abandonando o glúten, os cereais e as leguminosas; que também estejam tentando desintoxicar a sua vida; e partilhem sua preocupação com inflamações, sensibilidades alimentares e toxinas ambientais. Procure "dieta paleolítica", "doença celíaca", "sem glúten" ou "sem alergias" na internet. Muitos pacientes meus encontraram fontes mais úteis nesses tipos de sites do que naqueles convencionalmente dedicados à autoimunidade.

Tome cuidado com a internet em geral, pois você poderá encontrar visões negativas que abalarão sua confiança ou, se você for sugestionável, o deixarão apavorado! Você talvez acabe lendo uma sucessão de histórias de pessoas cujos sintomas não melhoram ou cujos medicamentos não funcionam. Por que se expor a tanta negatividade? Quer na rede, quer na vida real, faça questão de que seu grupo de apoio seja repleto de pessoas positivas e determinadas que, como você, querem mudar sua dieta, desintoxicar seu ambiente e desestressar suas vidas – pessoas que acreditam que a saúde é um direito natural e que *é possível* ser saudável. Rodeie-se de energia positiva e deixe que os pessimistas destilem seu derrotismo em outro lugar.

PARA COMER FORA

"E como fazer para comer fora, em restaurantes?"

Trata-se de algo que muitos pacientes querem saber. Fico contente de poder lhe dizer que haverá muitas coisas para comer em praticamente qualquer restaurante, desde que você esteja disposto a fazer perguntas e a cooperar com os funcionários do local.

Nos primeiros 30 dias do Método Myers, espero que você coma em casa em virtude das possibilidades de intercontaminação – a possibilidade de que algo seguro para você tenha entrado em contato com algo que não é seguro. Seria péssimo se você passasse 30 dias praticando o Método Myers e concluísse que o programa não está funcionando pelo simples fato de a comida de restaurante estar expondo-o a alimentos problemáticos.

Mesmo durante os primeiros 30 dias, porém, você poderá comer num restaurante de vez em quando; e, depois desse primeiro mês, poderá comer fora com bastante frequência. Eu, pessoalmente, gosto de fazer uma preparação prévia quando vou a um restaurante desconhecido, em especial quando estarei acompanhada de amigos que *não* praticam o Método Myers ou uma dieta semelhante. Não gosto de chamar a atenção; por isso, geralmente verifico o menu do restaurante na internet e descubro de antemão o que vou poder comer. Se não tiver 100 por cento de certeza, ligo para o restaurante para explicar o que não posso comer e trabalho junto com eles para montar uma refeição.

Digo: "Como carne, frango, peixe, frutas e hortaliças. O que vocês sugerem?" Depois, quando vou fazer o pedido, posso dizer ao garçom: "Quero peito de frango com brócolis cozido no vapor – mas sem molho, por favor, pois vi que ele tem manteiga." Coisa fácil e rápida, e logo estou conversando de novo com minhas amigas. Muita gente nem nota que estou pedindo algo especial.

É claro que você também pode ter esse tipo de conversa com o garçom. Hoje em dia, muita gente está evitando o glúten, e o restaurante talvez até tenha um menu

> **DICAS PARA COMER FORA**
>
> - Lembre-se de que você é um cliente do restaurante e de que os funcionários estão lá para servi-lo. Um sorriso e as palavras mágicas "por favor" e "obrigado" também ajudam muito.
>
> - Faça você o seu molho de salada com azeite, limão-siciliano ou vinagre e, quem sabe, um abacate.
>
> - Substitua o acompanhamento (de batatas ou cereais, como arroz) por hortaliças.
>
> - Evite todos os molhos. É neles que costumam se esconder a manteiga, a farinha de trigo, o açúcar e o molho de soja. Peça peixe, frango ou bife grelhados ou salteados simples, com azeite em vez de manteiga. Lembre o garçom de que você também não pode comer molho de soja, que geralmente contém glúten.
>
> - Pergunte como as carnes são marinadas. Muitas marinadas são feitas com molho de soja (shoyu), que quase sempre contém glúten.
>
> - Não há problema em comer alimentos salteados; simplesmente peça que usem azeite de oliva em vez de manteiga e não usem farinha para empanar.
>
> - Nos primeiros 30 dias, o melhor é evitar alimentos fritos por imersão em virtude do risco de intercontaminação. Mais tarde, você poderá de vez em quando comer como petisco uma batata-doce frita, desde que o restaurante use a fritadeira para fazer somente batatas fritas, e não alimentos que contenham glúten, como frango ou peixe fritos.
>
> - Por último, mas não menos importante, seja criativo! A maioria dos restaurantes concordará em preparar um peixe, frango ou bife grelhados e completá-lo com hortaliças cozidas no vapor, salteadas ou grelhadas.

especial para quem não o come. É possível que também tenha familiaridade com outros pedidos especiais, uma vez que estes vêm se tornando cada vez mais comuns.

LEVE SEU PRÓPRIO PRATO AO VISITAR AMIGOS

Outro dia, fui convidada a um almoço americano oferecido por uma amiga para comemorar a chegada de seu novo bebê. É claro que eu queria conhecer o bebê, mas tinha certeza de que o menu estaria repleto de laticínios, glúten e outras coisas que não posso comer. Eu jamais causaria inconvenientes à mãe de um recém-nascido, pedindo-lhe que cozinhasse algo especial para mim. Em vez disso, falei: "Queria levar um prato. De que você precisa?"

Ela respondeu que adoraria uma salada.

Tudo bem, mas eu sabia que uma salada não seria suficiente para me sustentar durante toda a festa. Por isso, a caminho de lá, comprei um frango assado. Ao chegar com dois pratos na mão, disse: "Achei que você ia gostar de um frango." Problema resolvido! Não tive de dizer "Não posso comer nada do que você está servindo" nem "Você pode fazer uma comida especial para mim?". Consegui levar minha própria comida sem fazer alarde nem estardalhaço.

Quando alguém me convida para jantar, em geral me ofereço para levar alguma coisa e também dou um jeito de descobrir o que estão planejando servir. Hoje em dia, muita gente está ciente do problema das alergias e sensibilidades alimentares, de modo que talvez o anfitrião aprecie que você o informe de antemão sobre a sua dieta. Outra solução é levar um prato de presente e comer algo antes de ir. Afinal, é pela companhia que você vai à festa, e não pela comida, certo?

Quando já sei que numa festa haverá somente salgadinhos e docinhos, sempre como antes de ir. Dessa maneira, posso me concentrar nas pessoas. Se encontro algo que eu possa comer, ótimo. Se não, não me preocupo.

A prevenção também funciona nesse tipo de situação. Geralmente levo algum alimento comigo na bolsa ou no carro, de modo que sempre tenha o que comer. Minhas reservas são salmão em lata, algumas hortaliças e barras proteicas Epic (veja "Recursos"). Sinto-me livre ao saber que posso ir aonde quero, fazer qualquer coisa e mesmo assim poder comer os alimentos que me deixarão saudável.

UMA *HAPPY HOUR* SAUDÁVEL

Gostaria que você não bebesse nada de álcool em seus primeiros 30 dias no Método Myers, pois o álcool e o açúcar suprimem o sistema imunológico, alimentam bactérias nocivas, promovem supercrescimento de leveduras e SBID e dificultam a cura das infecções de que você porventura esteja tentando se livrar. O que faço é pedir uma água mineral San Pelegrinno com um pouco de *cranberry* e limão-siciliano. Dessa maneira, sinto que estou tomando algo especial. Nas reuniões sociais, meu foco são sempre os amigos, de modo que em geral não sinto falta do álcool.

À medida que for melhorando, você poderá tomar uma vodca ou uma tequila de vez em quando – uma ou duas vezes por mês, digamos. O vinho contém muito açúcar, além de ser fermentado, o que o transforma numa espécie de levedura líquida. Visto que muitas pessoas que sofrem de autoimunidade ou estão no espectro têm infecção por leveduras (candidíase, por exemplo), gostaria que você evitasse o vinho pelo menos nos primeiros 30 dias. Talvez possa bebê-lo novamente depois. Como a cerveja também é fermentada e, além disso, contém glúten, você a evitará permanentemente. Destilados não transparentes, como o uísque e o bourbon, tendem a ter ingredientes mais problemáticos que os transparentes, de modo que o melhor é reduzir o consumo deles ao mínimo. Sempre prefira misturar a bebida com água carbonatada ou água com gás em vez de optar por alguma mistura que contenha açúcar ou frutas. Evite a água tônica, a qual, embora, aparentemente inocente, na verdade é cheia de açúcar ou, pior, xarope de milho com alto teor de frutose. E lembre-se que o álcool deprime o sistema imunológico; portanto, tome somente um drinque ou, no máximo, dois.

PLANEJE ANTECIPADAMENTE A SUA VIAGEM

Viajo o tempo todo para os mais diversos lugares, mas sempre consegui observar o Método Myers. Se eu consigo, você também consegue. Também neste caso o segredo está na preparação. Estas são as minhas quatro principais dicas para quem viaja e quer continuar seguindo o Método Myers:

❶ **Antes de viajar, faça algumas pesquisas.** Verifique os menus no hotel onde você vai ficar e busque "sem glúten + [nome da cidade]" na internet para encontrar algumas opções de restaurantes na região. Você também pode procurar "[nome ou endereço do hotel] restaurantes próximos" para encontrar opções de alimentação nas imediações, e depois também pesquisar *on-line* os menus deles. Seu planejamento antecipado terá valido a pena quando você chegar numa cidade desconhecida e souber exatamente aonde ir para comer um peixe grelhado com salada ou encontrar um restaurante italiano que lhe prepare um excelente peito de frango salteado com limão-siciliano e azeite de oliva.

❷ **Leve sua própria comida.** Muitos alimentos saudáveis não precisam de refrigeração. Leve-os com você para que sempre tenha algo gostoso para comer: copos de molho de maçã orgânico sem açúcar, barras nutritivas, carne-seca sem glúten e salmão em lata. (Muitos desses alimentos estão listados na seção "Recursos".)

❸ **Leve bolsas de gelo e bolsas térmicas.** Deixe as bolsas de gelo na geladeira ou congelador do hotel. Depois, coloque-as numa bolsa térmica junto com algumas hortaliças, frutas ou outras sobras do jantar de ontem.

❹ **Peça uma geladeira ou compre uma caixa térmica.** Em geral, você pode pedir que todos os produtos sejam retirados do frigobar para que possa usá-lo como geladeira – simplesmente verifique se ele não está programado para lançar um gasto em sua conta toda vez que você abrir a porta ou remover um item, como acontece em alguns hotéis. Se isso não for possível, a maioria dos hotéis colocará uma pequena geladeira em seu quarto, sem custo, caso você faça o pedido de antemão e explique que precisa dela por motivo de saúde. Se também isso não for possível, compre uma caixa térmica barata depois de chegar ao seu destino e use-a para guardar alimentos seguros adquiridos em alguma loja natural ou, em caso de emergência, em qualquer mercearia.

Se quiser ver os produtos que uso quando vou viajar, visite meu site: http://store.amymyersmd.com/product-category/more/food.

APROVEITE AS FESTAS PARA CURTIR SEUS ENTES QUERIDOS

A maioria dos meus pacientes me diz que, para eles, as comemorações em família são os momentos mais difíceis. Há muitos alimentos tentadores, as pessoas estão relaxadas e, afinal de contas, não podemos nos divertir um pouco antes de nos concentrarmos para cumprir as resoluções de ano-novo?

Para mim, essas comemorações são momentos em que posso me reunir com as pessoas que amo. Ainda tenho lembranças vívidas do que aconteceu com meu corpo *antes* do Método Myers e gosto de me sentir saudável e cheia de energia e vitalidade. Por que trocar tudo isso por um biscoito ou um pedaço de bolo? Simplesmente não vale a pena.

As sugestões que fiz ao longo deste capítulo devem ser suficientes para protegê-lo: leve os seus próprios pratos para as festas, coma antes de ir se for preciso e não tire seus olhos do prêmio, que é o seu bem-estar e a aparência incrível que você adquiriu com essa nova abordagem alimentar. Muitas vezes, se você não chamar a atenção para a sua dieta, ninguém mais prestará atenção nela. Simplesmente lhe dirão que você está radiante e que é ótimo vê-lo tão contente e cheio de energia.

Pessoalmente, adoro as comemorações em família porque são momentos em que posso ter acesso a mais pessoas. Há alguns anos, um parente que mora no Alabama me contou sobre a dor que sentia nas articulações. Ele sabia que eu era médica, mas logo vi que não tinha a menor ideia sobre o tipo de medicina que eu praticava. Para falar a verdade, eu não tinha esperança de que ele acatasse meus conselhos, mas mesmo assim lhe dei uma rápida explicação de como o glúten era provavelmente o responsável. Ele assentiu com a cabeça e achei que esqueceria o assunto daí a dois minutos.

Imagine minha surpresa no ano seguinte quando esse mesmo parente se aproximou de mim com um grande sorriso nos lábios. "Não tenho como agradecer-lhe", falou, radiante. "Você mudou minha vida! Parei de comer glúten, como você me disse, e adivinhe: a dor nas minhas articulações desapareceu completamente!" Fiquei feliz por não ter cedido à tentação de subestimá-lo. As festas me reaproximaram da minha família de um jeito totalmente novo.

UM JANTAR FESTIVO DA FAMÍLIA MYERS

Tenho de partilhar com você mais uma história da minha família que exemplifica, para mim, a promessa de esperança do Método Myers. É claro que existem momentos em que parece difícil lidar com uma dieta rigorosa e equilibrar as exigências da convivência em família. Mas também há aquelas ocasiões em que tudo parece ter valido a pena.

Para mim, o último Natal foi uma ocasião dessas. Antes, na minha família, cada um de nós comia uma coisa. Minha madrasta era vegetariana havia 35 anos. Eu fui vegetariana por um tempo, então larguei o glúten e depois comecei a seguir o Método Myers. E meu pai sempre seguira uma dieta convencional, e além disso adorava doces. Nós nos sentávamos ao redor da mesa e tentávamos descobrir o que podíamos e não podíamos comer – e nem quero entrar nos detalhes do planejamento e preparação daqueles jantares.

No ano passado, entretanto, meu pai começou a seguir o Método Myers. Ele sofre de uma doença autoimune chamada polimiosite, e, embora houvesse aguentado firme durante muitos anos, a doença piorara de súbito. Aos 75 anos de idade, ele deu um salto no escuro e decidiu ouvir sua filha. Minha madrasta, heroicamente, começou a comer carne para poder seguir o Método Myers junto com ele.

Dessa maneira, pela primeira vez, todos nós estávamos cozinhando e comendo juntos. No Natal, meu pai havia perdido sete quilos e sua doença melhorara muito. Ele me disse que nem sentia falta dos doces, e a mudança da sua aparência era notável. Minha madrasta estava felicíssima por ver o marido tão bem, e eu adorei partilhar com eles cada etapa daquele jantar festivo: fazer compras, cozinhar e sentarmo-nos juntos para comer.

É impossível lhe dizer o quanto foi importante para mim todos nós partilharmos a mesma refeição. Mais importante ainda foi ver meu pai tão feliz e saber que o Método Myers havia lhe dado essa nova oportunidade de sentir-se vivo e energizado.

Por isso, se você é a única pessoa em sua família que segue o Método Myers, anime-se. Quando você menos esperar, mais alguém estará disposto a ouvir sua mensagem de saúde ou a apoiá-lo – ou mesmo se juntar a você – na sua jornada de cura.

CAPÍTULO 11

Como se orientar no labirinto da medicina

Quando ouço falar de quantos médicos meus pacientes consultaram antes de chegar a mim e penso em quanto é difícil encontrar especialistas em autoimunidade nas comunidades pequenas ou rurais, concluo que o labirinto da medicina é um desafio quase tão grande quanto a própria doença. Eu mesma me perdi nele quando era paciente, e agora meus próprios pacientes me contam histórias semelhantes. Por isso, neste capítulo oferecerei meus serviços de navegadora e guia.

Evidentemente, o que eu quero mesmo é que vocês encontrem neste livro a maior parte da ajuda de que necessitam. Vocês podem avançar muito – idealmente, podem avançar tanto quanto precisam – na resolução dos sintomas, na prevenção de novos episódios agudos e até na reversão do curso da sua doença pelos simples atos de mudar a dieta, curar o intestino, reduzir a carga tóxica, administrar as infecções e aliviar o estresse.

Mesmo assim, às vezes passo meses trabalhando com pacientes cujos casos são mais difíceis: aqueles que têm múltiplas doenças autoimunes ou vêm sofrendo há muitos anos com a abordagem convencional antes de chegar a mim. Se você está nessa situação, com certeza verá algumas melhoras após 30 dias do Método Myers, mas talvez leve ainda alguns meses para que sua doença se reverta totalmente e você possa cogitar a hipótese de abandonar os medicamentos. Como digo aos meus pacientes, levou mais de 30 dias para que você entrasse nessa situação, por isso vai levar mais de 30 para sair dela. Nesse caso, você provavelmente vai querer encontrar um médico especialista em medicina funcional ou continuar trabalhando com seu médico atual. E é claro que, qualquer que seja a situação dos seus sintomas, você vai precisar de algum tipo de relacionamento contínuo com um profissional de saúde.

É difícil se orientar no labirinto da medicina – mas não é impossível. Apresento aqui minhas sugestões para que você tenha as melhores possibilidades de sucesso na sua jornada de cura.

ESTEJA PREPARADO

Antes de ir à consulta, escreva todas as dúvidas que você tem. Vá riscando-as à medida que o médico as for respondendo e, claro, anote as respostas. Você pode até perguntar ao médico se pode gravar a conversa para poder ouvi-la depois, de preferência na companhia de um amigo ou membro da família. As consultas médicas às vezes são tensas; por isso, torne a experiência o mais leve possível para você. Faça uma gravação usando o aplicativo do celular ou leve um pequeno gravador. Sempre aceito que meus pacientes gravem as consultas quando eles me pedem.

MANTENHA REGISTROS

Manter registros talvez seja a última coisa de que você vai se lembrar quando for se consultar com o médico, especialmente se a doença o estiver deixando ansioso, confuso ou sobrecarregado. Mas a melhor coisa que você pode fazer é ser organizado e manter bons registros.

No meu consultório, damos ao paciente um fichário para que ele possa anotar todas as informações que lhe fornecemos. Ele tem divisões para a dieta do Método Myers, para as minhas recomendações específicas, para os pedidos e os resultados de exames de laboratório, para os exames pendentes, para o Questionário de Sintomas Médicos (que todo paciente deve preencher) e para o diário de alimentação que pedimos que todo paciente faça. Você já viu o Rastreador de Sintomas do Método Myers nas páginas 21-4 e encontrará outra cópia no apêndice G. Como eu disse no capítulo 1, acho bom que você faça várias cópias dele e preencha uma a cada semana enquanto segue o Método Myers. É um jeito excelente de acompanhar seu progresso e partilhar seus resultados com o médico.

Não deixe de pedir uma cópia dos resultados de seus exames antes de sair do consultório médico. Tentar obtê-los depois disso pode ser mais difícil que roubar o ouro da reserva federal norte-americana. O médico precisa liberar o resultado para você, mas, se você não pegar uma cópia na hora, a maioria dos médicos de medicina convencional poderá demorar semanas ou até meses para lhe dar os papéis. Já a maioria dos médicos especializados em medicina funcional lhe dá uma cópia na hora da consulta. Se o médico não a oferecer, simplesmente peça à secretária ou a outro membro da equipe: "Vocês poderiam fazer uma fotocópia desses resultados para eu levar comigo?" E não saia do consultório até obtê-la. Depois, guarde-a a salvo em seu fichário ou escaneie-a e salve-a no seu computador para ter um registro contínuo do seu progresso.

Certas pessoas fazem até uma planilha eletrônica para registrar todos os resultados de seus exames de laboratório.

LEVE COM VOCÊ UM AMIGO OU UMA PESSOA DA FAMÍLIA

Vale a pena levar com você uma pessoa que fale em nome da sua saúde, ou amigo ou familiar que possa tomar notas, avisá-lo de perguntas que você estava esquecendo e, depois da consulta, lembrá-lo com exatidão de tudo o que o médico disse. Você também vai apreciar o apoio emocional, pois às vezes é difícil lidar com um diagnóstico de autoimunidade.

FAÇA VALER SEUS DIREITOS

Não deixe de pedir resposta a todas as suas perguntas. Se o médico não tiver tempo de lhe dizer tudo o que você precisa saber, faça uma segunda consulta. É a sua saúde que está em jogo. Você tem o direito de se informar.

Saiba, também, que o "melhor padrão de tratamento" nem sempre é o melhor de fato. Se você vai fazer uma cirurgia de rotina, por exemplo, esse "melhor padrão" envolve o uso intenso de antibióticos para prevenir infecções. Provavelmente não lhe dirão que você precisa tomar doses extras de probióticos para compensar os danos que os antibióticos causam às bactérias amigas; mas, agora que leu este livro, você mesmo já está informado disso. No entanto, para saber o que tomar, você precisa conhecer exatamente tudo o que o procedimento envolve em matéria de antibióticos. Às vezes, você nem precisa tomá-los.

Sei que, para muitos, reivindicar os próprios direitos perante um médico é uma ideia difícil. Os médicos têm uma espécie de aura na nossa cultura – uma espécie de autoridade de "sabe-tudo" em que tanto os pacientes quanto os próprios médicos tendem a acreditar. Por isso, é compreensível que afirmar suas ideias e direitos perante o médico pareça impróprio e inconveniente. Você talvez pense que, se começar a fazer muitas perguntas ou a insistir nas respostas, o médico se tornará impaciente, desaprovará a sua atitude ou até fique ofendido. Talvez você simplesmente não goste da ideia de desafiar uma autoridade.

O que você precisa se lembrar é de que é a *sua* saúde que está em jogo. É sua responsabilidade e seu direito obter informações, ser proativo e estar capaz de tomar as melhores decisões por si mesmo. Alguns médicos talvez fiquem impacientes ou se sintam ofendidos. Outros serão mais abertos e estarão mais dispostos a entabular um diálogo e responder às preocupações do paciente. De um jeito ou de outro, a moral da história é que cabe a você defender a si mesmo. Para tanto, pense no que você vai ganhar. Lembre-se de que o que está em jogo é a sua capacidade de ter uma vida longa e saudável. Nem sempre é fácil descobrir as respostas de que você precisa – mas será que não vale a pena?

Se for difícil para você reivindicar seus direitos perante o médico, leve com você um cônjuge, um companheiro, um familiar ou um amigo que seja mais firme e aja como advogado da sua saúde. Especialmente quando você está doente e vulnerável, a experiência de ter alguém que o defenda será incrível e energizante.

Você também pode levar este livro com você, talvez com um ou dois trechos sublinhados, para mostrar ao médico exatamente o que o preocupa. Sem deixar de manifestar respeito pela autoridade do médico, pode perguntar se ele gostaria de ganhar um exemplar deste livro.

Outra opção, evidentemente, é encontrar outro médico que esteja mais disposto a partilhar informações. Em muitos casos, o simples fato de você saber que vai procurar outra pessoa se não obtiver as respostas de que precisa o libertará da necessidade de afirmar com veemência seus pontos de vista.

TRATE BEM O PESSOAL DO CONSULTÓRIO

Esta é uma daquelas coisas que não deveriam ter de ser ditas, mas infelizmente é preciso lembrá-la. Do meu ponto de vista, há toda uma equipe ajudando você a melhorar. O médico é uma parte importante da equipe, mas é apenas uma parte. A equipe também inclui a enfermeira, a pessoa que tira sangue, aquela que atende ao telefone e marca consultas e aquela que o recebe quando você chega ao consultório. Quanto mais você reconhecer que essas pessoas fazem parte da equipe – quanto mais as vir como profissionais de saúde que estão tentando ajudá-lo e a recuperá-lo –, maior a boa disposição com que elas o ajudarão. Apreciarão o respeito e o carinho que você lhes dedica e lhe pagarão na mesma moeda.

Para mim, tudo isso entra na rubrica de "noções básicas de boa convivência humana". No entanto, se você quiser obter qualquer coisa "extra" – qualquer coisa que a maioria dos pacientes não pede –, será muito mais fácil obtê-la se tiver desenvolvido um bom relacionamento com a equipe. Nem todo mundo pede cópias dos resultados de exames de laboratório, por exemplo, como o aconselhei a fazer. Se você tiver sido amistoso, educado e grato ao pessoal do consultório, eles estarão bem mais dispostos a atender a seu pedido.

TAMBÉM TRATE BEM O SEU MÉDICO!

Sei que passei bastante tempo falando das falhas da medicina convencional, e não nego nada do que disse. Mas também tenho bastante compaixão pelos médicos convencionais, especialmente aqueles que passam a maior parte do tempo tratando pacientes com doenças autoimunes. Ao passo que tenho a satisfação de ver meus pacientes recuperarem-se em algumas semanas ou meses, a maioria dos médicos convencionais tem de aprender a conviver com o fato de que *seus* pacientes não estão melhorando. Esses médicos provavelmente entraram na medicina porque queriam ajudar as pessoas; no entanto, dados os protocolos convencionais, eles têm de conviver com um grande número de casos desanimadores e de pacientes cujos sintomas não param de piorar. Mesmo quando os pacientes estão melhorando, provavelmente estão tomando um grande número de medicamentos de alto risco, cujos efeitos colaterais os médicos são então obrigados a tratar. Não acho que seria capaz de viver assim, e sinto grande compaixão pelos médicos que se veem nessa situação.

De passagem, devo lembrá-lo de que o modo como você se porta no consultório vai afetar a reação do médico, assim como sua atitude afetaria qualquer outra pessoa com quem você trabalha. Afinal, os médicos também são gente. Se você se mostrar simpático, positivo e disposto a se relacionar amigavelmente com seu médico, é muito mais provável que ele aja da mesma maneira.

VERIFIQUE MUITO BEM COMO FUNCIONA SEU PLANO DE SAÚDE

Pois bem, tenho más notícias: muitos profissionais da medicina funcional não aceitam trabalhar com convênios médicos. Em razão da própria natureza da nossa prática da medicina, passamos muito mais tempo com nossos pacientes do que os 15 minutos pagos pela maioria dos planos de saúde, e frequentemente pedimos exames que nem sempre são cobertos pelos planos convencionais[1].

Por isso, os pacientes têm de desenvolver um pouco sua criatividade. Talvez você queira fazer uma apólice com franquia alta ou mesmo uma apólice que só cubra doenças graves que o impossibilitem de trabalhar, para estar coberto em caso de emer-

---

1 No Brasil, acontece uma situação semelhante. (N. do R. T.)

gência. Você pode usar o dinheiro assim economizado nos prêmios de seguro para se consultar com um médico especialista em medicina funcional. A boa notícia é que, quando você estiver melhor, não vai precisar do seguro-saúde para pagar os caríssimos medicamentos contra doenças autoimunes.

Outra opção é abrir uma conta poupança de saúde (*health savings account* – HSA) e usar esse dinheiro para pagar o médico funcional. Nos Estados Unidos, a conta poupança de saúde é um dinheiro guardado especialmente para gastos com medicina. Pode ser aberta por pessoas que tenham um seguro-saúde de franquia alta. O dinheiro depositado na conta goza de isenção fiscal, embora seja preciso pagar multa para retirá-lo antes da aposentadoria ou para qualquer outro uso que não despesas médicas discriminadas. Se esta abordagem lhe agrada, converse com um contador.

Pergunte, além disso, se no consultório há algum profissional cujos honorários sejam menores, como uma nutricionista ou uma enfermeira especialista. Há várias maneiras pelas quais a nutricionista ou a enfermeira podem ajudá-lo, reduzindo o número de consultas que você terá de fazer com o médico, cujos honorários são mais caros.

Por fim, pelos Estados Unidos afora há muitos laboratórios onde você mesmo pode pedir exames. É claro que esses exames devem ser pagos do seu próprio bolso, mas às vezes são bem mais baratos do que o que você paga no plano de saúde. (Listei alguns bons laboratórios na seção "Recursos".)

SEJA SINCERO COM SEU MÉDICO

Talvez o médico especialista em medicina convencional não concorde com a abordagem do Método Myers que você adotou. Não obstante, você precisa lhe dizer o que está fazendo e que suplementos está tomando.

Esteja preparado para ouvir que os suplementos são pura bobagem ou mesmo que certos estudos demonstram que "suplementos são perigosos". Na minha opinião, esses estudos são furados, pois não foram feitos com produtos de alta qualidade. Porém, não vale a pena discutir com o médico.

Você tem o direito de tomar decisões relativas à sua própria saúde; no fim das contas, somente você pode fazer isso.

Se o médico disser que algo que você toma no Método Myers é nocivo ou contraindicado a um dos seus medicamentos, peça para ver o estudo que prova isso. Li atentamente a literatura disponível e posso lhe garantir que nada que lhe peço para fazer é contraindicado.

Embora a vida seja mais fácil quando seu médico lhe dá apoio, esse apoio não é realmente necessário. Basta que ele concorde que as coisas que você faz no Método Myers não lhe farão mal diretamente nem prejudicarão a ação dos seus medicamentos; além disso, ele precisa pedir e avaliar seus exames de laboratório. Se você chegar a um ponto em que esses resultados o autorizem a largar os medicamentos, convém que o médico seja receptivo a essa ideia.

Se você sentir que é absolutamente impossível trabalhar com seu médico ou que ele se opõe à mera possibilidade de você largar os medicamentos, talvez seja necessário procurar outro médico. Trata-se, é claro, de uma decisão extremamente pessoal que será influenciada pela sua localização geográfica, suas finanças e seu plano de saúde, entre outras coisas.

NÃO DESISTA

Quaisquer que sejam suas experiências no labirinto da medicina, não desista. Alguns dos meus pacientes chegaram a se consultar com até 12 médicos antes de chegar a mim. Por isso, você tem de acreditar que vai encontrar ajuda. Até lá, este livro terá coberto as bases de tudo o que você precisa saber com relação às doenças autoimunes. Você também pode mostrá-lo ao seu médico de medicina convencional ou usá-lo para encontrar um médico especialista em medicina funcional. Ou seja, continue comprometido com sua saúde e siga em frente. A boa saúde é um direito seu e você merece todas as oportunidades de poder gozá-la.

CAPÍTULO 12

Um mundo de esperança

Histórias de sucesso

AGORA QUE VOCÊ QUASE terminou este livro, espero que já esteja tão animado quanto eu diante das possibilidades oferecidas pelo Método Myers. Muitas vezes penso que tenho o melhor emprego do mundo, porque venho trabalhar todos os dias e vejo a vida das pessoas mudar da água para o vinho — em geral em algumas semanas, às vezes em alguns meses. Estou animadíssima por poder partilhar com você esta abordagem capaz de mudar sua vida. Sei que, se você seguir fielmente o programa, muito em breve estará se sentindo melhor e poderá ter a esperança de viver livre da dor, dos medicamentos, dos efeitos colaterais e dos sintomas — uma vida cujo foco seja gozar de uma saúde vibrante e radiante em vez de simplesmente administrar uma enfermidade ou ter o medo permanente de cair vítima de outra doença autoimune.

Neste capítulo, quero que você conheça algumas das razões prediletas da minha esperança — uma amostra de pacientes que tiveram sucesso no Método Myers. Porém, antes de apresentá-lo aos meus pacientes que seguiram o Método, quero que você conheça uma paciente muito diferente, cujas experiências com a medicina convencional colaboraram para que eu me sentisse inspirada a seguir meu rumo e continuar procurando até encontrar um caminho melhor.

Angela era uma paciente jovem e muito doente que conheci na sala de emergência quando estava no primeiro ano de residência. Eu trabalhava na unidade de terapia intensiva (UTI), onde são tratados os pacientes em estado mais crítico. Considera-se que esses pacientes encontram-se em situação "precária": a maioria é incapaz de respirar sozinha, e por isso precisa de respiradores artificiais. Seus sinais vitais são tão instáveis que eles têm de ser monitorados por aparelhos continuamente e por enfermeiros de hora em hora.

Angela, que tinha 20 e poucos anos, fora internada porque começara a apresentar sinais de insuficiência hepática quase da noite para o dia. Para sobreviver, ela precisaria de um transplante de fígado. Mesmo jovem, tinha um histórico de artrite reumatoide, e seus medicamentos – prednisona e metotrexato – haviam perdido a eficácia no tratamento dos seus sintomas. Por isso, ela passara a tomar um medicamento ainda mais forte chamado infliximabe, que lhe causara falência hepática quase instantaneamente.

Toda a família de Angela passou a noite na sala de espera. Ela tinha uma irmã gêmea que parecia uma versão saudável e vibrante dela mesma. Angela era recém-casada e seu marido também estava lá, assim como seus pais e avós. Pensei que ela era sortuda por ter uma família tão amorosa – e, ao mesmo tempo, azarada por estar lutando pela vida ainda tão jovem. Quem trabalha na UTI vê principalmente pessoas idosas, muitas das quais chegam de ambulância de casas de repouso depois de uma doença longa e debilitante. Era doloroso ver ali uma jovem às portas da morte na flor da idade. O fato de saber que ela tinha uma doença autoimune, como eu, me aproximou ainda mais dela e me deixou ainda mais aborrecida ao ver pelo que ela estava passando.

Ou Angela recebia um transplante de fígado ou ia morrer – foi esse o resumo da conversa que tive de travar com a família dela. Porém, a demanda por fígados é alta, e Angela ainda não estava doente o bastante para ser encaminhada para o topo da lista de transplantes. O que eu disse a seu marido ansioso e à sua família preocupada foi que tínhamos de sentar e esperar. No instante em que seu fígado piorasse, eu notificaria a equipe de transplante, e Angela poderia ser submetida ao procedimento que, esperávamos, salvaria a sua vida.

Durante toda aquela noite monitorei os exames de laboratório de Angela, que mostravam o aumento de suas enzimas hepáticas. Voltava sempre a vê-la no leito e a conversar com sua família, sentada em silêncio na sala de espera. Num momento, eu me sentia extremamente grata por poder fazer aquele trabalho e ajudar aquelas pessoas; no momento seguinte, ficava com raiva porque o sistema de assistência médica do qual eu fazia parte havia decepcionado Angela. Por que não havíamos conseguido encontrar outra maneira de tratá-la, além de dar-lhe medicamentos que produziam efeitos colaterais tão horríveis? Por que não havíamos conseguido ensinar aquela jovem filha, irmã e esposa recém-casada a fortalecer seu sistema imunológico e retomar o controle sobre sua vida?

No dia seguinte, os exames de Angela evidenciaram insuficiência hepática, de modo que ela realmente foi para o topo da lista de transplante. Enquanto a preparávamos para a cirurgia, dei-lhe a medalhinha do anjo da guarda que eu sempre levava na carteira como lembrança da minha mãe. Eu dera uma medalha igual à minha mãe quando ela estava doente, e a medalha fora enterrada com ela. Naquele momento, quis dar minha medalha a Angela para ajudá-la a sobreviver à cirurgia. No entanto, como Angela havia desenvolvido encefalopatia hepática – a deterioração da função cerebral que ocorre quando o fígado já não consegue filtrar as toxinas do sangue –, estava praticamente fora de si: desorientada e confusa. Por isso, dei a medalha à gêmea de Angela e pedi que a guardasse para sua irmã.

Graças aos céus, a cirurgia deu certo e supus que minha história com Angela acabasse por aí. Terminei meus turnos na UTI e voltei a trabalhar no pronto-socorro. Quem trabalha no pronto-socorro não imagina que vá ver novamente seus pacientes; com sorte, eles melhoram e voltam a ser atendidos por seus médicos regulares. Um dia, porém, alguém me disse que uma paciente queria me ver. Curiosa, fui ao local indicado – e dei de cara com Angela.

Durante seu sofrimento, Angela tivera alucinações produzidas pela intoxicação do fígado. Não se lembrava de mim em absoluto, mas a família lhe contara sobre a jovem residente do pronto-socorro que, na prática, havia ficado acordada ao lado dela a noite inteira.

"Obrigada por salvar minha vida", disse ela timidamente. Mostrou-me a medalha do anjo e fiquei comovida ao ver que a guardara.

"Não fui eu, foi a equipe de transplante!", contei-lhe. Nós nos abraçamos, e logo saí correndo para atender a outra emergência. Nunca mais a vi – mas quero dizer a "Angela" que, se ela estiver lendo isto, por favor venha me encontrar, pois agora posso lhe oferecer muito mais ajuda. Agora posso lhe mostrar como abandonar os medicamentos de uma vez por todas, como reverter sua doença e impedir-se de desenvolver outras doenças autoimunes no futuro. (Angela, é sério: entre em contato comigo! Penso em você muitas vezes.)

Porém, nunca me esqueci daquela jovem e da sua família. Agora que tenho a oportunidade de praticar uma medicina mais eficaz, estou grata por poder oferecer ajuda *antes* de um paciente ser arrastado à UTI e a uma sala de transplante. E quero apresentar a vocês alguns outros pacientes que pude ajudar.

SUSAN, 67 ANOS: "FINALMENTE POSSO BRINCAR COM MEUS NETOS!"

Se você visse Susan hoje, não reconheceria nela a mulher que fez aquela primeira consulta comigo. Na verdade você efetivamente *pode* ver Susan, se quiser, ou pelo menos ver a fotografia ao lado do nome "Susan R." na seção de testemunhos do meu site. Lá você verá uma mulher cheia de vitalidade, com uma aparência enérgica e um sorriso radiante. Na foto, parece que ela acabou de ouvir uma notícia maravilhosa, mas posso lhe garantir que é assim que Susan se sente a maior parte do tempo depois de termos revertido sua doença e permitido que ela largasse os medicamentos. Toda vez que vejo a foto de Susan, me lembro de por que entrei nesta profissão e por que me sinto feliz de exercê-la dia após dia.

Quando Susan entrou pela primeira vez no meu consultório, passava a maior parte do tempo com uma dor horrível. Pessoa naturalmente otimista e determinada, fez o possível para permanecer calma, centrada e positiva enquanto me contava sua história. Nas primeiras consultas, vi apenas uma pálida sombra daquele sorriso radiante; Susan fazia caretas de dor mesmo sentada na confortável cadeira do meu consultório, enumerando seus medicamentos e descrevendo seus sintomas.

Susan tinha uma doença chamada mielite transversa, em que as células do sistema imunológico atacam a medula espinhal. Nos estágios avançados da doença, o paciente é acometido de fraqueza muscular severa, mas isso ainda não acontecera com Susan. Ela apenas sentia dor – muita dor.

Susan tomava analgésicos, mas também usava uma pomada especial que lhe proporcionava o maior alívio que ela conhecera até então. Infelizmente, não podia usá-la sempre; caso contrário, seu corpo desenvolveria tolerância ao medicamento, que perderia assim a eficácia. Isso significava que, três semanas por mês, Susan tinha algum alívio da dor; a quarta semana, porém, era simplesmente horripilante.

"Mas consigo resistir a essa quarta semana", disse-me Susan. "Pelo simples fato de saber que as coisas não serão sempre assim. A esta altura, é só essa ideia que me sustenta."

Susan entrou no Método Myers com a cara e a coragem. Seguiu a dieta à risca e cumpriu cuidadosamente o protocolo dos 4Rs para curar o intestino, especialmente um caso grave de supercrescimento de leveduras que a assediava. Uma vez que 80 por cento do sistema imunológico está no intestino, essa cura era crucial para a recuperação dela. Ela também tomou medidas para desintoxicar sua vida e procurou métodos para aliviar o estresse.

"Minha forma favorita de aliviar o estresse é brincar com meus netos", disse-me ela com tristeza. Explicou que eles moravam com sua filha e seu genro no sul da Califórnia, mas que, "por causa da dor, não posso me envolver tanto com eles quanto gostaria".

Uns dois meses depois de entrar no Método Myers, Susan foi visitar seus netos e me ligou da Califórnia. Conversamos sobre como iam as coisas e notei que ela não dissera uma só palavra sobre a dor. Por fim, perguntei a respeito do assunto.

Do outro lado da linha, ouvi-a engasgar.

"Meu Deus!", exclamou. "Nem acredito. Estou aqui há duas semanas com as crianças e esqueci de trazer o creme comigo. Mas *nem percebi*, pois não senti dor nenhuma!"

Alguns meses depois, a filha e o genro de Susan foram viajar e ela pôde chamar seus netos para passarem duas semanas consigo. Enviou-me um e-mail contentíssima: "Antes, eu nem conseguia brincar com eles. Agora estou cuidando deles 24 horas por dia durante duas semanas." E acrescentou então a frase que publiquei no meu site: "Pela primeira vez na vida, sinto que meu corpo está em sincronia consigo mesmo. Não podia estar mais feliz."

JENNIFER, 36 ANOS:
"ESTOU TREINANDO PARA UMA LONGA CORRIDA!"

Jennifer era uma bela mulher de 30 e poucos anos cujos cabelos escuros caíam ondulados sobre seus ombros. Ainda tinha certo ar atlético, apesar de que, quando a conheci, já fazia algum tempo que ela não estava fisicamente ativa, graças às dores e à fraqueza muscular quase constantes decorrentes da polimiosite, uma doença autoimune em que os anticorpos da pessoa desencadeiam um ataque sobre os próprios músculos dela. Como meu pai tem a mesma doença, no decorrer dos anos eu já vira o quanto a polimiosite é debilitante. Jennifer era técnica de vôlei numa escola de ensino médio e sua ideia de diversão era sair e treinar para uma corrida a pé, de modo que a doença atingiu-a com mais força do que atinge a maioria das pessoas. Ela sentia falta da sua excelente forma física, quase não conseguia se movimentar pela quadra para treinar seu time e sabia que, se não conseguisse obter resultados melhores do que aqueles que seu médico atual vinha obtendo, corria o risco de perder o emprego.

Jennifer morava numa cidadezinha do Texas onde conseguira encontrar o único especialista da região, um reumatologista que lhe prescrevera prednisona. Os efeitos colaterais eram difíceis de aguentar – no caso dela, eram ganho de peso, fadiga e problemas digestivos –, de modo que Jennifer nem sempre agia como uma paciente ideal: às vezes parava de tomar o remédio por alguns dias para não sofrer tanto. Mas estava fazendo o que podia e me disse que seguiria o Método Myers à risca caso isso pudesse ajudá-la a reverter sua doença.

Jennifer continuou se consultando com o outro médico, mas trabalhou comigo por alguns meses. Seguindo a dieta do Método Myers e o protocolo dos 4Rs para ter um intestino sadio, Jennifer abandonou o glúten e outros alimentos inflamatórios, curou seu intestino e tratou o SBID e o supercrescimento de leveduras que a vinham afetando. Na verdade, melhorou tanto que seu médico diminuiu a quantidade de medicamentos que ela vinha tomando.

Foi então que Jennifer perguntou ao médico se podia abandonar por completo o medicamento. Ele se enfureceu. "Quem decide a hora de fazer isso sou eu, não você", disse-lhe. "Se não quer me ouvir, não pode mais ser minha paciente."

Jennifer estava arrasada. Embora estivesse trabalhando comigo, aborreceu-se por ter sido dispensada pelo médico. Sabia que ele era o único reumatologista da região – ela tinha de viajar durante horas, de carro, para vir me ver – e ficou com medo por não poder dispor de ajuda médica mais perto de casa.

Embora estivesse melhorando aos poucos, nem eu nem ela estávamos satisfeitas com seu progresso. Jennifer conseguira curar em parte o supercrescimento de leveduras, mas estas sempre voltavam a aparecer, apesar de ela seguir rigidamente a nossa dieta para a saúde do intestino. Sempre que um paciente sofre de supercrescimento de leveduras persistente, cogito a possibilidade de este ser causado por metais pesados ou fungos tóxicos e avalio os fatores de risco daquele paciente para essas duas causas em potencial.

Assim, perguntei a Jennifer se havia vazamentos de água ou goteiras em sua casa ou na escola onde lecionava. Ela me disse que ela e o marido estavam reformando a casa, e que o próprio marido estava fazendo a reforma. Ele se lembrava de ter visto algumas manchas de fungos na cozinha. Porém, Jennifer também se lembrava que várias placas do forro do ginásio, na escola, estavam manchadas de água.

Examinei Jennifer e, como era de esperar, seu exame de urina acusou um alto índice de fungos tóxicos. Isso queria dizer que os fungos estavam causando o problema, mas onde estavam eles? Decidi examinar seu marido. Se o exame dele também desse positivo, saberíamos que o foco era sua casa, e não a escola. Como você leu no capítulo 6, somente um quarto da população tem os genes que reagem às micotoxinas – os compostos voláteis liberados por certos fungos – e por isso eu sabia que o marido de Jennifer poderia estar exposto e, mesmo assim, não apresentar sintomas.

E ele estava. Havia pensado, erroneamente, que um pouco de alvejante seria suficiente para limpar o mofo que encontrara na cozinha; porém, embora os sinais exteriores dos fungos houvessem desaparecido, eles ainda estavam lá, sob a superfície.

Assim, o marido de Jennifer começou a trabalhar para eliminar o problema dos fungos (para saber mais sobre como agir em caso de infestação de fungos tóxicos, veja o apêndice C). Jennifer, sob recomendação minha, foi passar uma temporada na casa de parentes enquanto eu a tratava com medicamentos antifúngicos e colestiramina, um agente aglutinante que extrai as micotoxinas do corpo. Também lhe pedi que tomasse bastante glutationa para se desintoxicar.

A mudança foi rápida e drástica. Em uma semana Jennifer já estava se sentindo melhor, e em um mês seus sintomas já haviam se aliviado de maneira significativa. Ela pôde largar completamente os medicamentos, pois um marcador de inflamações chamado creatinofosfoquinase (uma enzima envolvida nos danos musculares), que nunca estivera num nível normal mesmo quando ela *estava* sendo medicada, caiu para um nível completamente normal. Problema resolvido.

Alguns meses depois, Jennifer voltou para casa, agora livre de fungos. Sua força física retornou, seus sintomas não se manifestaram mais, seus exames de laboratório continuaram normais e ela não perdeu o emprego. Na última vez em que conversamos, ela estava treinando para uma prova de 5 quilômetros, entusiasmada e aliviada por ter recuperado a saúde.

PETER, 10 ANOS:
"NÃO PRECISO MAIS TOMAR MEUS REMÉDIOS!"

Peter era um menininho esperto e ativo cujos pais me procuraram em busca de cura para sua artrite reumatoide juvenil. Sempre tenho sentimentos ambíguos quando uma criança se consulta comigo. Por um lado, ver uma pessoa tão jovem com sintomas de autoimunidade, sobretudo a dor da artrite reumatoide, é de cortar o coração. Por outro, pelo fato de tanta coisa estar em jogo, fico feliz por poder intervir e realmente ajudar. Afinal de contas, as doenças autoimunes são incuráveis. Mesmo uma criança de 10 anos que sofre de uma condição dessas vai continuar tendo a doença por décadas e mais décadas. Sei que, se eu não conseguir reverter o quadro, a doença poderá piorar cada vez mais nos anos que vêm pela frente. Preciso fazer de tudo para reverter a enfermidade, apoiar o sistema imunológico da criança e afastar a possibilidade de ela vir a apresentar ainda outros transtornos autoimunes. Caso contrário, ela terá uma estrada bastante pedregosa adiante.

Apesar da pouca idade, Peter já tivera uma trajetória difícil. Nascera de cesariana e fora amamentado na mamadeira; como você viu no capítulo 4, esses dois fatores de risco podem predispor a pessoa a ter intestino permeável e problemas imunológicos mais tarde na vida. Mesmo na primeira infância Peter tinha frequentes otites, e duas vezes precisou introduzir tubos nos ouvidos para drenar o pus. Também vimos no capítulo 4 que as infecções de ouvido em geral indicam sensibilidade a leite e laticínios e são tratadas com antibióticos, que destroem as bactérias amigas, preparam o caminho para o intestino permeável e, em última análise, estressam o sistema imunológico.

Com um ano e meio, Peter fez uma cirurgia de hérnia – mais estresse e mais antibióticos. E aos 5 anos fez uma apendicectomia de emergência – outra rodada de estresse e antibióticos. Ou seja, depois de meros cinco anos neste planeta, o sistema imunológico de Peter já levara vários golpes.

Para alívio de seus pais, entre os 5 e os 9 anos Peter teve um período de relativa paz. O pai dele era um executivo de alto escalão numa cadeia de lojas de comida natural e a mãe era médica. Seria de imaginar que a dieta da família era saudável – e, de fato, Peter provavelmente comia melhor que a maioria das crianças norte-americanas: nada de cereais com açúcar, refrigerantes repletos de xarope de milho de alto teor de frutose e comida de lanchonete.

Porém, como a maioria dos pais bem-intencionados, os de Peter lhe davam sanduíches de pão integral, macarrão com almôndegas, macarrão com queijo gratinado, grandes copos de leite e, pelo menos algumas vezes por semana, bolachas, pudim ou sorvete. Essa dieta à base de glúten e laticínios, exacerbada pelo açúcar, foi lentamente atacando o sistema imunológico de Peter. Aos poucos, esses ataques foram criando aglomerados de substâncias inflamatórias chamadas "complexos imunes", que viajaram pelo corpo do menino e se fixaram em suas articulações.

Houve outros sinais de alerta, que infelizmente os pais não souberam interpretar. No outono do ano em que Peter completou 8 anos, ele pegou uma infecção de garganta por estreptococos e logo depois contraiu gripe – mais indicadores de um sistema imunológico vulnerável. Na primavera seguinte, acordou com um caso grave de urticária – outro sinal de estresse imunológico e provável indicação de problemas com glúten.

Essas são conclusões que eu teria tirado se tivesse atendido Peter nessa ocasião, mas na época eu ainda não era a médica dele. O médico que o atendeu achou que a urticária era uma reação alérgica a um gato que morava na vizinhança e prescreveu drifenidramina. Ela foi eficaz alguns dias, mas depois a urticária voltou. Seguindo o costume da medicina convencional, a próxima jogada do médico foi aumentar a quantidade de medicamento, de modo que Peter tomou esteroides ao longo de vários meses.

Enquanto isso, seu sistema imunológico ia se estressando cada vez mais – imagine a turma da Central de Operações levando chumbo grosso durante horas e horas até não aguentar mais a tensão. O sistema imunológico de Peter perdeu o controle e, um belo dia, o menino acordou com uma dor tão forte nas articulações que nem sequer conseguia andar.

A artrite reumatoide juvenil é relativamente rara (embora venha, infelizmente, se tornando mais comum), e por isso levou algum tempo até que fosse diagnosticada. O menino passou por uma bateria de exames de raios X – primeiro o cotovelo, depois o pulso – e, enquanto isso, ficava com urticária e dor nas articulações toda tarde. Acabou chegando ao Dell Children's Medical Center, onde recebeu o diagnóstico.

Durante todo esse tempo, a mãe de Peter estava convicta de que seus colegas da medicina convencional iam encontrar um jeito de aliviar a dor de seu filho. E, de início, o pai de Peter concordou. Aceitou os tratamentos convencionais quando seu filho passou a tomar prednisona. Afinal de contas, os médicos lhe diziam que esse era o melhor tratamento disponível. E quando a prednisona deixou de ser suficiente, ele acatou a ideia dos médicos – e de sua esposa – quando prescreveram metotrexato, um imunossupressor agressivo.

De início, o metotrexato deu a impressão de funcionar. A urticária e a dor de Peter foram embora durante todo o mês de agosto, e a família, animada, começou a preparar o menino para o novo ano escolar. Em novembro, no entanto, a dor nas articulações e a erupção cutânea voltaram, juntamente com um prurido tão intenso que Peter já não podia dormir à noite. O médico de Peter prescreveu-lhe um remédio ainda mais agressivo chamado anacinra, que custa cerca de mil dólares por injeção e produz numerosos efeitos colaterais – e foi então que o pai de Peter se opôs.

"Isso não pode continuar!", disse à esposa. "Nosso filho tem só 10 anos e já está tomando três remédios fortes. Como será seu futuro?"

De algum modo, o pai de Peter convenceu a esposa a fazer uma consulta comigo. Certamente ajudou o fato de eu ter a sigla "M.D." depois do meu nome e ser capaz de falar a língua dela. Fiquei aliviada quando ela concordou em experimentar minha abordagem. Os primeiros meses do Método Myers exigem 100 por cento de observância, e a situação fica difícil quando um dos pais se nega a cooperar. O pior é quando os pais são divorciados e só um deles apoia o tratamento. A pobre criança se livra do glúten e dos laticínios na casa de um dos pais, mas se entope de alimentos não saudáveis na do outro. Por sorte, os pais de Peter concordaram em manter a frente unida e pude tratá-lo com o pleno apoio de ambos.

Foi assim que Peter começou a praticar o Método Myers; os pais, por solidariedade, fizeram tudo junto com ele. Mas ambos logo perceberam que estavam perdendo peso sem fazer nenhum outro esforço senão o de observar o plano alimentar. As enxaquecas da mãe de Peter desapareceram. O pai sempre lutara contra uma depressão leve, mas, depois de adotar o Método Myers, percebeu que seu estado de espírito melhorou significativamente.

Enquanto isso, Peter melhorava rápido. Os exames confirmaram que ele de fato era sensível ao glúten, a leite e laticínios. Cortar esses alimentos foi excelente para aquele menino, que provavelmente sofria de sensibilidade a eles desde a primeira infância. Também suspeitei de uma infecção por leveduras, confirmada por um exame de fezes, e nessa mesma ocasião descobrimos que ele tinha um parasita – provavelmente algo que pegou num acampamento que fizera com a família. Depois de essas infecções intestinais comuns serem tratadas, a urticária sumiu e o prurido desapareceu completamente.

Assim, Peter foi largando seus remédios um por um. Primeiro, abandonou a prednisona. Alguns meses depois, seu médico da medicina convencional admitiu que ele já não precisava do metotrexato. E por fim, mas não menos importante, Peter pôde deixar de lado as injeções de anacinra.

Os pais de Peter o trouxeram para se consultar comigo em março. No começo do próximo ano escolar (setembro), Peter parecia ter nascido de novo e estava mais forte e ativo a cada dia que passava. E o melhor de tudo: já não precisava de medicamentos.

Em sua última consulta, Peter me informou triunfante: "Não preciso mais tomar meus remédios! Vou sentir falta da senhora, dra. Myers. Meus pais disseram que não precisamos mais voltar aqui."

"Também vou sentir falta de você, Peter", disse-lhe. Ele saiu pulando do consultório, finalmente capaz de correr como qualquer criança de 10 anos de idade. Não sei quem Peter será futuramente, mas fico feliz ao pensar que, seja qual for o futuro que ele crie para si, será sem sintomas, medicamentos e efeitos colaterais. O Método Myers lhe deu as ferramentas para gozar de uma vida longa e saudável.

JIM MYERS, 77 ANOS:
"AINDA BEM QUE MINHA FILHA É MÉDICA!"

Isso mesmo: esta é a história do meu pai, motivo pelo qual talvez seja a minha favorita. O sucesso foi ainda maior por vir depois de vários anos de aparente fracasso.

Se algum dos leitores já tentou levar um membro da família a fazer algo bom para sua saúde – parar de fumar, perder peso, fazer exercícios, talvez até abandonar o glúten –, sabe o quanto isso é difícil. *Você* sabe que, se a sua mãe, pai, irmã, irmão ou seja quem for ouvir o que você tem a dizer, a vida dele vai melhorar imensamente. *Ele* se lembra de quando você era um bebê de fraldas ou um adolescente com um milhão de teorias; e, para sua frustração, ele o trata como se você ainda fosse aquela criança, e não o adulto maduro, sensato e bem informado que agora lhes dá esse bom conselho.

E, se você está pensando que o meu caso é diferente pelo fato de eu ser *médica*, está completamente enganado. Já ouviu o ditado de que santo de casa não faz milagre? Pois essa era a minha situação como médica especialista em medicina funcional dentro da minha família. Eu passava meses ajudando pessoas como Susan, Jennifer, Peter e mil outros pacientes que me agradeciam por lhes devolver a saúde. Em seguida, ia passar as férias com minha família e, apesar dos meus excelentes conselhos, meu pai simplesmente continuava comendo glúten!

Na verdade, meu pai tem uma doença chamada polimiosite – a mesma que Jennifer tinha, aquela que ataca os músculos e causa dor. Ele acabou perdendo quase toda a força dos músculos, fazendo várias cirurgias e tomando três poderosos medicamentos: prednisona, metotrexato e ácido micofenólico. Eram os mesmos medicamentos que Jennifer tomava – o padrão de tratamento para a polimiosite avançada. Infelizmente, esses medicamentos em geral não combatem a fraqueza e a dor. Além disso, trazem consigo uma imensidão de efeitos colaterais, entre os quais, no caso do meu pai, ganho de peso e depressão.

Entretanto, a maior preocupação era o fato de a ação desses medicamentos ser baseada na supressão do sistema imunológico – de modo que papai ficava vulnerável demais às infecções. Alguns anos atrás, ele pegou uma pneumonia que se transformou numa infecção pulmonar severa, a qual resultou numa longa internação hospitalar e na inserção de um tubo em seu pulmão para drenar os fluidos da infecção. "Já era" – foi o que eu e meus irmãos pensamos enquanto íamos para casa para ver papai pela (supúnhamos) última vez.

Bem, meu pai é muito resistente, e por isso sobreviveu. No entanto, aos 77 anos, ainda estava praticamente amarrado a uma cadeira de rodas. Conseguia se movimentar um pouquinho com a ajuda de um andador, mas passava a maior parte do dia sentado na cadeira. Toda vez que eu ia para casa passar as férias, ele me perguntava: "E então, Amy? O que você acha disto?"

"Pai, eu já lhe falei da última vez e da vez anterior: é a sua dieta!", eu dizia, tentando parecer calma e razoável e não gritar como uma adolescente mal-humorada. Detestava ver o meu pai naquela condição, tomando um copo de vinho ou comendo um pedaço de bolo de café, quando eu sabia que o açúcar, as leveduras e o glúten desses alimentos literalmente agravavam o problema enquanto estávamos ali sentados falando sobre o assunto.

Finalmente decidi dar um basta na situação. Não queria que todos os feriados fossem passados em discussões infrutíferas, que para mim eram ao mesmo tempo frustrantes e, para falar a verdade, deprimentes. Pior: comecei a perceber que meu proselitismo estava tornando meu pai cada vez mais teimoso. Se ele fosse mudar de dieta, teria de fazê-lo por suas próprias razões, não pelas minhas.

"Não vou mais conversar sobre esse assunto", disse-lhe. "Não quero passar todos os feriados falando sobre isso. Você me faz perguntas porque está curioso, mas depois contesta todas as minhas respostas. Tudo bem, mas, agora que já sabe o que eu penso, não precisamos mais continuar fazendo isso. Quando você *realmente* quiser saber o que eu penso, me diga."

Não quero ser injusta para com meu pai. Ele sempre teve imenso orgulho de mim e nunca desacreditou da minha capacidade como médica. O problema era que ele já tinha 70 e tantos anos, e nessa época já é difícil mudar. Ele largou o glúten durante algum tempo, mas não notou nenhuma diferença. Acredito que isso aconteceu porque ele tinha de abandonar também alguns outros alimentos; além disso, com a sua idade depois de décadas de autoimunidade, era natural que a melhora, no caso dele, demorasse um pouco mais. Mas eu entendo. Quando os resultados não vêm imediatamente, é difícil seguir em frente.

Além de meu pai ter aquela doença debilitante, suas articulações estavam em péssimo estado. Ele precisava fazer uma cirurgia de substituição da articulação do quadril, e o procedimento estava marcado para janeiro de 2014. Quando fui visitá-lo num feriado em novembro, ele olhou para mim com o amor e o orgulho que o caracterizavam e disse: "Amy, você está linda! O que está acontecendo com você?"

"Pai, é só a minha dieta", disse. E naquele momento percebi que aquela talvez fosse a abertura pela qual eu vinha esperando. Sabia que meu pai estava apavorado por causa da cirurgia, e eu estava apavorada por ele. Uma substituição de quadril para um indivíduo saudável não é nada de tão assustador; porém, para um homem de quase 80 anos que tomava tantos imunossupressores, a situação era completamente diferente.

"Pai", eu disse, "você tem 30 dias até a operação. Não quer experimentar minha dieta e simplesmente ver o que acontece? Para tentarmos fazer o melhor possível?"

Por algum motivo, naquele instante, algo mudou nele. "Tudo bem", disse meu pai, como se não tivesse passado cinco anos discutindo comigo a esse respeito. "Acho que podemos experimentar."

E foi assim que meu pai passou a seguir o Método Myers. Como eu já disse no capítulo 10, ele perdeu quase 7 quilos, o que representou uma melhora imensa, uma vez que, na época, estava cerca de 20 quilos acima do peso ideal. Sentia-se melhor e se movimentava com mais facilidade, apesar da dor no quadril – talvez por estar mais leve, pelo fato de o Método Myers estar acalmando seu sistema imunológico e diminuindo os ataques deste sobre os músculos.

Fui visitá-lo no Natal, pouco antes da cirurgia, e tivemos aquele Natal da família Myers do qual falei no capítulo 10. Até que enfim estávamos todos preparando e apreciando os mesmos alimentos, uma família unida ao redor da mesa de jantar. Para mim, aquele era o meu milagre de Natal particular.

Enquanto isso, 30 dias antes da cirurgia, o médico de meu pai suspendera o ácido micofenólico para não suprimir seu sistema imunológico durante uma operação longa e delicada. Felizmente, a cirurgia correu bem e meu pai se recuperou mais rápido do que havia se recuperado de suas cirurgias anteriores. Eu tinha certeza de que o apoio imunológico que o Método Myers lhe havia oferecido já o estava ajudando a curar-se.

Depois da cirurgia, eu lhe disse: "Pai, por que não fazemos um exame de creatinofosfoquinase?" Em virtude da polimiosite, o nível de creatina fosfoquinase do meu pai estava alto fazia muito tempo – na verdade, o ácido micofenólico que ele tomava tinha a finalidade de diminuir a taxa dessa substância. Depois do estresse de uma cirurgia que danificara os músculos e de 30 dias sem ácido micofenólico, meu pai e seus médicos achavam que o índice de creatina fosfoquinase estaria altíssimo. Ninguém queria fazer o exame, pois não acreditavam que meu pai precisava ouvir mais más notícias.

Obriguei-os a fazer o exame mesmo assim, e vejam só: o índice de creatina fosfoquinase do meu pai estava mais baixo do que jamais estivera. Era a prova médica de que o Método Myers fizera uma diferença efetiva.

Papai foi para casa, mas o corte da cirurgia não estava cicatrizando como devia – sem dúvida porque seus outros imunossupressores estavam impedindo seu sistema imunológico de cumprir sua tarefa. Eu lhe sugeri abandonar também aqueles medicamentos e, pelo menos dessa vez, seus outros médicos concordaram. Ele tornou a ser internado e teve suas infecções tratadas.

Em tese, sem os medicamentos para reduzi-lo, o índice de creatina fosfoquinase de papai deveria estar subindo. Mas adivinhe: quando se fez um novo exame, esse índice já estava *completamente normal* – e sem nenhum medicamento!

Meu pai raras vezes me telefona, mas me telefonou naquele dia. "Amy", ele falou, com um sorriso tão grande que eu conseguia vê-lo brilhar desde Austin, "você não vai acreditar. Minha creatina fosfoquinase está perfeita!"

Quase não consegui responder, de tanta vontade de chorar. Pensei mais uma vez naquele jantar de Natal, todos partilhando a mesma refeição – um sonho do qual eu já havia desistido tantos anos atrás. Agora, aqui estávamos: meu pai mais saudável do que estivera em anos, minha madrasta florescendo no Método Myers e eu felicíssima por poder finalmente partilhar com as pessoas que mais amava aquilo que aprendera.

SEU MUNDO DE ESPERANÇA

Agora que você já terminou este livro, espero que esteja pronto para começar sua viagem – ou talvez já tenha começado. Quer tenha uma doença autoimune diagnosticada, quer esteja em algum ponto do espectro, sei que o Método Myers vai ajudar você a se sentir melhor e a ter uma aparência mais saudável, abrindo-lhe a porta para um novo mundo de energia, bem-estar e saúde radiante. Você continuará usando este livro, e eu, juntamente com todo o resto da família do Método Myers, estarei sempre ao seu dispor em AmyMyersMD.com. Desejo a você que a viagem da sua vida seja a melhor possível.

Agradecimentos

Escrever este livro foi um trabalho conjunto. Para isso contei com a melhor equipe possível, que me fez sentir que cumpri essa tarefa dificílima quase sem esforço.

É fato que trabalhamos duro e por longas horas, mas isso só foi possível graças à eficiência e ao brilhante talento de Rachel Kranz, que deu asas às minhas palavras e me fez comunicá-las de um jeito que, sem ela, eu jamais teria conseguido.

Muitíssimo obrigada a Gideon Weil, meu editor, que acreditou em mim desde o começo. Este livro não teria sido escrito se Gideon não tivesse visto algo em mim e me encorajado a contar minha história e a dizer o que sei sobre as doenças autoimunes. Desde o primeiro passo ele me ensinou a melhor maneira de pensar sobre este projeto e me apoiou do início ao fim.

À minha agente, Stephanie Tade, que cuidou dos meus interesses a cada passo do caminho: sua dedicação a mim e a este projeto significa muito para mim. Seria impossível ter uma equipe melhor que a que você me ajudou a escolher.

Obrigada a Brianne Williams, R.D., L.D., que me ajudou a criar as receitas deliciosas, nutritivas e curativas que integram este livro. Você é uma estrela brilhante a quem sou imensamente grata por tê-la trabalhando cotidianamente comigo e com nossos pacientes.

Como você já sabe, tive nesta vida muitas experiências incríveis e inúmeros reveses. Sou quem sou graças a essas experiências e aos amigos e familiares que me têm acompanhado nesta viagem desde o começo. Não vou conseguir agradecer a cada um de vocês individualmente, mas saibam que amo a todos vocês e que vocês me ajudaram a transformar este sonho em realidade.

Alguns apoiadores extraordinários a quem gostaria de agradecer pelo nome:

Dr. Mark Hyman, de modo algum eu teria chegado aonde cheguei sem você e sem o seu apoio. Você é uma das maiores bênçãos na minha vida.

Minha equipe da UltraHealth em Austin: é por causa de vocês que consigo fazer tudo o que faço fora da clínica. Julie Swan, R.N., seu carinho e sua devoção pelos pacientes são incríveis. Obrigada a Ali Fine por supervisionar a loja e as redes sociais, além de criar as belas ilustrações deste livro. Caroline Haltom, obrigada por sua permanente bondade, otimismo e solicitude. Jen Cannon, você é a mãe de todos nós e o cimento que nos une a todos. Obrigada por ficar ao meu lado nas coisas fáceis e nas difíceis; eu seria completamente incapaz de fazer o que faço sem você.

Dhru Purohit, você é uma das pessoas mais abnegadas e generosas que já conheci. Sozinho, você foi responsável por me apresentar a tanta gente e por me dar o apoio e os conselhos de que precisei para chegar até aqui. Agradeço por tudo o que você e a equipe da CLEAN fizeram por mim.

Dra. Katie Hendricks, você mudou minha vida!

Obrigada àqueles que percorreram o caminho antes de mim e me abriram tantas portas: os drs. Jeffrey Bland, Alejandro Junger, David Perlmutter, Frank Lipman e Susan Blum. À minha tribo do IFM e do clube do diário, os drs. Kara Fitzgerald, David Brady, David Hasse, Patrick Hanaway e Bethany Hays: todos vocês me inspiram com seu brilho e sua dedicação ao nosso ofício. Obrigada ao dr. Todd Lepine por me ajudar a obter os mais recentes artigos científicos e por me ajudar a garantir a solidez científica deste livro.

Obrigadíssima à comunidade Paleo por abraçar minha mensagem, à Paleo (f)x por me dar uma plataforma de onde proclamá-la e a Robb Wolf pelo apoio e pelos conselhos ao longo do caminho.

Obrigada à equipe da MindBodyGreen, que me deu desde cedo uma plataforma de onde proclamar minha mensagem; à comunidade do site AmyMyersMD.com, que continua apoiando e disseminando a mensagem todos os dias; aos produtores do programa *The Dr. Oz Show*, que me ajudaram a divulgá-la ainda mais; e a toda a equipe da HarperOne, por garantir que ela será ouvida pelo mundo afora.

Agradeço profundamente, de coração, aos meus pacientes por terem depositado em mim a sua fé e a sua confiança, bem como pela dedicação ao programa do Método Myers e à busca da recuperação da saúde. É por vocês que me levanto da cama a cada manhã. É uma bênção poder trabalhar com cada um de vocês.

Xavier, você é tudo de que eu preciso. Você me completa. Eu o amo.

E o mais importante: gostaria de agradecer à minha mãe, que é meu anjo da guarda. Ela me ensinou a nunca aceitar o *status quo*, a ser curiosa, a questionar as coisas, a tomar o caminho menos percorrido, a ser autêntica e a nunca ter medo de ser diferente ou de defender aquilo em que acredito. Foi por causa da minha mãe que me tornei a mulher e a médica que sou hoje.

APÊNDICE A
Organismos geneticamente modificados (OGMs)

Os organismos geneticamente modificados ou transgênicos podem ser um dos maiores riscos para a saúde da nossa época – e, no entanto, muita gente nem sabe que eles existem. No capítulo 5, expliquei o que são os transgênicos e como eles afetam o nosso intestino e sistema imunológico. Recomendo que você se informe sobre essa nova e grande ameaça alimentar e faça o que puder como consumidor e como cidadão para se proteger contra ela. Esta é apenas uma breve introdução, com indicação de alguns recursos de aprendizado.

Embora os transgênicos agora dominem muitos alimentos disponíveis nos Estados Unidos, seus efeitos de longo prazo mal foram estudados. Um dos primeiros estudos significativos foi concluído há pouco tempo na França. Ao longo de dois anos, ratos foram alimentados com uma dieta composta de 30 por cento de milho transgênico. Sei que dois anos não parece muito, mas para um rato essa é quase uma vida inteira, uma vez que os ratos, em média, raramente passam dos 3 anos de idade. Nesse estudo, cerca de 70 por cento das ratas alimentadas com transgênicos morreram prematuramente de câncer, em comparação com apenas 20 por cento do grupo de controle que não foi alimentado com transgênicos.

Para começar, essa estatística nos assusta. Gostaria que houvesse mais estudos para podermos fazer uma comparação, mas por enquanto esses estudos não existem. O que nos leva a perguntar: por que não?

Você não vai gostar da resposta – eu, pelo menos, não gostei. Resumidamente, sempre que uma empresa solicita que a FDA (Agência de Alimentos e Medicamentos dos Estados Unidos) aprove um novo produto, ela é obrigada a fazer pesquisas para provar que o produto é seguro. A FDA usa as pesquisas financiadas pela própria empresa para avaliar a segurança dos produtos, especialmente quando ninguém mais fez pesquisa alguma. E quem, senão o próprio fabricante, financiaria pesquisas sobre um produto ainda não testado? E, depois de um produto chegar ao mercado, quem vai querer enfrentar gigantes empresariais como a Monsanto? Por isso, muitos alimentos geneticamente modificados foram estudados apenas por períodos de três meses ou menos.

A Europa tem leis muito mais rígidas que as nossas, o que suscita outra pergunta: por que não estamos tão preocupados quanto eles?

Mais uma vez você, como eu, não vai gostar da resposta, mas posso declará-la agora numa única palavra: dinheiro! O governo norte-americano é muito mais influenciado pela riqueza e pelo poder das grandes empresas do que a maioria dos governos europeus. Por isso, nos Estados Unidos, empresas como a Monsanto têm muito mais condições de pôr transgênicos no mercado. Consequentemente, nem sequer chegamos a perceber quantos alimentos geneticamente modificados estamos consumindo. Até agora, não há nenhuma lei ou decreto federal que imponha a rotulação dos transgênicos, apesar de numerosas pesquisas mostrarem que 90 por cento do público gostaria que as coisas fossem assim.

Não que ninguém tenha tentado. Em 2012, o primeiro projeto de lei exigindo a rotulação de alimentos geneticamente modificados foi votado na Califórnia e derrotado por uma margem muito estreita – cerca de 52 por cento a 48 por cento. Significativamente, os opositores do projeto de lei gastaram, na campanha anterior à votação, cinco vezes mais dinheiro que seus apoiadores: 46 milhões de dólares contra o projeto de lei e apenas 9,2 milhões a seu favor. Um pedacinho muito pequeno desses 9,2 milhões veio de mim e da minha clínica, a Austin UltraHealth, e eu também publiquei um *podcast* na época pedindo a meus ouvintes que enviassem suas contribuições. As causas que eu defendo também apoio com dinheiro!

A lista dos principais adversários daquele projeto de lei parece um "quem é quem" do setor alimentício norte-americano: Monsanto, DuPont, PepsiCo, Grocery Manufacturers Association, Kraft e Coca-Cola. Todas essas empresas usam transgênicos atualmente e não querem que as pessoas parem de comprar seus produtos cheios de alimentos geneticamente modificados.

Embora ainda não disponhamos de todas as pesquisas necessárias, temos muitos indícios de que os alimentos geneticamente modificados estão associados a alergias, autismo, TDA/TDAH, intestino permeável e males do sistema digestório. Você também viu no capítulo 5 que os transgênicos tendem a conter grande concentração daqueles elementos que provocam inflamações e sobrecarregam o sistema imunológico.

Agora você talvez esteja se perguntando onde os transgênicos estão presentes nos nossos alimentos. É mais fácil lhe dizer onde eles *não* estão:

- Em qualquer alimento com o rótulo "não contém transgênicos".

- Em qualquer alimento com o rótulo "100% orgânico" – mas precisa ser 100 por cento. Um alimento pode conter 30% de organismos geneticamente modificados e mesmo assim ganhar o direito de ostentar o rótulo "orgânico". (Que o digam os ratinhos do experimento francês!)

- Na carne com o rótulo "100% alimentado no pasto" ou "alimentado no pasto do começo ao fim". Muitos bovinos são alimentados no pasto, mas, no período final de engorda, recebem ração. Essa ração contém transgênicos.

- Em alimentos que os agricultores locais lhe garantam serem livres de transgênicos. Porém, você deve fazer-lhes as perguntas corretas, pois, mesmo que estejam criando animais no pasto, podem estar alimentando-os com ração à base de milho, soja ou alfafa. E adivinhe: quase todo o milho, a soja e a alfafa plantados nos Estados Unidos são geneticamente modificados. Ou seja, quando você consome carnes e aves não orgânicas, está consumindo transgênicos.

- Em qualquer alimento que você mesmo plante – desde que compre sementes não transgênicas.

Agora que você sabe onde os transgênicos *não* estão, vou lhe dar uma lista breve e incompleta dos principais lugares onde *estão*. Digo "incompleta" porque o uso de transgênicos está em contínua expansão, e o mesmo acontece com o nosso conhecimento de onde eles são usados. Isso significa que, quando este livro for lançado, novos itens terão se acrescentado à lista. Verifique os preciosos recursos do Environmental Working Group para ter a lista atualizada, inclusive seu guia de compras: www.ewg.org/research/shoppers-guide-to-avoiding-ge-food[1]. Aproveite para fazer uma doação, pois eles têm uma atuação incrível para ajudar a proteger a nós todos.

Você não vai comer arroz, tomate nem trigo nos seus primeiros 30 dias no Método Myers, mas poderá acrescentar alguns tomates mais tarde. Seja precavido: compre orgânico!

Eis as coisas principais de que você deve se lembrar para evitar comer alimentos transgênicos:

- Leia os rótulos[2].

- Evite alimentos prontos.

- Saiba que até redes de lojas como a Whole Foods e outras mercearias "orgânicas" estão cheias de produtos geneticamente modificados – embora a Whole Foods tenha se comprometido a rotular todos os produtos transgênicos até 2018 e tenha em seu site uma seção que pretende ajudar você a saber como evitar os transgênicos.

---

[1] No Brasil, pode-se consultar o site http://greenpeace.org.br/transgenicos/pdf/guia_consumidor_4.pdf. (N. do R. T.)

[2] No Brasil, foi publicado, em abril de 2003, o decreto que regulamenta o direito à informação dos consumidores quanto a alimentos transgênicos, sendo obrigatório o rótulo indicativo. (N. do R. T.)

ALIMENTOS TRANSGÊNICOS NOS ESTADOS UNIDOS

- **Milho,** incluindo todos os produtos feitos com xarope de milho de alto teor de frutose. (Agora você já sabe por que a Coca-Cola e a PepsiCo gastaram tanto dinheiro para fazer oposição ao projeto de lei californiano, uma vez que o xarope de milho de alto teor de frutose é o principal edulcorante usado nos refrigerantes.) Muitas rações para animais são feitas com milho, de modo que o consumo de carnes não orgânicas provavelmente significa que você está consumindo milho transgênico.

- **Soja,** incluindo a lecitina de soja, que é usada num sem-número de alimentos prontos, entre eles chocolates amargos "orgânicos"! Você não vai comer chocolate nos seus primeiros 30 dias no Método Myers, mas alguns de vocês os acrescentarão com o tempo. São uma das delícias de que eu mais gosto, mas tenho de comprar "100% orgânico" ou ler o rótulo cuidadosamente para evitar a lecitina de soja. Como acima, muitas rações para animais contêm soja, de modo que o consumo de carnes não orgânicas provavelmente significa que você está consumindo soja transgênica.

- **Alfafa.** É claro que você não vai comê-la, mas é possível que os animais que você come tenham sido alimentados com alfafa geneticamente modificada.

- **Algodão e óleo de semente de algodão.** É óbvio que você não come algodão e, que eu saiba, não há nenhuma razão para não usar *roupas* de algodão transgênico. No entanto, o óleo de semente de algodão é usado em muitos produtos prontos. Por isso, ou evite por completo todos os alimentos prontos (não é má ideia!) ou leia cuidadosamente os rótulos.

- **Óleos de canola ou de colza.** Estes óleos são feitos a partir de sementes geneticamente modificadas; por definição, não existem na versão não transgênica.

- **Açúcar.** Cerca de 55 por cento do açúcar norte-americano é feito de beterraba – e cerca de 95 por cento da beterraba norte-americana é geneticamente modificada. É claro que, no Método Myers, você já está evitando açúcar.

- **Mamão-papaia.** Mais de 75 por cento do mamão-papaia plantado no Havaí é geneticamente modificado.

- **Abóbora e abobrinha.** Algumas variedades foram criadas por engenharia genética. Por isso, para garantir, compre abóboras e abobrinhas orgânicas.

- Outros alimentos potencialmente transgênicos, ou já aprovados pela FDA ou em processo de aprovação:

Ameixa	Linhaça	Salmão	Trigo
Arroz	Radicchio	Tomate	

PARA SABER MAIS...

Recomendo que você visite o site (www.responsibletechnology.org) do Institute for Responsible Technology (IRT – Instituto para a Tecnologia Responsável), os verdadeiros pioneiros da denúncia dos perigos dos transgênicos. Se você puder, faça uma doação para apoiar o trabalho valioso deles. Quando entrevistei Jeffrey Smith, fundador do IRT, ele me disse que o jeito mais eficaz de nos livrarmos dos transgênicos é votarmos com nossos dólares (www.autoimmunesummit.com). Se pararmos de comprar produtos repletos de transgênicos e preferirmos os alimentos naturais e aqueles cujos rótulos dizem explicitamente que não contêm transgênicos, as empresas que fazem transgênicos se sentirão motivadas a nos proporcionar alternativas não transgênicas.

Além disso, verifique o guia de compras do Environmental Working Group, que está sempre atualizado; e mantenha em dia seu conhecimento visitando periodicamente o site www.ewg.org.

Por fim, se tiver a oportunidade de votar em favor de um projeto de lei que regulamente a rotulação de transgênicos, ou de fazer uma doação para a causa da rotulação, regulamentação ou restrição dos transgênicos, faça isso. A saúde da sua família é importante demais para ficar nas mãos de empresas gigantescas como a Monsanto. O essencial para você é sua família; o essencial para elas é o lucro!

APÊNDICE B
Metais pesados

Se você seguiu o Método Myers por três meses e ainda não viu a melhora desejada, talvez deva se perguntar se o problema não seriam os metais pesados, sobretudo quando se enquadra em um dos seguintes fatores de risco. Você
- fez obturações de amálgama, agora ou no passado;
- mora perto de uma usina termoelétrica, de uma siderúrgica ou de qualquer outra instalação que queime carvão em grande escala (se você mora nos Estados Unidos, verifique aqui se há alguma perto de você: www.epa.gov/mats/where.html);
- passou algum tempo na China, um país onde se queima muito carvão;
- come atum mais de uma vez por mês;
- tem recorrência de supercrescimento de leveduras (às vezes, o objetivo das leveduras é proteger você contra o mercúrio);
- tem uma ou mais mutações genéticas no gene *MTHFR* (páginas 133-4); ou
- bebe água não filtrada regularmente ou toma banho com água não filtrada.

Se quiser saber mais sobre a possibilidade de estar sendo intoxicado por metais pesados, faça estas duas coisas:

PEÇA A UM MÉDICO ESPECIALIZADO EM MEDICINA FUNCIONAL QUE O EXAMINE

Há dois exames que eu mesma uso. O primeiro é um exame dos glóbulos vermelhos, que confere se você esteve exposto a metais pesados nos três meses anteriores (o tempo de vida de uma hemácia). Os resultados desse exame vão me dizer quantos metais pesados você vem consumindo nos alimentos que ingere, no ar que respira ou por causa de suas obturações dentárias.

Se quero saber mais sobre a sua exposição a metais pesados desde há muito tempo e sobre a possibilidade de eles estarem se acumulando em seu corpo, faço um exame de "desafio". Primeiro, peço uma amostra de urina para ter uma base de comparação (a quantidade de metais pesados em sua urina, que reflete a exposição atual). Depois, peço que você engula uma solução de ácido 2,3-dimercapto-1-propanosulfônico, que ajudará seu corpo a "quelar", ou seja, a eliminar por filtração os metais pesados acumulados, principalmente os que se acumularam nos ossos. No decorrer das seis horas seguintes, vou coletando urina para que o laboratório possa medir a quantidade de metais pesados liberada ou acumulada em seu organismo.

SE FOR PRECISO, FAÇA UMA QUELAÇÃO

Com base naquilo que o exame de desafio revela sobre a quantidade de metais pesados acumulados em seus ossos, posso tomar a decisão de fazer uma quelação – submeter você a um processo de eliminação dos metais pesados. Se a quantidade de metais for significativa, porém baixa, usarei quelantes naturais, como o coentro. Se for mais alta, usarei o ácido dimercaptosuccínico (ADMS), substância aprovada pela FDA para a quelação de chumbo, embora também seja usado para quelar outros metais pesados.

Peço a meus pacientes que tomem ADMS três vezes por dia durante três dias e depois esperem 11 dias. Faço um teste de retorno daí a três meses. Ao longo de todo o processo, dou forte apoio aos caminhos pelos quais as toxinas são liberadas, pedindo que você tome muita glutationa e minerais. É provável que seu médico especialista em medicina funcional siga o mesmo processo, embora os protocolos às vezes sejam ligeiramente diferentes.

UM ALERTA

Tome muito cuidado caso um médico sugira a quelação ou mesmo um exame de quelação como primeiro passo do tratamento. É preciso curar o intestino, abrir os caminhos de liberação das toxinas e dar muito apoio ao organismo *antes* de efetuar qualquer um daqueles dois procedimentos; caso contrário, os malefícios serão muito maiores que os benefícios. A quelação é um processo que extrai as toxinas dos ossos e as joga no sangue, para que você possa excretá-las na urina. Se o seu intestino estiver permeável e os caminhos de liberação das toxinas não estiverem funcionando direito, você corre o sério risco de reabsorver todas aquelas toxinas em seu organismo – só que, em lugar de absorvê-las pouco a pouco, vai absorver uma grande quantidade de uma só vez. Se um médico quiser quelar você antes de ter certeza absoluta de que seu intestino está curado, *saia correndo*.

APÊNDICE C
Fungos tóxicos

Tanto no formulário que os pacientes têm de preencher antes da primeira consulta quanto na consulta em si, faço perguntas a respeito da exposição deles aos fungos. Caso algo me dê a entender que o paciente está exposto a uma fonte óbvia de fungos, digo-lhe que isso pode contribuir para a sua doença autoimune e procuro descobrir mais sobre o assunto.

Se o paciente obedeceu aos quatro pilares do Método Myers e ainda não melhorou o suficiente, ou tem casos recorrentes de supercrescimento de leveduras, estudo mais a fundo a possibilidade de estar sendo intoxicado por fungos. Vamos fazer agora um exame atento do assunto.

DE ONDE VÊM AS TOXINAS?

Certos tipos de fungos emitem gases chamados compostos orgânicos voláteis. Nem todos os fungos produzem essas toxinas, mas os que o fazem são motivo de grande preocupação. Os mais comuns são

- *Aspergillus*
- *Fusarium*
- *Paecilomyces*
- *Penicillium*
- *Stachybotrys*
- *Trichoderma*

Acreditamos que somente 25 por cento da população tem genes que os deixam vulneráveis aos efeitos nocivos desses fungos; porém, para quem é vulnerável, os sintomas às vezes são bem fortes. Já vi pessoas apresentarem os mais diversos sintomas causados por fungos, entre os quais os seguintes:

- alergias, asma, sinusite crônica
- ansiedade
- autoimunidade
- depressão
- dores de cabeça
- erupções cutâneas de todo tipo, inclusive eczema
- fibromialgia
- insônia
- problemas neurológicos
- síndrome da fadiga crônica
- supercrescimento de leveduras recorrente
- TDA/TDAH

No entanto, pelo fato de três quartos da população não serem vulneráveis às micotoxinas, não é incomum que somente uma pessoa na casa apresente os sintomas, o que torna extremamente difícil o diagnóstico da causa, em especial para médicos que não estão familiarizados com este problema.

Os fatores de risco que me levam a suspeitar de fungos são os seguintes:

- casas com porões
- casas com goteiras e vazamentos de água
- casas com telhados planos
- casas mais velhas
- casas parcialmente inseridas em terrenos inclinados
- clima úmido

Há vários ambientes notoriamente infestados de fungos, entre os quais os seguintes:

- escolas
- hotéis
- grandes conjuntos de apartamentos
- grandes edifícios de escritórios

Outro fator a ser considerado é se você mora ou trabalha num lugar que possui um sistema compartilhado de aquecimento, ventilação e ar-condicionado, que pode levar micotoxinas de uma área úmida, onde há uma goteira, para outras áreas onde não há goteira alguma – o que torna o problema ainda mais difícil de detectar.

COMO DESCOBRIR UMA INFESTAÇÃO DE FUNGOS TÓXICOS

Para falar com franqueza, os testes mais comuns provavelmente não o ajudarão, pois eles medem a qualidade do ar e a quantidade de esporos dos fungos, e não os compostos orgânicos voláteis. Sendo assim, você tem duas opções:

- Cortar um pedaço do filtro do ar-condicionado e enviá-lo para RealTime Laboratories (veja "Recursos"); ou
- verificar, em "Recursos", alguma empresa que possa fazer o teste de índice relativo de fungos no ambiente (em inglês, ERMI), o qual busca detectar especificamente os tipos de fungo que liberam micotoxinas. Entretanto, depois de fazer um teste desses, você adquire a obrigação legal de revelar os resultados a quem quer que pretenda comprar aquela casa; isso significa que, se você não encontrar facilmente o foco dos fungos, poderá ter de acabar arrancando paredes ou indo a outros extremos para garantir que realmente encontrou e removeu os fungos.

Tudo isto para dizer que não sou adepta da ideia de que as casas sejam testadas. Prefiro testar você. Isso, no entanto, nem sempre é fácil. O teste-padrão é um exame de urina, mas ele só detecta a presença de três micotoxinas principais. Se você estiver reagindo a micotoxinas menos comuns, o teste não as detectará. Além disso, o índice que o teste revela nem sempre tem uma correlação direta com os sintomas da pessoa: você pode estar muito doente com um índice baixo ou nem tão doente com um índice alto. Por fim, o teste é caro. No entanto, é nossa melhor alternativa, e por isso faço bastante uso dele.

Se você puder, o que prefiro sugerir é que encontre outro lugar para ficar por algumas semanas: um hotel, a casa de um amigo, uma casa de aluguel para temporada, uma pousada bem arejada – qualquer lugar que você possa razoavelmente garantir que seja livre de fungos. Leve com você o mínimo de coisas – é possível que o seu travesseiro favorito ou que o ursinho de pelúcia do seu filho estejam infestados – e veja se você passa a se sentir melhor depois de ficar uns dez dias fora de casa. Afinal de contas, seu corpo é mais sábio que qualquer exame. Se você fica melhor fora de casa e pior quando está em casa, é bem possível que esteja reagindo a micotoxinas.

Também temos de descobrir se você está reagindo às micotoxinas de sua casa ou de algum outro lugar. Se você só trabalha em casa ou se seu filho estuda em casa (*homeschooling*), ela é nosso único foco de preocupação. Porém, se houver outro local de trabalho ou uma escola, teremos outro problema para resolver.

Nesse caso, costumo testar outra pessoa que more na mesma casa. Se o teste de micotoxinas dela der positivo – mesmo que ela não esteja apresentando nenhum sintoma –, podemos supor que os fungos estão na casa. Se der negativo, podemos supor que vêm do local de trabalho ou da escola.

Sei que esse problema é difícil. Ninguém quer ter de ouvir que sua casa está infestada de fungos e que provavelmente será necessário gastar uma quantia expressiva para limpá-la. Mas há algumas soluções:

- Se você conseguir identificar um vazamento, contrate uma empresa qualificada para remover os fungos. Mas tome cuidado, pois as substâncias químicas usadas para removê-los também podem causar problemas a um sistema imunológico fragilizado.
- Tome a glutationa que sugeri no capítulo 9, juntamente com os demais suplementos indicados no Método Myers.
- Vá a um médico especializado em medicina funcional para obter ajuda mais específica. Certos medicamentos podem auxiliá-lo a se livrar dos fungos e das infecções no seu corpo e a resistir melhor aos ataques fúngicos. O medicamento mais usado nesse caso é a colestiramina, que aglutina as toxinas para que possam ser eliminadas com segurança do seu organismo.

Resolver um problema causado por fungos tóxicos nem sempre é fácil, mas vale muito a pena. Na página 131 do capítulo 6, bem como no capítulo 12, você encontrará algumas histórias de sucesso inspiradoras que demonstram que uma cura extraordinária é possível quando esse problema é resolvido.

APÊNDICE D
Odontologia biológica

No capítulo 6, você ficou sabendo que fontes significativas de inflamação podem existir dentro da sua boca. Canais, extrações de dentes do siso, aparelhos ortodônticos fixos e móveis, obturações, coroas, pinos – sua boca está cheia de potenciais riscos à saúde, ao passo que os dentistas convencionais mal têm consciência do problema.

Por sorte, assim como existem médicos adeptos da medicina funcional para suprir as limitações da medicina convencional, também existem os dentistas biológicos para suprir as deficiências da odontologia convencional. O dentista biológico não se preocupa apenas com os seus dentes. Ele quer garantir que unicamente materiais seguros e biocompatíveis sejam introduzidos na sua boca e somente procedimentos seguros sejam ali efetuados.

A primeira coisa que você deve lembrar é que tudo o que está na sua boca afeta todo o seu sistema imunológico. Afinal de contas, você é um único organismo – não há nenhuma "muralha da China" separando a boca do resto da sua anatomia. Portanto, se você tem algum equipamento dentário que permanece em sua boca – coroa, obturação, aparelho móvel, seja o que for –, seu sistema imunológico estará continuamente exposto a isso. Se algo nesse equipamento representar um desafio para o seu sistema imunológico, você estará sendo desafiado 24 horas por dia.

A solução? O dentista biológico pode tirar uma amostra do seu sangue e pedir que um laboratório faça exames (www.ccrlab.com) para descobrir a quais materiais dentários você pode reagir. Se o seu dentista não seguir esse protocolo, saiba que os produtos feitos pela VOCO, uma empresa alemã, são quase sempre biocompatíveis. Veja se você consegue que sejam eles os fornecedores de todos os seus materiais dentários.

O PROBLEMA DO MERCÚRIO

A próxima coisa de que você deve se lembrar diz respeito ao mercúrio tradicionalmente usado nas obturações de prata. Quando converso com dentistas biológicos, ficamos perplexos ao nos perguntarmos por que a segunda substância mais tóxica do mundo é usada num material que fica permanentemente na boca das pessoas. As pesquisas mostram que o vapor de mercúrio emitido pelas obturações de amálgama impacta a nossa saúde e representa um desafio para o nosso sistema imunológico. É óbvio que todos temos certa capacidade de tolerar toxinas, assim como algumas pessoas que fumam sem parar e nunca contraem câncer de pulmão. Porém, se você tem uma doença autoimune ou está no espectro, seu sistema imunológico já está estressado e não vale a pena submetê-lo a um estresse adicional. Encontre um dentista biológico que seja capaz de remover com segurança as suas obturações de prata, junto com o mercúrio que elas contêm.

Ainda não está 100 por cento convencido? Dê uma olhada no vídeo preparado pela Academia Internacional de Medicina e Toxicologia Oral (em inglês, IAOMT), uma respeitada organização de dentistas, médicos e pesquisadores na área da saúde oral e dental. Você verá nuvens de vapor de mercúrio saindo de um dente obturado (www.youtube.com/watch?v=9ylnQ-T7oiA). Se você tem uma obturação convencional de prata, é isso que está acontecendo agora mesmo na sua boca. Os dentistas convencionais talvez lhe digam que essas obturações são seguras. Não acredite neles.

Aliás, na década de 1970, os dentistas convencionais também começaram a usar estanho e cobre nessas obturações de prata. O estanho também é tóxico, mas o verdadeiro perigo era o cobre, que aumentava em 50 vezes o nível de exposição ao mercúrio.

Às vezes, para instalar uma coroa, o dentista convencional usa a obturação preexistente como base. A coroa exacerba o efeito do mercúrio, sobretudo pelo fato de poder criar uma corrente galvânica – literalmente, uma corrente elétrica que compete com as outras correntes elétricas naturais que perpassam seu corpo. Alguns pacientes já relataram ouvir um estranho zumbido dentro da boca em razão dos três ou quatro tipos de metal que ali levavam. Indiquei-lhes um dentista biológico que removeu o mercúrio, e todos eles me disseram que, apenas um dia depois, já conseguiam sentir a diferença.

Quando for substituir suas obturações de prata, procure um dentista biológico. Os dentistas convencionais simplesmente não sabem como fazer o procedimento de forma segura, sem o expor ou exporem a si mesmos aos vapores tóxicos.

TRATAMENTOS DE CANAL

Sua próxima preocupação deve ser os tratamentos de canal – procedimento pelo qual o nervo do dente é morto, mas o dente em si permanece em sua boca. Em nenhuma outra área da medicina um elemento anatômico morto é deixado dentro do corpo, e na minha opinião isso tampouco deveria acontecer em odontologia. Bactérias tóxicas reproduzem-se livremente dentro do dente morto e, sem o suprimento de sangue que um dente vivo receberia, não existem fatores imunológicos nem outras substâncias químicas capazes de combatê-las. Do mesmo modo, é impossível alcançá-las com antibióticos.

A solução é tratar o dente morto com ozônio ou extraí-lo. A extração é uma solução difícil em alguns casos, embora seja evidentemente mais tranquila com os dentes de trás. Mas lembre-se de que os canais são um viveiro de bactérias tóxicas e uma fonte provável de graves inflamações. Sobretudo se você tiver uma doença autoimune ou estiver num ponto elevado do espectro, não deve ter de conviver com um fator adicional de risco ou mais uma sobrecarga ao seu sistema imunológico. Deixe que um dentista biológico o ajude a resolver esse problema.

Caso um dentista convencional lhe prescreva um tratamento de canal, saia correndo do consultório e procure um dentista biológico para saber se há outra opção.

CAVITAÇÕES

Uma cavitação óssea é uma área morta dentro de um osso, especialmente na mandíbula. Quando ocorre um trauma, como a extração de um dente do siso, bactérias fluem para a área aberta. O tecido da gengiva cresce sobre o local onde estava o dente e um tecido ósseo cresce sobre ele. Enquanto isso, bactérias altamente tóxicas permanecem dentro da área oca, impondo ao sistema imunológico um desafio constante.

Um dentista biológico pode limpar a área. Para tanto, faz uma pequena incisão cirúrgica, irriga o interior da cavitação e usa ozônio para atacar as bactérias. Depois disso, garante a boa cicatrização do local, enquanto seu sistema imunológico solta um gigantesco suspiro de alívio.

As cavitações ósseas são difíceis de detectar por meio de radiografia ou mesmo de tomografia. É por isso que você precisa de um dentista biológico experiente, que saiba exatamente o que está procurando.

APARELHOS ORTODÔNTICOS FIXOS E MÓVEIS

Estes equipamentos frequentemente contêm aço inoxidável, o que a princípio parece muito bom – mas não é. O aço inoxidável contém níquel, uma substância carcinogênica. A maioria dos aparelhos fixos é feita com um fio de níquel e titânio – um material incrível para endireitar rapidamente os dentes, mas péssimo para a saúde. Um dentista biológico poderá trabalhar com você para reduzir a sua exposição ao níquel e escolher um material mais seguro.

COMO ENCONTRAR UM DENTISTA BIOLÓGICO

Para minha alegria, este ramo da odontologia parece estar avançando a passos largos, assim como a medicina funcional. Por isso, você tem algumas opções para encontrar um profissional da área:

- Faça uma busca *on-line* por "odontologia biológica" ou "dentista holístico" e veja o que você acha[1].
- Vá ao site da IAOMT (www.iaomt.org) e busque membros da associação na sua região.
- Peça uma indicação ao seu médico especialista em medicina funcional.

Ao ir a um dentista pela primeira vez, há três perguntas que você pode fazer para decidir se é ele a sua melhor opção:

❶ **Você usa dique de borracha?** O dique de borracha deve ser usado para proteger o paciente quando se removem obturações contendo mercúrio. Se o dentista responder "sim", é muito mais provável que ele saiba remover obturações com segurança.

❷ **O que você faz para proteger a si mesmo e à sua equipe?** Se o dentista tira o mercúrio da sua boca, ele e sua equipe ficam igualmente expostos à substância. O dentista que não protege a si mesmo e à sua equipe pode não ter consciência dos danos à saúde envolvidos – e, portanto, não saberá realmente como proteger você.

❸ **Você tem um separador de amálgama?** Quando o mercúrio é removido sem cuidados, ele entra diretamente na rede de esgoto, ideia que me dá calafrios. O separador de amálgama isola o mercúrio para que ele possa ser descartado com segurança.

PARA SABER MAIS...

Leia este livro incrível, cujo título já diz tudo: *Uninformed Consent: The Hidden Dangers in Dental Care* (Consentimento desinformado: os perigos ocultos dos tratamentos dentários), de Hal A. Huggins e Thomas E. Levy (Newburyport, Mass.: Hampton Roads Publishing, 1999). Outras boas fontes de conhecimento são *It's All*

---

[1] No Brasil, existem vários praticantes da odontologia biológica. (N. do R. T.)

in Your Head: The Link Between Mercury Amalgams and Illness (Está tudo em sua cabeça: o vínculo entre o amálgama de mercúrio e as doenças), de Hal A. Huggins (Garden City Park, N.Y.: Avery Publishing, 1993), e minha entrevista com o dentista biológico Stuart Nunnally (www.autoimmunesummit.com).

APÊNDICE E
Desintoxique sua casa

Com tantas toxinas por aí, é possível que você comece a sentir que os esforços para proteger a si mesmo e a seu sistema imunológico contra seus efeitos nocivos é uma tarefa impossível. No entanto, como sempre digo, conhecimento é poder! Agora que você já sabe sobre as toxinas, *pode* começar a dar alguns passos na direção de afastá-las do seu ambiente pessoal. Encorajo todos a fazer isso, especialmente os que têm doenças autoimunes ou estão em algum ponto do espectro. Não é preciso sobrecarregar ainda mais seu sistema imunológico!

Você já leu minhas sugestões de desintoxicação no capítulo 6. Apresento agora mais algumas maneiras pelas quais você pode desintoxicar sua casa, em ordem de importância:

COLCHÕES CONVENCIONAIS

O cômodo onde você dorme e o material sobre o qual dorme são duas das principais decisões que você pode tomar – um detalhe importantíssimo! Passamos quase metade da nossa vida dormindo, e a maior parte da desintoxicação e da restauração do corpo ocorre durante o sono. Os colchões convencionais contêm substâncias químicas agressivas e agentes antichama, que podem emitir gases por anos.

Opções melhores

- Colchões totalmente feitos de látex natural e revestidos de lã orgânica.

ROUPAS DE CAMA E TRAVESSEIROS COMERCIAIS

A maioria dos grandes fabricantes de roupas de cama e travesseiros usa agentes antichama, pesticidas, alvejantes e corantes em seus produtos.

Opções melhores

- Lençóis, cobertores e travesseiros sem tratamentos químicos.

PRODUTOS DE LIMPEZA

Em 2009, a Sociedade Americana de Prevenção à Crueldade contra os Animais (em inglês, ASPCA) listou os produtos de limpeza doméstica entre os dez piores venenos. Os índices de agentes antichama bromados em gatos são quase 23 vezes superiores aos níveis em seres humanos, e os cães têm, em média, 2,4 vezes mais compostos perfluorados em seus corpos do que as pessoas. Essas substâncias químicas são encontradas em produtos que todos nós compramos habitualmente, como tecidos resistentes ao fogo e tapetes à prova de manchas. Imagine o quanto seus bichos de estimação são vulneráveis aos produtos químicos que você borrifa e espalha pela casa!

Opções melhores

- Felizmente existem várias, algumas das quais estão indicadas na seção "Recursos".

LAVAGEM A SECO

Os estabelecimentos de lavagem a seco estão entre os que mais usam produtos químicos.

Opções melhores

- Procure uma lavanderia ecológica.
- Se for preciso usar a lavagem a seco tradicional, tire as roupas do plástico em que vieram e deixe-as tomar ar fora de casa por algumas horas antes de colocá-las no armário.

CORTINAS DE BOXE DE VINIL

Elas liberam mais de 100 compostos orgânicos voláteis, que podem permanecer no ar por mais de um mês. Também contêm ftalatos, que desequilibram o sistema endócrino (hormonal).

Escolhas melhores

- Cortinas de boxe de algodão e linho orgânicos.

TAPETES E CARPETES CONVENCIONAIS

Os tapetes e carpetes convencionais são feitos de fibras sintéticas à base de petróleo, que podem emitir até 120 substâncias químicas nocivas, as quais, segundo se demonstrou, podem provocar asma, alergias, problemas neurológicos e câncer. As toxinas se encontram primariamente no forro de borracha e nos adesivos, que podem emitir vapores químicos por anos.

Escolhas melhores

- Tapetes de algodão e lã.
- Placas de carpete recicladas, que não precisam de adesivo.
- Concreto tingido.
- Piso de bambu ou de cortiça.

TINTAS COM COMPOSTOS ORGÂNICOS VOLÁTEIS

São isto mesmo que você acabou de ler: tintas com componentes tóxicos. Se você as usar, estará literalmente rodeado de vapores potencialmente perigosos.

Escolhas melhores

- Tintas sem compostos orgânicos voláteis. Mas verifique se elas realmente não os contêm. Muitas empresas fazem propaganda de produtos "livres de compostos orgânicos voláteis", mas isso só se refere à tinta branca de base. Quando se acrescentam pigmentos, os compostos orgânicos voláteis entram junto.

MÓVEIS ESTOFADOS

Os móveis estofados geralmente são recheados de espuma de poliuretano, um material à base de petróleo inundado de agentes antichama e outras substâncias químicas. Qualquer chapa de madeira particulada (aglomerado, OSB, MDF e outras) que componha os móveis emite formaldeído.

Escolhas melhores

- Móveis feitos de madeira maciça, espuma natural de látex, almofadas de lã e tecidos orgânicos.

CORTINAS E OUTROS VEDOS PARA JANELAS

A maioria das cortinas contém agentes antichama, pesticidas, alvejantes e corantes.

Escolhas melhores

- Cortinas e persianas de algodão ou linho orgânicos e sem tratamento químico.
- Cortinas ou persianas de bambu.

PARA SABER MAIS...

Assista à entrevista em vídeo que fiz com a diretora executiva do Environmental Working Group (EWG), Heather White (www.autoimmunesummit.com).

APÊNDICE F
Melhore seu sono

Os transtornos do sono e a fadiga são duas das queixas mais comuns que os meus pacientes me fazem. Dormir bem e profundamente durante um número suficiente de horas é uma das melhores coisas que você pode fazer para apoiar seu sistema imunológico. Portanto, aqui estão minhas dez melhores dicas para melhorar seu sono:

❶ Vá ao site www.dansplan.com e faça o *download* do "Dan's Plan" (O plano de Dan), um plano gratuito para otimizar a saúde e o sono criado por Dan Pardi, especialista em sono. Se você quiser saber mais sobre as ideias de Dan a respeito do sono, ouça a entrevista que fiz com ele no *podcast* www.dramymyers.com/tag/sleep/.

❷ Compre lâmpadas de cor âmbar e instale-as em luminárias por toda a sua casa. Use-as assim que o sol começar a se pôr.
   Uma das principais causas das perturbações do sono é a exposição a determinado espectro luminoso depois do pôr do sol. A evolução acostumou seu corpo a dormir quando o céu está escuro e a acordar quando está claro. Esse ciclo natural de sono e vigília pode ser perturbado pela eletricidade, num mundo onde estamos continuamente expostos a luzes brilhantes e semelhantes ao sol, como a das lâmpadas incandescentes e fluorescentes. Seu corpo reconhece esses aparelhos elétricos como "luz solar" e emite sinais para que você permaneça acordado. O uso de lâmpadas âmbar após o pôr do sol ajudará a sincronizar seu corpo com os ritmos da Terra e deixará seu organismo mais disposto a dormir que a ficar acordado.

❸ Se você trabalha no computador ou lê no *tablet* à noite, faça o *download* do aplicativo gratuito f.lux no site www.justgetflux.com. A luz azul piscante dos aparelhos eletrônicos também estimula a vigília, mas o aplicativo f.lux satura a tela com uma tonalidade âmbar depois que o sol se põe. Você pode programar o aplicativo para usar o tom de âmbar da sua preferência, modificá-lo para assistir a um filme ou seriado e desligá-lo por um período curto ou longo se realmente quiser que seu aparelho eletrônico o ajude a ficar acordado. O ideal, no entanto, é que você use o aplicativo para seguir um ciclo saudável de sono e vigília, começando a ficar sonolento após o pôr do sol e indo dormir relativamente cedo.

❹ Determine seu número ideal de horas de sono. Experimente fazer isso num fim de semana. Vá dormir à noite e veja quanto tempo demora para você acordar naturalmente, sem despertador. Repita o experimento algumas vezes para determinar seu número ideal de horas de sono. Cada um de nós é diferente, e além disso nossa necessidade de sono pode mudar dependendo da quantidade de estresse a que estamos submetidos e das exigências que fazemos ao nosso corpo. É durante o sono que o corpo se cura; por isso, se você está usando o Método Myers para reverter uma doença autoimune, talvez precise de mais sono do que o normal. Também é possível que, no geral, precise de mais sono do que supõe. Descubra a quantidade ideal de horas de sono para o seu corpo e procure sempre dormir esse número de horas.

❺ Estabeleça a intenção de ir dormir à mesma hora todas as noites, calculada para que você possa dormir o número ideal de horas. Em outras palavras, se você precisa acordar às sete da manhã para chegar no trabalho a tempo e descobriu que o número de horas de sono ideais para você são nove, estabeleça a intenção de ir dormir sempre às dez da noite. O ideal é que você vá dormir a essa hora também nos fins de semana, pois seu sono melhora quando você mantém um ritmo regular.

❻ Compre cortinas *blackout* para o quarto. Mesmo quantidades mínimas de luz se infiltram pelas suas pálpebras e podem perturbar a profundidade e a qualidade do seu sono. Seu corpo foi feito para reagir aos ritmos naturais do nascer e do pôr do sol. Por isso, quando o clarão da iluminação de rua ou das casas vizinhas entra em seu quarto de dormir, o corpo conclui que é hora de estar acordado, e seu sono será afetado.

❼ Antes de ir deitar, tome um banho quente de banheira com sulfato de magnésio. A água quente é relaxante, e o magnésio também relaxa os músculos.

❽ Saia de casa e exponha-se à luz natural por 30 minutos, no mínimo, pelo menos três vezes por dia. Se o seu corpo tiver acesso à luz natural para estimular o ciclo de vigília, estará mais preparado para reagir à escuridão como estímulo para o ciclo de sono.

❾ Não beba à noite! O álcool afeta seu ciclo de sono. É claro que você não beberá álcool durante os primeiros 30 dias do Método Myers e, talvez, ainda por alguns meses depois disso. Se decidir reincluir na sua dieta um drinque ocasional, tome-o pelo menos duas horas antes de deitar. Assim, quando você dormir, poderá adormecer profundamente e recuperar-se do estresse que o álcool impõe ao sistema imunológico.

⑩ Se quiser um auxílio temporário para dormir, opte por um suplemento natural. Considere a possibilidade de usar o 5-hidroxitriptofano, um precursor natural da serotonina, o neurotransmissor que, além de regular os ciclos de sono, cria um efeito naturalmente "antidepressivo" de calma e otimismo. Outra opção é a melatonina, uma substância química produzida pelo cérebro que indica especificamente ao corpo que é hora de dormir. O magnésio é um mineral que ajuda a relaxar os músculos e, portanto, auxilia o relaxamento que precede um sono profundo e restaurador. Na seção "Recursos" recomendamos algumas versões de alta qualidade desses suplementos.

PARA SABER MAIS...

Assista à minha entrevista em vídeo com Dan Pardi, especialista em sono (www.autoimmunesummit.com).

APÊNDICE G
Rastreador de sintomas do Método Myers

Atribua notas aos seguintes sintomas para os últimos sete dias numa escala de 0 a 4 baseada na severidade. 0 = Nenhum, 1 = Reduzido, 2 = Brando, 3 = Moderado, 4 = Severo.

CABEÇA
____cefaleia
____enxaqueca
____vertigem
____dificuldade para dormir
Total ____

MENTE
____neblina mental
____memória ruim
____problemas de coordenação
____dificuldade para tomar decisões
____fala lenta/gaguejante
____déficit de atenção/aprendizado
Total ____

OLHOS
____pálpebras inchadas, vermelhas
____olheiras
____olhos saltados
____problemas de visão
____olhos lacrimejantes, com coceira
Total ____

NARIZ
____congestão nasal
____excesso de muco
____corrimento
____problemas nos sínus
____espirros frequentes
Total ____

OUVIDOS
____coceira nos ouvidos
____dor de ouvido, infecções
____corrimento
____zumbido no ouvido, perda auditiva
Total ____

BOCA, GARGANTA
____tosse crônica
____pigarro frequente
____dor de garganta
____lábios inchados
____feridas
Total ____

CORAÇÃO
____batimento irregular
____batimento rápido
____dor no peito
Total ____

PULMÕES
____congestão no peito
____asma, bronquite
____falta de fôlego
____dificuldade para respirar
Total ____

PELE
____acne
____urticária, eczema, pele seca
____queda de cabelo
____ataques de calor
____sudorese excessiva
Total ____

PESO
____incapacidade de perder peso
____desejo forte de certos alimentos
____excesso de peso
____peso insuficiente
____ingestão compulsiva de alimentos
____retenção de água, inchaço
Total ____

DIGESTÃO
____náuseas, vômitos
____diarreia
____constipação
____inchaço abdominal
____arrotos, flatulência
____azia, indigestão
____dor/cãibra no estômago ou no intestino
Total ____

EMOÇÕES
____ansiedade
____depressão
____mudanças de humor
____nervosismo
____irritabilidade
Total ____

ENERGIA, ATIVIDADE
____fadiga
____letargia
____hiperatividade
____inquietude
Total ____

ARTICULAÇÕES, MÚSCULOS
____dor nas articulações
____artrite
____músculos enrijecidos
____dores musculares
____fraqueza, cansaço
Total ____

OUTROS
____doenças/infecções frequentes
____micção frequente/urgente
____prurido ou corrimento genital
____prurido anal
Total ____

Total preliminar _____

Recursos[1]

ODONTOLOGIA BIOLÓGICA

- "Biological Dentistry with Stuart Nunnally, DDS" (Odontologia biológica com Stuart Nunnally, *podcast*): www.dramymyers.com/2013/07/08/tmw-episode-12-biological-dentistry-with-stuart-nunnally-dds/
- International Academy of Biological Dentistry and Medicine (Academia Internacional de Odontologia e Medicina Biológicas): http://iabdm.org/
- International Academy of Oral Medicine and Toxicology – IAOMT (Academia Internacional de Medicina e Toxicologia Oral): http://iaomt.org/
- *It's All in Your Head: The Link Between Mercury Amalgams and Illness* (Está tudo na sua cabeça: o vínculo entre o amálgama de mercúrio e as doenças), livro de Hal A. Huggins (Nova York: Penguin, 1993)
- My Magic Mud: *www.mymagicmud.com/my-magic-mud-natural-teeth-whitening-remedy/*
- "Smoking Teeth = Poison Gas" (vídeo da International Academy of Oral Medicine and Toxicology): *www.youtube.com/watch?v=9ylnQ-T7oiA*
- *Uninformed Consent: The Hidden Dangers in Dental Care* (Consentimento desinformado: os perigos ocultos dos tratamentos dentários), livro de Hal A. Huggins e Thomas E. Levy (Newburyport, Mass.: Hampton Roads Publishing, 1999)

HIGIENE PESSOAL

- Babo Botanicals: *www.babobotanicals.com/*
- "Chemical-Free Gluten-Free Skin Care with Bob Root" (Cuidados com a pele sem produtos químicos e sem glúten com Bob Root, *podcast*): *www.dramymyers.com/2013/07/01/tmw-episode-11-chemical-free-gluten-free-skin-care-with-bob-root/*

---

[1] A lista contém referências de produtos comercializados principalmente nos Estados Unidos. Consulte seu médico, dentista ou nutricionista para encontrar produtos similares no Brasil. (N. do R. T.)

- Environmental Working Group (Grupo de Trabalho Ambiental): www.ewg.org/
- "Green Beauty with W3LL PEOPLE" (Beleza verde com a W3LL PEOPLE, podcast): www.dramymyers.com/2013/08/12/tmw-episode-17-green-beauty-with-w3ll-people/
- Produtos de higiene pessoal Keys: http://store.amymyersmd.com/page/1/?s=KEYS&post_type=product
- Xampu Thorne: http://store.amymyersmd.com/?s=thorne&post_type=product
- Maquiagem e produtos de beleza W3LL PEOPLE: http://w3llpeople.com

No Brasil pesquise em:
- http://www.belezadocampo.com.br/
- http://www.madeinforest.com/

COMUNIDADE

- Amy Myers, MD: www.amymyersmd.com
- Facebook: www.facebook.com/AmyMyersMD
- Meetup: www.meetup.com/

DESINTOXICANDO SUA CASA E SEU CORPO

- "Detoxification with Dr. Myers" (Desintoxicação com a dra. Myers, podcast): www.dramymyers.com/2013/12/30/the-myers-way-episode-29-detoxification-with-dr-myers/

Filtros de ar
- Purificador de ar IQAir GC MultiGas: http://store.amymyersmd.com/shop/air-purifier/
- Filtro de ar IQAir HealthPro Plus: http://store.amymyersmd.com/shop/iqair-health-pro-plus-air-filter/

Acessórios para o banho
- Cortinas de boxe de algodão orgânico: www.westelm.com/search/results.html?words=organic+cotton+shower+curtain
- Filtros de água para o chuveiro: www.aquasana.com/shower-head-water-filters

Travesseiros e roupas de cama
- Travesseiros e roupas de cama Eco-Wise: *www.ecowise.com/category_s/1860.htm*
- Travesseiros e roupas de cama West Elm: *www.westelm.com/shop/bedding/organic-bedding-style/?cm_type=gnav*

Produtos de limpeza
- Lenços umedecidos para limpar as mãos CleanWell: *http://store.amymyersmd.com/shop/cleanwell-hand-sanitizing-wipes/*
- Sabonete feito com óleos vegetais orgânicos Dr. Bronner's: *http://store.amymyersmd.com/shop/dr-bronners-pure-castile-soap/*
- Pastilhas para lavadora de louças Ecover: *http://store.amymyersmd.com/shop/ecover-dishwashing-tablets/*
- Desinfetante de banheiro Ecover: *http://store.amymyersmd.com/shop/ecover-bathroom-cleaner/*
- Sabão líquido para lavar roupas Ecover: *http://store.amymyersmd.com/shop/ecover-laundry-liquid/*
- Desinfetante para vaso sanitário Ecover: *http://store.amymyersmd.com/shop/ecover-toilet-bowl-cleaner/*
- Aspirador de pó com filtro HEPA Miele: *http://store.amymyersmd.com/shop/miele-hepa-vacuum-cleaner/*

No Brasil pesquise em:
- *www.organicsnet.com.br*

Pisos
- Pisos Eco-Wise: *www.ecowise.com/flooring_and_countertops_s/1857.htm*
- Green Building Supply: *www.greenbuildingsupply.com/All-Products/Flooring*
- Tapetes de lã West Elm: *www.westelm.com/shop/rugs-windows/rugs-by-material/wool-rugs/?cm_type=lnav*

Móveis
- Móveis West Elm: *www.westelm.com/shop/furniture/?cm_type=gnav*

Colchões
- Urban Mattress: *www.urbanmattress.com/*

Tinta
- Tinta Eco-Wise com zero de compostos orgânicos voláteis: *www.ecowise.com/category_s/1817.htm*

- Tinta Home Depot com baixa proporção e zero de compostos orgânicos voláteis: *www.ecooptions.homedepot.com/clean-air/low-zero-voc-paint/*

Saunas

- Saunas Sunlighten: *http://store.amymyersmd.com/shop/sunlighten-saunas/*

Filtros de água

- Filtros de água Aquasana: *www.aquasana.com/?discountcode=drmyers&utm_medium=referral&utm_source=drmyers&utm_campaign=_*

Vedos para janelas

- Cortinas West Elm: *www.westelm.com/shop/rugs-windows/window-panels-curtains-shades/*

ALIMENTAÇÃO

Mercados

- Natural Grocers: *www.naturalgrocers.com/*
- Sprouts Farmers Market: *www.sprouts.com/*
- Trader Joe's: *www.traderjoes.com/*
- Whole Foods Market: *www.wholefoodsmarket.com/*

No Brasil pesquise em:

- *www.organicsnet.com*
- *www.aao.org.br*
- *www.portalorganico.com.br*

Carne e peixe orgânicos

- US Wellness Meats: *www.grasslandbeef.com/StoreFront.bok?affId=168453*
- Vital Choice: *www.vitalchoice.com/shop/pc/home.asp?idaffiliate=3198*

Guias de compras

- Environmental Working Group's Dirty Dozen Plus and Clean Fifteen (Os 12 mais sujos e os 15 mais limpos do Environmental Working Group): *www.ewg.org/foodnews/*
- Environmental Working Group's Fish List (Lista de peixes do Environmental Working Group): *http://static.ewg.org/files/fishguide.pdf*

- Environmental Working Group's Shopper's Guide to Avoiding GE Food (Guia de compras do Environmental Working Group para evitar alimentos transgênicos): *www.ewg.org/research/shoppers-guide-to-avoiding-ge-food*
- Níveis de mercúrio em peixes: *www.nrdc.org/health/effects/mercury/guide.asp*

Aplicativos para dietas especiais
- Locate Special Diet: *http://locatespecialdiet.com/*
- Urbanspoon: *www.urbanspoon.com/*

ORGANISMOS GENETICAMENTE MODIFICADOS

- Environmental Working Group's Shopper's Guide to Avoiding GE Food (Guia de compras do Environmental Working Group para evitar alimentos transgênicos): *www.ewg.org/research/shoppers-guide-to-avoiding-ge-food*
- Food Democracy Now!: *www.fooddemocracynow.org*
- *Genetic Roulette* (Roleta genética), filme de Jeffrey M. Smith e do Institute for Responsible Technology: *www.geneticroulettemovie.com*
- The Institute for Responsible Technology (Instituto pela Tecnologia Responsável): *www.responsibletechnology.org*
- *Seeds of Deception: Exposing Industry and Government Lies About the Safety of the Genetically Engineered Foods You're Eating* (Sementes da mentira: desmascarando as mentiras do setor privado e do governo acerca da segurança dos alimentos criados por engenharia genética que você vem comendo), livro de Jeffrey M. Smith (Portland, Me.: Yes! Books, 2003)

UTENSÍLIOS DE COZINHA

Armazenamento de bebidas
- Garrafas de vidro Aquasana: *http://store.amymyersmd.com/shop/aquasana-glass-bottles-6-pack/*
- Kleen Kanteen (591ml): *http://store.amymyersmd.com/shop/klean-kanteen-20oz/*
- Kleen Kanteen (798ml): *http://store.amymyersmd.com/shop/klean-kanteen-27oz/*

Armazenamento de comida
- Vasilhas Ball Mason: *http://store.amymyersmd.com/shop/ball-mason-jars/*

- Informações sobre sacos Ziploc sem bisfenol-A: *www.ziploc.com/Sustainability/Pages/Safety-and-Plastics.aspx*
- Vasilhas de vidro Pyrex: *http://store.amymyersmd.com/shop/pyrex-glass-storage-10-piece-set/*
- sacos para congelador up & up sem bisfenol-A: *www.target.com/p/up-up-trade-double-zipper-quart-size-freezer-bags-50-ct/-/A-14730774#prodSlot=medium_1_3*

Equipamentos para cocção

- Caçarola de aço inoxidável All-Clad: *http://store.amymyersmd.com/shop/all-clad-stainless-steel-sauce-pan/*
- Panela elétrica para banho-maria Crock-Pot: *http://store.amymyersmd.com/shop/crock-pot-5-qt-slow-cooker/*
- Batedeira KitchenAid Artisan: *http://store.amymyersmd.com/shop/kitchenaid-artisan-5-qt-stand-mixer/*
- Panela de ferro fundido esmaltado Lodge: *http://store.amymyersmd.com/shop/lodge-enameled-cast-iron-dutch-oven/*
- Frigideira de ferro fundido esmaltado Lodge: *http://store.amymyersmd.com/shop/lodge-enameled-cast-iron-skillet/*
- Frigideira de ferro fundido pré-curado Lodge: *http://store.amymyersmd.com/shop/lodge-preseasoned-cast-iron-skillet/*
- Utensílios de cozinha de bambu Oceanstar: *http://store.amymyersmd.com/shop/oceanstar-bamboo-kitchen-utensils-7-piece-set/*

Liquidificadores e centrífugas

- Centrífuga Breville: *http://store.amymyersmd.com/shop/breville-juicer/*
- Liquidificador Vitamix 5200: *http://store.amymyersmd.com/shop/vitamix-5200-blender/*

LABORATÓRIOS

- 23andMe: *www.23andme.com*
- Clifford Consulting and Research: *www.ccrlab.com*
- Commonwealth Laboratories: *www.hydrogenbreathtesting.com*
- Cyrex Laboratories: *www.cyrexlabs.com*
- DiagnosTechs: *www.diagnostechs.com/*
- Doctor's Data: *www.doctorsdata.com*

- Dunwoody Labs: *www.dunwoodylabs.com*
- Fertility and Cryogenics Lab: *www.fclab.us*
- Genova Diagnostics: *www.gdx.net*
- IGeneX: *www.igenex.com/Website/*
- Immuno Laboratories: *www.immunolabs.com/patients/*
- Immunosciences Lab: *www.immunoscienceslab.com*
- iSpot Lyme: *http://ispotlyme.com/*
- Laboratory Corporation of America: *www.labcorp.com/wps/portal/*
- Pharmasan Labs: *www.pharmasanlabs.com*
- Quest Diagnostics: *www.questdiagnostics.com/home.html*
- RealTime Laboratories: *www.realtimelab.com*

RELAXAMENTO E REDUÇÃO DO ESTRESSE

- Informações e indicações sobre acupuntura: *www.nccaom.org/*
- Aliviador de estresse HeartMath emWave2: *http://store.amymyersmd.com/shop/heartmath-emwave-2-personal-stress-reliever/*
- Sensor HeartMath Inner Balance para iOS: *http://store.amymyersmd.com/shop/heartmath-inner-balance-sensor-for-ios/*
- Sensor HeartMath Inner Balance para iPhone5 e iPad Air: *http://store.amymyersmd.com/shop/heartmath-inner-balance-sensor-for-iphone5-and-ipad-air/*
- Óleo de alfazema: *http://store.amymyersmd.com/shop/now-foods-organic-lavender-oil/*
- CDs para relaxamento e meditação: *www.healthjourneys.com*

PESQUISA E TRATAMENTO

- American Academy of Environmental Medicine (Academia Americana de Medicina Ambiental): *www.aaemonline.org/*
- American Board of Integrative and Holistic Medicine (Conselho Americano de Medicina Integrativa e Holística): *www.holisticboard.org/*
- American Botanical Council (Conselho Americano de Botânica): *www.abc.herbalgram.org*
- American College for Advancement in Medicine (Associação Americana para o Progresso em Medicina): *www.acamnet.org/*

- American College of Nutrition (Associação Americana de Nutrição): *www.americancollegeofnutrition.org*
- Cancer Treatment Centers of America (Centros de Tratamento de Câncer dos Estados Unidos): *www.cancercenter.com*
- Center for Integrative Medicine, University of Maryland School of Medicine (Centro de Medicina Integradora da Faculdade de Medicina da Universidade de Maryland): *www.compmed.umm.edu*
- Clinton Foundation (Fundação Clinton): *www.clintonfoundation.org*
- The Institute for Functional Medicine (Instituto de Medicina Funcional): *www.functionalmedicine.org/*
- The Institute for Molecular Medicine (Instituto de Medicina Ortomolecular): *www.immed.org*
- The Institutes for the Achievement of Human Potential (Instituto para a Realização do Potencial Humano): *www.iahp.org*
- Linus Pauling Institute, Oregon State University (Instituto Linus Pauling da Universidade Estadual de Oregon): *http://lpi.oregonstate.edu*
- National Center for Complementary and Alternative Medicine (Centro Nacional de Medicina Alternativa e Complementar): *www.nccam.nih.gov*
- National Institutes of Health (Instituto Nacional de Saúde): *www.nih.gov*
- Personalized Lifestyle Medicine Institute (Instituto de Medicina Personalizada do Estilo de Vida): *http://plminstitute.org/*
- Personalized Medicine Coalition (Coalização pela Medicina Personalizada): *www.personalizedmedicinecoalition.org*
- Preventive Medicine Research Institute (Instituto de Pesquisas em Medicina Preventiva): *www.pmri.org*
- Slow Food USA: *www.slowfoodusa.org*
- United Natural Products Alliance: *www.unpa.com*

Pesquisa e apoio em doenças autoimunes

- American Autoimmune Related Diseases Association (Associação Americana de Doenças Relacionadas à Autoimunidade): *www.aarda.org/*
- Autism Research Institute (Instituto de Pesquisa em Autismo): *www.autism.com*
- Autoimmune Summit (Cúpula Autoimune): *www.autoimmunesummit.com*
- Crohn's & Colitis Foundation of America (Fundação de Colite e Doença de Crohn dos Estados Unidos): *www.ccfa.org/*
- Graves' Disease & Thyroid Foundation (Fundação para a Tireoide e a Doença de Graves): *www.gdatf.org/*

- Lupus Foundation of America (Fundação do Lúpus dos Estados Unidos): *www.lupus.org/*
- Multiple Sclerosis Association of America (Associação da Esclerose Múltipla dos Estados Unidos): *www.mymsaa.org/*
- National Psoriasis Foundation (Fundação Nacional de Psoríase): *www.psoriasis.org/*
- Scleroderma Foundation (Fundação para o Escleroderma): *www.scleroderma.org/*

No Brasil pesquise em:

- Sociedade Brasileira de Autoimunidade – *www.sobrau.com.br*

Pesquisa e apoio em intolerância ao glúten e doença celíaca

- Celiac Disease Foundation (Fundação para a Doença Celíaca): *http://celiac.org/*
- Celiac Support Association (Associação de Apoio para a Doença Celíaca): *www.csaceliacs.info/*
- Center for Celiac Research and Treatment, Massachusetts General Hospital for Children (Centro de Pesquisa e Tratamento em Doença Celíaca do Hospital Geral Infantil de Massachusetts): *www.celiaccenter.org*
- Gluten Intolerance Group (Grupo de Intolerância ao Glúten): *www.gluten.net/*
- National Foundation for Celiac Awareness (Fundação Nacional para a Conscientização sobre Doença Celíaca): *www.celiaccentral.org/support-groups/*

No Brasil pesquise em:

- *www.glutenfreebrasil.com*

Pesquisa e apoio em estresse

- The Center for Mind-Body Medicine: *www.cmbm.org*
- The Hendricks Institute: *www.hendricks.com/*

PARA MELHORAR O SONO

- Máscara para dormir ultraleve Bucky Luggage 40 Blinks: *http://store.amymyersmd.com/shop/bucky-luggage-40-blinks-ultralight-sleep-mask/*
- Lâmpadas âmbar Bulbrite: *http://store.amymyersmd.com/shop/bulbrite-amber-light-bulbs/*
- Dan's Plan: *www.dansplan.com*
- Lâmpadas âmbar Feit: *http://store.amymyersmd.com/shop/feit-amber-light-bulbs/*

- Aplicativo gratuito f.lux app: *www.justgetflux.com*
- Sais de banho Simply Right Epsom: *http://store.amymyersmd.com/shop/simply-right-epsom-salts/*
- "Sleep Expert Dan Pardi" (Dan Pardi, especialista em sono, *podcast*): *www.dramymyers.com/2013/06/24/tmw-episode-10-sleep-expert-dan-pardi/*

SUPLEMENTOS

- Allergy Research Group: *www.allergyresearchgroup.com*
- Bairn Biologics: *www.bairnbiologics.com*
- Biotics Research: *www.bioticsresearch.com*
- CitriSafe: *www.citrisafecertified.com*
- Designs for Health: *www.designsforhealth.com*
- Douglas Laboratories: *www.douglaslabs.com*
- Great Lakes Gelatin: *www.greatlakesgelatin.com*
- Lauricidin: *www.lauricidin.com*
- Metabolic Maintenance: *www.metabolicmaintenance.com*
- Metagenics: *www.metagenics.com*
- NeuroScience: *www.neurorelief.com*
- Prescript-Assist: *www.prescript-assist.com*
- ProThera/Klaire Labs: *www.protherainc.com*
- Pure Encapsulations: *www.pureencapsulations.com*
- Thorne Research: *www.thorne.com*
- Xymogen: *www.xymogen.com*

FUNGOS TÓXICOS/MICOTOXINAS

- Serviço de testes Environmental Relative Moldiness Index (Índice Relativo de Fungos no Ambiente): *www.emlab.com/s/services/ERMI_testing.html*
- *Podcast* do Método Myers: *www.amymyersmd.com/2013/05/19/TMW-episode-5-mycotoxins*
- Real Time Laboratories: *www.realtimelab.com/*
- Surviving Mold (Sobrevivendo aos Fungos): *www.survivingmold.com/*

Bibliografia selecionada

Capítulo 1: A minha jornada autoimune – e a sua

Boelaert, K., P. R. Newby, M. J. Simmonds, R. L. Holder, J. D. Carr-Smith, J. M. Heward, N. Manji et al. "Prevalence and Relative Risk of Other Autoimmune Diseases in Subjects with Autoimmune Thyroid Disease." *American Journal of Medicine* 123, nº 2 (fevereiro 2010): 183.

Ch'ng, C. L., M. Keston Jones e Jeremy G. C. Kingham. "Celiac Disease and Autoimmune Thyroid Disease." *Clinical Medicine and Research* 5, nº 3 (outubro 2007): 184-92.

Harel, M. e Y. Shoenfeld. "Predicting and Preventing Autoimmunity, Myth or Reality?" *Annals of the New York Academy of Sciences* 1069 (junho 2006): 322-45.

Hewagama, A. e B. Richardson. "The Genetics and Epigenetics of Autoimmune Diseases." *Journal of Autoimmunity* 33, nº 1 (agosto 2009): 3.

Okada, H., C. Kuhn, H. Feillet e J.-F. Bach. "The 'Hygiene Hypothesis' for Autoimmune and Allergic Diseases: An Update." *Clinical and Experimental Immunology* 160, nº 1 (abril 2010): 1-9.

Rook, G. A., C. A. Lowry e C. L. Raison. "Hygiene and Other Early Childhood Influences on the Subsequent Function of the Immune System." *Brain Research* (13 de abril de 2014).

Selgrade, M. K., G. S. Cooper, D. R. Germolec e J. J. Heindel. "Linking Environmental Agents and Autoimmune Disease: An Agenda for Future Research." *Environmental Health Perspectives* 107, supl. 5 (outubro 1999): 811-13.

Shoenfeld, Y., B. Gilburd, M. Abu-Shakra, H. Amital, O. Barzilai, Y. Berkun, M. Blank et al. "The Mosaic of Autoimmunity: Genetic Factors Involved in Autoimmune Diseases: 2008." *Israel Medical Association Journal* 10, nº 1 (janeiro 2008): 3-7.

Smyk, D., E. Rigopoulou, H. Baum, A. K. Burroughs, D. Vergani e D. P. Bogdanos. "Autoimmunity and Environment: Am I at Risk?" *Clinical Reviews in Allergy and Immunology* 42, nº 2 (abril 2012): 199-212.

University of Michigan Health System. "The Hygiene Hypothesis: Are Cleanlier Lifestyles Causing More Allergies for Kids?" *Science Daily*. 9 de setembro de 2007.

Weight-Control Information Network. "Overweight and Obesity Statistics." http://win.niddk.nih.gov/statistics/.

Willett, W. C. "Balancing Life-Style and Genomics Research for Disease Prevention." *Science* 296, nº 5568 (abril 2002): 695-98.

Sintomas de autoimunidade e inflamação

Adams, J. B., L. J. Johansen, L. D. Powell, D. Quig e R. A. Rubin. "Gastrointestinal Flora and Gastrointestinal Status in Children with Autism: Comparisons to Typical Children and Correlation with Autism Severity." *BMC Gastroenterology* 11 (março 2011): 22.

Doe, W. F. "The Intestinal Immune System." *Gut* 30 (1989): 1679-85.

Ginsberg, J. "Diagnosis and Management of Graves' Disease." *Canadian Medical Association Journal* 168, nº 5 (março 2003): 575-85.

Herbert, M. R. "Autism: A Brain Disorder, or a Disorder That Affects the Brain?" *Clinical Neuropsychiatry* 2, nº 6 (2005): 354-79.

Holmdahl, R., V. Malmstrom e H. Burkhardt. "Autoimmune Priming, Tissue Attack, and Chronic Inflammation: The Three Stages of Rheumatoid Arthritis." *European Journal of Immunology* 44, nº 6 (junho 2014): 1593-99.

The Institute for Functional Medicine. "21st Century Medicine: A New Model for Medical Education and Practice." www.functionalmedicine.org/functionalmedicine-in-practice/deeper/.

MedlinePlus. "Propylthiouracil." www.nlm.nih.gov/medlineplus/druginfo/meds/a682465.html.

National Institute of Arthritis and Musculoskeletal and Skin Diseases, site do www.niams.nih.gov.

Office on Women's Health, U.S. Department of Health and Human Services. "Autoimmune Diseases Fact Sheet." www.womenshealth.gov/publications/our-publications/fact-sheet/autoimmune-diseases.html.

Vojdani, A., E. Mumper, D. Granpeesheh, L. Mielke, D. Traver, K. Bock, K. Hirani et al. "Low Natural Killer Cell Cytotoxic Activity in Autism: The Role of Glutathione, IL-2, and IL-15." *Journal of Neuroimmunology* 205, nᵒˢ 1-2 (dezembro 2008): 148-54.

Vojdani, A., T. O'Bryan, J. A. Green, J. McCandless, K. N. Woeller, E. Vojdani, A. A. Nourian e E. L. Cooper. "Immune Response to Dietary Proteins, Gliadin, and Cerebellar Peptides in Children with Autism." *Nutritional Neuroscience* 7, nº 3 (junho 2004): 151-61.

Estatísticas sobre a autoimunidade nos Estados Unidos

American Autoimmune Related Diseases Association. "Autoimmune Statistics." www.aarda.org/autoimmune-information/autoimmune-statistics/.

American Autoimmune Related Diseases Association and National Coalition of Autoimmune Patient Groups. "The Cost Burden of Autoimmune Disease: The Latest Front in the War on Healthcare Spending." 2011. www.diabetesed.net /page/_files/autoimmune-diseases.pdf.

National Institutes of Health. "Autoimmune Diseases Coordinating Committee: Autoimmune Diseases Research Plan." 2002. www.niaid.nih.gov/topics/autoimmune/Documents/adccreport.pdf.

Doenças inflamatórias ao longo do espectro autoimune

American Academy of Allergy Asthma and Immunology. "Asthma Statistics." www.aaaai.org/about-the-aaaai/newsroom/allergy-statistics.aspx.

Arthritis Foundation, site da. www.arthritis.org.

Centers for Disease Control and Prevention, site do www.cdc.gov.

Capítulo 2: Mitos e fatos sobre a autoimunidade

Cooper, G. S., M. L. K. Bynum e E. C. Somers. "Recent Insights in the Epidemiology of Autoimmune Diseases: Improved Prevalence Estimates and Understanding of Clustering of Diseases." *Journal of Autoimmunity* 33, nᵒˢ 3-4 (novembro-dezembro 2009): 197-207.

Cooper, G. S., F. W. Miller e J. P. Pandey. "The Role of Genetic Factors in Autoimmune Disease: Implications for Environmental Research." *Environmental Health Perspectives* 107, supl. 5 (outubro 1999): 693-700.

Dooley, M. A. e S. L. Hogan. "Environmental Epidemiology and Risk Factors for Autoimmune Disease." *Current Opinion in Rheumatology* 15, nº 2 (março 2003): 99-103.

Fasano, A. *Gluten Freedom*. Hoboken, N.J.: John Wiley & Sons, 2014.

Fasano, A. "Systemic Autoimmune Disorders in Celiac Disease." *Current Opinion in Gastroenterology* 22, nº 6 (novembro 2006): 674-79.

Hewagama, A. e B. Richardson. "The Genetics and Epigenetics of Autoimmune Diseases." *Journal of Autoimmunity* 33, nº 1 (agosto 2009): 3.

Invernizzi, P. e M. E. Gershwin. "The Genetics of Human Autoimmune Disease." *Journal of Autoimmunity* 33, nºs 3-4 (novembro-dezembro 2009): 290-99.

Kussmann, M. e P. J. van Bladeren. "The Extended Nutrigenomics–Understanding the Interplay Between the Genomes of Food, Gut Microbes, and Human Host." *Frontiers in Genetics* 2 (maio 2011): 21.

Lu, Q. "The Critical Importance of Epigenetics in Autoimmunity." *Journal of Autoimmunity* 41 (março 2013): 1-5.

Powell, J. J., J. van de Water e M. E. Gershwin. "Evidence for the Role of Environmental Agents in the Initiation or Progression of Autoimmune Conditions." *Environmental Health Perspectives* 107, supl. 5 (outubro 1999): 667-72.

Radbruch, A. e P. E. Lipsky, orgs. *Current Concepts in Autoimmunity and Chronic Inflammation.* Vol. 305 de *Current Topics in Microbiology and Immunology.* Berlim: Springer Verlag, 2006.

Walsh, S. J. e L. M. Rau. "Autoimmune Diseases: A Leading Cause of Death Among Young and Middle-Aged Women in the United States." *American Journal of Public Health* 90, nº 9 (setembro 2000): 1463-66.

Ácido micofenólico

American College of Rheumatology. "Mycophenolate Mofetil (CellCept) and Mycophenolate Sodium (Myfortic)." www.rheumatology.org/Practice/Clinical/Patients/Medications/Mycophenolate_Mofetil_(CellCept)_and_Mycophenolate_Sodium_(Myfortic)/.

Genentech USA. "Frequently Asked Questions About CellCept." www.cellcept.com/cellcept/about.htm.

MedicineNet.com. "Mycophenolate Mofetil–Oral, CellCept." Modificado pela última vez em 16 de abril de 2014. www.medicinenet.com/mycophenolate_mofetil-oral/article.htm.

Etanercepte

Immunex Corporation. "Safety Information and Side Effects of ENBREL." www.enbrel.com/possible-side-effects.jspx.

Adalimumabe

AbbVie. "Humira (Adalimumab)." www.humira.com.

Azatioprina

American College of Rheumatology. "Azathioprine (Imuran)." www.rheumatology.org/Practice/Clinical/Patients/Medications/Azathioprine_(Imuran)/.

Anacinra

MedicineNet.com. "Anakinra–Injection, Kineret." Modificado pela última vez em 16 de abril de 2014. www.medicinenet.com/anakinra-injectable/article.htm.

Swedish Orphan Biovitrum. "Kineret (Anakinra)." www.kineretrx.com/patient/about-kineretr/side-effects/.

Anti-inflamatórios não esteroidais, prednisona

Berner, J. e C. Gabay. "Best Practice Use of Corticosteroids in Rheumatoid Arthritis." [Em francês.] *Revue Médicale Suisse* 10, nº 421 (março 2014): 603-06, 608.

MedicineNet.com. "What Are the Side Effects of NSAIDS?" Modificado pela última vez em 22 de outubro de 2013. www.medicinenet.com/nonsteroidal_antiinflammatory_drugs/page2.htm#what_are_the_side_effects_of_nsaids.

MedlinePlus. "Ibuprofen." www.nlm.nih.gov/medlineplus/druginfo/meds/a682159.html.

MedlinePlus. "Prednisone." www.nlm.nih.gov/medlineplus/druginfo/meds/a601102.html.

Hidroxicloroquina

American College of Rheumatology. "Hydroxychloroquine (Plaquenil)." www.rheumatology.org/Practice/Clinical/Patients/Medications/Hydroxychloroquine_(Plaquenil)/.

MedlinePlus. "Hydroxychloroquine." www.nlm.nih.gov/medlineplus/druginfo/meds/a601240.html.

Semmelweis, Ignaz Philipp
The Complete Dictionary of Scientific Biography. Nova York: Charles Scribner's Sons, 2008. www.encyclopedia.com/topic/Ignaz_Philipp_Semmelweis.aspx.

Metotrexato
American College of Rheumatology. "Methotrexate (Rheumatrex, Trexall)." www.rheumatology.org/Practice/Clinical/Patients/Medications/Methotrexate_(Rheumatrex,_Trexall)/.

Chan, E. S. e B. N. Cronstein. "Methotrexate–How Does It Really Work?" *Nature Reviews: Rheumatology* 6, n° 3 (março 2010): 175-78.

MedlinePlus. "Methotrexate." www.nlm.nih.gov/medlineplus/druginfo/meds/a682019.html.

Capítulo 3: Você é seu inimigo

American Association of Physicians of Indian Origin. *AAPI's Nutrition Guide to Optimal Health: Using Principles of Functional Medicine and Nutritional Genomics.* 2012. http://aapiusa.org/uploads/files/docs/AAPI%20E%20book-%20Entire%20E%20Book%202-2-2012.pdf.

Arizona Center for Advanced Medicine. "Inflammation." 26 de junho de 2013. http://arizonaadvancedmedicine.com/inflammation/.

Avena, N. M., P. Rada e B. G. Hoebel. "Evidence for Sugar Addiction: Behavioral and Neurochemical Effects of Intermittent, Excessive Sugar Intake." *Neuroscience and Biobehavioral Reviews* 32, n° 1 (2008): 20-39.

Backes, C., N. Ludwig, P. Leidinger, C. Harz, J. Hoffmann, A. Keller, E. Meese et al. "Immunogenicity of Autoantigens." *BMC Genomics* 12 (julho 2011): 340.

Bosma-den Boer, M. M., M.-L. van Wetten e L. Pruimboom. "Chronic Inflammatory Diseases Are Stimulated by Current Lifestyle: How Diet, Stress Levels, and Medication Prevent Our Body from Recovering." *Nutrition and Metabolism* 9, n° 1 (abril 2012): 32.

Eisenmann, A., C. Murr, D. Fuchs e M. Ledochowski. "Gliadin IgG Antibodies and Circulating Immune Complexes." *Scandinavian Journal of Gastroenterology* 44, n° 2 (2009): 168-71.

The Institute for Functional Medicine. "A New Era in Preventing, Managing, and Reversing Cardiovascular and Metabolic Dysfunction." Conferência Anual Internacional, Scottsdale, Ariz., 31 de maio-3 de junho de 2012.

The Institute for Functional Medicine. "Immune Advanced Practice Module." www.functionalmedicine.org/listing.aspx?cid=35.

Isasi, C., I. Colmenero, F. Casco, E. Tejerina, N. Fernandez, J. I. Serrano-Vela, M. J. Castro et al. "Fibromyalgia and Non-Celiac Gluten Sensitivity: A Description with Remission of Fibromyalgia." *Rheumatology International* (12 de abril de 2014).

Kantamala, D., M. Vongsakul e J. Satayavivad. "The In Vivo and In Vitro Effects of Caffeine on Rat Immune Cells Activities: B, T, and NK Cells." *Asian Pacific Journal of Allergy and Immunology* 8, n° 2 (dezembro 1990): 77-82.

Kovarik, J. "From Immunosuppression to Immunomodulation: Current Principles and Future Strategies." *Pathobiology* 80, n° 6 (2013): 275-81.

LeBert, D. C. e A. Huttenlocher. "Inflammation and Wound Repair." *Seminars in Immunology* (19 de maio de 2014).

Mannik, M., F. A. Nardella e E. H. Sasso. "Rheumatoid Factors in Immune Complexes of Patients with Rheumatoid Arthritis." *Springer Seminars in Immunopathology* 10, n°s 2-3 (1988): 215-30.

Massachusetts General Hospital. "Inflammation 101: Your Immune System." www.gluegrant.org/immunesystem.htm.

Mathsson, L., J. Lampa, M. Mullazehi e J. Rönnelid. "Immune Complexes from Rheumatoid Arthritis Synovial Fluid Induce FcγRIIa Dependent and Rheumatoid Factor Correlated Production of Tumour Necrosis Factor-á by Peripheral Blood Mononuclear Cells." *Arthritis Research and Therapy* 8 (2006): R64.

Morris, G., M. Berk, P. Galecki e M. Maes. "The Emerging Role of Autoimmunity in Myalgic Encephalomyelitis/Chronic Fatigue Syndrome (ME/cfs)." *Molecular Neurobiology* 49, nº 2 (abril 2014): 741-56.

Muñoz, L. E., C. Janko, C. Schulze, C. Schorn, K. Sarter, G. Schett e M. Herrmann. "Autoimmunity and Chronic Inflammation–Two Clearance-Related Steps in the Etiopathogenesis of SLE." *Autoimmunity Reviews* 10, nº 1 (novembro 2010): 38-42.

Pawelec, G., D. Goldeck e E. Derhovanessian. "Inflammation, Ageing, and Chronic Disease." *Current Opinion in Immunology* 29C (abril 2014): 23-28.

Pollard, K. M., org. *Autoantibodies and Autoimmunity: Molecular Mechanisms in Health and Disease*. Hoboken, N. J.: John Wiley & Sons, 2006.

Pomorska-Mól, M., I. Markowska-Daniel, K. Kwit, E. Czyżewska, A. Dors, J. Rachubik e Z. Pejsak. "Immune and Inflammatory Response in Pigs During Acute Influenza Caused by H1N1 Swine Influenza Virus." *Archives of Virology* (21 de maio de 2014).

Radbruch, A. e P. E. Lipsky, orgs. *Current Concepts in Autoimmunity and Chronic Inflammation*. Vol. 305 de *Current Topics in Microbiology and Immunology*. Berlin: Springer Verlag, 2006.

Rescigno, M. "Intestinal Microbiota and Its Effects on the Immune System." *Cellular Microbiology* (1º de maio de 2014).

Sompayrac, L. M. *How the Immune System Works*. 4ª ed. Nova York: John Wiley & Sons, 2012.

Vojdani, A. e I. Tarash. "Cross-Reaction Between Gliadin and Different Food and Tissue Antigens." *Food and Nutrition Sciences* 4, nº 1 (janeiro 2013): 20-32.

Wang, J. e H. Arase. "Regulation of Immune Responses by Neutrophils." *Annals of the New York Academy of Sciences* (21 de maio de 2014).

Capítulo 4: Cure seu intestino

Adebamowo, C. A., D. Spiegelman, C. S. Berkey, F. W. Danby, H. H. Rockett, G. A. Colditz, W. C. Willett et al. "Milk Consumption and Acne in Adolescent Girls." *Dermatology Online Journal* 12, nº 4 (maio 2006): 1.

Adebamowo, C. A., D. Spiegelman, C. S. Berkey, F. W. Danby, H. H. Rockett, G. A. Colditz, W. C. Willett et al. "Milk Consumption and Acne in Teenaged Boys." *Journal of the American Academy of Dermatology* 58, nº 5 (maio 2008): 787-93.

Ashraf, R. e N. P. Shah. "Immune System Stimulation by Probiotic Microorganisms." *Critical Reviews in Food Science and Nutrition* 54, nº 7 (2014): 938-56.

Aydoğan, B., M. Kiroğlu, D. Altintas, M. Yilmaz, E. Yorgancilar e Ü. Tuncer. "The Role of Food Allergy in Otitis Media with Effusion." *Otolaryngology: Head and Neck Surgery* 130, nº 6 (junho 2004): 747-50.

Biasucci, G., B. Benenati, L. Morelli, E. Bessi e G. Boehm. "Cesarean Delivery May Affect the Early Biodiversity of Intestinal Bacteria." *Journal of Nutrition* 138, nº 9 (setembro 2008): 1796S-1800S.

Blum, K. e J. Payne. *Alcohol and the Addictive Brain*, 99-216. Nova York: Free Press, 1991.

Brandtzaeg, P. "Gatekeeper Function of the Intestinal Epithelium." *Beneficial Microbes* 4, nº 1 (março 2013): 67-82.

Brown, K., D. DeCoffe, E. Molcan e D. L. Gibson. "Corrections to Article: Diet-Induced Dysbiosis of the Intestinal Microbiota and the Effects on Immunity and Disease. *Nutrients* 4, nº 8 (2012): 1095-119." *Nutrients* 4, nº 11 (2012): 1552-53.

Brown, K., D. DeCoffe, E. Molcan e D. L. Gibson. "Diet-Induced Dysbiosis of the Intestinal Microbiota and the Effects on Immunity and Disease." *Nutrients* 4, nº 8 (2012): 1095-119.

Buendgens, L., J. Bruensing, M. Matthes, H. Dückers, T. Luedde, C. Trautwein, F. Tacke et al. "Administration of Proton Pump Inhibitors in Critically Ill Medical Patients Is Associated with Increased Risk of Developing Clostridium Difficile-Associated Diarrhea." *Journal of Critical Care* 29, nº 4 (agosto 2014): 696.e11-15.

Charalampopoulos, D. e R. A. Rastall, orgs. *Prebiotics and Probiotics Science and Technology.* Vols. 1-2. Nova York: Springer, 2009.

Chen, J., X. He e J. Huang. "Diet Effects in Gut Microbiome and Obesity." *Journal of Food Science* 79, nº 4 (abril 2014): R442-51.

Corleto, V. D., S. Festa, E. Di Giulio e B. Annibale. "Proton Pump Inhibitor Therapy and Potential Long-Term Harm." *Current Opinion in Endocrinology, Diabetes, and Obesity* 21, nº 1 (fevereiro 2014): 3-8.

Crook, W. G. *The Yeast Connection: A Medical Breakthrough.* Nova York: Vintage, 1986.

Danby, F. W. "Acne, Dairy, and Cancer." *Dermato-Endocrinology* 1, nº 1 (janeiro-fevereiro 2009): 12-16.

Danby, F. W. "Nutrition and Acne." *Clinics in Dermatology* 28, nº 6 (novembro-dezembro 2010): 598-604.

Decker, E., G. Engelmann, A. Findeisen, P. Gerner, M. Laaβ, D. Ney, C. Posovszky et al. "Cesarean Delivery Is Associated with Celiac Disease but Not Inflammatory Bowel Disease in Children." *Pediatrics* 125, nº 6 (junho 2010): e1433-40.

Doe, W. F. "The Intestinal Immune System." *Gut* 30 (1989): 1679-85.

Dominguez-Bello, M. G., E. K. Costello, M. Contreras, M. Magris, G. Hidalgo, N. Fierer e R. Knight. "Delivery Mode Shapes the Acquisition and Structure of the Initial Microbiota Across Multiple Body Habitats in Newborns." *Proceedings of the National Academy of Sciences of the United States of America* 107, nº 26 (junho 2010): 11971-75.

Eberl, G. "A New Vision of Immunity: Homeostasis of the Superorganism." *Mucosal Immunology* 3, nº 5 (setembro 2010): 450-60.

Fasano, A. "Celiac Disease Insights: Clues to Solving Autoimmunity." *Scientific American*, August 2009.

Fasano, A. "Leaky Gut and Autoimmune Diseases." *Clinical Reviews in Allergy and Immunology* 42, nº 1 (fevereiro 2012): 71-78.

Fasano, A. "Zonulin and Its Regulation of Intestinal Barrier Function: The Biological Door to Inflammation, Autoimmunity, and Cancer." *Physiological Reviews* 91, nº 1 (janeiro 2011): 151-75.

Fasano, A. e T. Shea-Donohue. "Mechanisms of Disease: The Role of Intestinal Barrier Function in the Pathogenesis of Gastrointestinal Autoimmune Diseases." *Nature Clinical Practice: Gastroenterology and Hepatology* 2, nº 9 (setembro 2005): 416-22.

Hamad, M., K. H. Abu-Elteen, and M. Ghaleb. "Estrogen-Dependent Induction of Persistent Vaginal Candidosis in Naïve Mice." *Mycoses* 47, nº 7 (agosto 2004): 304-09.

Hardy, H., J. Harris, E. Lyon, J. Beal e A. D. Foey. "Probiotics, Prebiotics, and Immunomodulation of Gut Mucosal Defences: Homeostasis and Immunopathology." *Nutrients* 5, nº 6 (junho 2013): 1869--1912.

Hawrelak, J. A. e S. P. Myers. "The Causes of Intestinal Dysbiosis: A Review." *Alternative Medicine Review* 9, nº 2 (junho 2004): 180-97.

Hering, N. A. e J. D. Schulzke. "Therapeutic Options to Modulate Barrier Defects in Inflammatory Bowel Disease." *Digestive Diseases* 27, nº 4 (2009): 450-54.

Huebner, F. R., K. W. Lieberman, R. P. Rubino e J. S. Wall. "Demonstration of High Opioid-Like Activity in Isolated Peptides from Wheat Gluten Hydrolysates." *Peptides* 5, nº 6 (novembro--dezembro 1984): 1139-47.

Huurre, A., M. Kalliomaki, S. Rautava, M. Rinne, S. Salminen e E. Isolauri. "Mode of Delivery–Effects on Gut Microbiota and Humoral Immunity." *Neonatology* 93, nº 4 (2008): 236-40.

The Institute for Functional Medicine. "Advanced Practice GI Module." www.functionalmedicine.org/conference.aspx?id=2744&cid=35&section=t324.

The Institute for Functional Medicine. *Textbook of Functional Medicine*. Setembro de 2010. www.functionalmedicine.org/listing_detail.aspx?id=2415&cid=34.

Juntti, H., S. Tikkanen, J. Kokkonen, O. P. Alho e A. Niinimäki. "Cow's Milk Allergy Is Associated with Recurrent Otitis Media During Childhood." *Acta Oto-Laryngologica* 119, nº 8 (1999): 867-73.

Kazi, Y. F., S. Saleem e N. Kazi. "Investigation of Vaginal Microbiota in Sexually Active Women Using Hormonal Contraceptives in Pakistan." *BMC Urology* 18, nº 12 (agosto 2012): 22.

Kitano, H. e K. Oda. "Robustness Trade-Offs and Host–Microbial Symbiosis in the Immune System." *Molecular Systems Biology* 2 (2006): 2006.0022.

Krause, R., E. Schwab, D. Bachhiesl, F. Daxböck, C. Wenisch, G. J. Krejs e E. C. Reisinger. "Role of Candida in Antibiotic-Associated Diarrhea." *Journal of Infectious Diseases* 184, nº 8 (outubro 2001): 1065-69.

Kumar, V., M. Jarzabek-Chorzelska, J. Sulej, K. Karnewska, T. Farrell e S. Jablonska. "Celiac Disease and Immunoglobulin A Deficiency: How Effective Are the Serological Methods of Diagnosis?" *Clinical and Vaccine Immunology* 9, nº 6 (novembro 2002): 1295-300.

Lam, J. R., J. L. Schneider, W. Zhao e D. A. Corley. "Proton Pump Inhibitor and Histamine 2 Receptor Antagonist Use and Vitamin B12 Deficiency." *Journal of the American Medical Association* 310, nº 22 (dezembro 2013): 2435-42.

Lammers, K. M., R. Lu, J. Brownley, B. Lu, C. Gerard, K. Thomas, P. Rallabhandi et al. "Gliadin Induces an Increase in Intestinal Permeability and Zonulin Release by Binding to the Chemokine Receptor CXCR3." *Gastroenterology* 135, nº 1 (julho 2008): 194-204, e3.

Lankelma, J. M., M. Nieuwdorp, W. M. de Vos e W. J. Wiersinga. "The Gut Microbiota in Sickness and Health." [Em alemão.] *Nederlands Tijdschrift voor Geneeskunde* 157 (2014): A5901.

Ludvigsson, J. F., M. Neovius e L. Hammarström. "Association Between IgA Deficiency and Other Autoimmune Conditions: A Population-Based Matched Cohort Study." *Journal of Clinical Immunology* 34, nº 4 (maio 2014): 444-51.

Man, A. L., N. Gicheva e C. Nicoletti. "The Impact of Ageing on the Intestinal Epithelial Barrier and Immune System." *Cellular Immunology* 289, nºs 1-2 (maio-junho 2014): 112-18.

McDermott, A. J. e G. B. Huffnagle. "The Microbiome and Regulation of Mucosal Immunity." *Immunology* 142, nº 1 (maio 2014): 24-31.

Melnik, B. C. "Evidence for Acne-Promoting Effects of Milk and Other Insulinotropic Dairy Products." *Nestlé Nutrition Institute Workshop Series: Pediatric Program* 67 (2011): 131-45.

Naglik, J. R., D. L. Moyes, B. Wächtler e B. Hube. "*Candida albicans* Interactions with Epithelial Cells and Mucosal Immunity." *Microbes and Infection* 13, nºs 12-13 (novembro 2011): 963-76.

National Digestive Diseases Information Clearinghouse (NDDIC), U.S. Department of Health and Human Services. "The Digestive System and How It Works." Modificado pela última vez em 18 de setembro de 2013. http://digestive.niddk.nih.gov/ddiseases/pubs/yrdd/.

Nicholson, J. K., E. Holmes, J. Kinross, R. Burcelin, G. Gibson, W. Jia e S. Pettersson. "Host-Gut Microbiota Metabolic Interactions." *Science* 336, nº 6086 (junho 2012): 1262-67.

Pizzorno, J. E. e M. T. Murray. *Textbook of Natural Medicine*. 4ª ed. Londres: Churchill Livingstone, 2012.

Proal, A. D., P. J. Albert e T. G. Marshall. "The Human Microbiome and Autoimmunity." *Current Opinion in Rheumatology* 25, nº 2 (março 2013): 234-40.

Rescigno, M. "Intestinal Microbiota and Its Effects on the Immune System." *Cellular Microbiology* (1º de maio de 2014).

Rigon, G., C. Vallone, V. Lucantoni e F. Signore. "Maternal Factors Pre- and During Delivery Contribute to Gut Microbiota Shaping in Newborns." *Frontiers in Cellular and Infection Microbiology* (4 de julho de 2012).

Roberfroid, M., G. R. Gibson, L. Hoyles, A. L. McCartney, R. Rastall, I. Rowland, D. Wolvers et al. "Prebiotic Effects: Metabolic and Health Benefits." *British Journal of Nutrition* 104, supl. 2 (agosto 2010): S1-S63.

Rogier, E. W., A. L. Frantz, M. E. Bruno, L. Wedlund, D. A. Cohen, A. J. Stromberg e C. S. Kaetzel. "Secretory Antibodies in Breast Milk Promote Long-Term Intestinal Homeostasis by Regulating the Gut Microbiota and Host Gene Expression." *Proceedings of the National Academy of Sciences of the United States of America* 111, nº 8 (fevereiro 2014): 3074-79.

Ruscin, J. M., R. L. Page II e R. J. Valuck. "Vitamin B(12) Deficiency Associated with Histamine(2)-Receptor Antagonists and a Proton-Pump Inhibitor." *Annals of Pharmacotherapy* 36, nº 5 (maio 2002): 812-16.

Sapone, A., K. M. Lammers, V. Casolaro, M. Cammarota, M. T. Giuliano, M. de Rosa, R. Stefanile et al. "Divergence of Gut Permeability and Mucosal Immune Gene Expression in Two Gluten-Associated Conditions: Celiac Disease and Gluten Sensitivity." *BMC Medicine* 9 (março 2011): 23.

Sathyabama, S., N. Khan e J. N. Agrewala. "Friendly Pathogens: Prevent or Provoke Autoimmunity." *Critical Reviews in Microbiology* 40, nº 3 (agosto 2014): 273-80.

Scrimgeour, A. G. e M. L. Condlin. "Zinc and Micronutrient Combinations to Combat Gastrointestinal Inflammation." *Current Opinion in Clinical Nutrition and Metabolic Care* 12, nº 6 (novembro 2009): 653-60.

Shoaie, S. e J. Nielsen. "Elucidating the Interactions Between the Human Gut Microbiota and Its Host Through Metabolic Modeling." *Frontiers in Genetics* 5 (abril 2014): 86.

Simonart, T. "Acne and Whey Protein Supplementation Among Bodybuilders." *Dermatology* 225, nº 3 (2012): 256-58.

Spampinato, C. e D. Leonardi. "Candida Infections, Causes, Targets, and Resistance Mechanisms: Traditional and Alternative Antifungal Agents." *BioMed Research International* 2013 (2013), ID 204237.

Taibi, A. e E. M. Comelli. "Practical Approaches to Probiotics Use." *Applied Physiology, Nutrition, and Metabolism* 39, nº 8 (agosto 2014): 980-86.

Teschemacher, H. "Opioid Receptor Ligands Derived from Food Proteins." *Current Pharmaceutical Design* 9, nº 16 (2003): 1331-44.

Teschemacher, H. e G. Koch. "Opioids in the Milk." *Endocrine Regulations* 25, nº 3 (setembro 1991): 147-50.

Teschemacher, H., G. Koch e V. Brantl. "Milk Protein–Derived Opioid Receptor Ligands." *Biopolymers* 43, nº 2 (1997): 99-117.

Togami, K., Y. Hayashi, S. Chono e K. Morimoto. "Involvement of Intestinal Permeability in the Oral Absorption of Clarithromycin and Telithromycin." *Biopharmaceutics and Drug Disposition* (6 de maio de 2014).

Truss, C. O. "Metabolic Abnormalities in Patients with Chronic Candidiasis: The Acetaldehyde Hypothesis." *Journal of Orthomolecular Psychiatry* 13, nº 2 (1984): 66-93.

Ul Haq, M. R., R. Kapila, R. Sharma, V. Saliganti e S. Kapila. "Comparative Evaluation of Cow β-Casein Variants (A1/A2) Consumption on Th2-Mediated Inflammatory Response in Mouse Gut." *European Journal of Nutrition* 53, nº 4 (junho 2014): 1039-49.

Van de Wijgert, J. H., M. C. Verwijs, A. N. Turner e C. S. Morrison. "Hormonal Contraception Decreases Bacterial Vaginosis but Oral Contraception May Increase Candidiasis: Implications for HIV Transmission." *AIDS* 27, nº 13 (agosto 2013): 2141-53.

Vieira, S., O. Pagovich e M. Kriegel. "Diet, Microbiota, and Autoimmune Diseases." *Lupus* 23, nº 6 (2014): 518-26.

Vojdani, A., P. Rahimian, H. Kalhor e E. Mordechai. "Immunological Cross-Reactivity Between Candida albicans and Human Tissue." *Journal of Clinical and Laboratory Immunology* 48, nº 1 (1996): 1-15.

West, C. E., M. C. Jenmalm e S. L. Prescott. "The Gut Microbiota and Its Role in the Development of Allergic Disease: A Wider Perspective." *Clinical and Experimental Allergy* (29 de abril de 2014).

Wilhelm, S. M., R. G. Rjater e P. B. Kale-Pradhan. "Perils and Pitfalls of Long-Term Effects of Proton Pump Inhibitors." *Expert Review of Clinical Pharmacology* 6, nº 4 (julho 2013): 443-51.

Wright, J. e L. Lenard. *Why Stomach Acid Is Good for You: Natural Relief from Heartburn, Indigestion, Reflux, and GERD*. Nova York: M. Evans, 2001.

Yu, L. C., J. T. Wang, S. C. Wei e Y. H. Ni. "Host-Microbial Interactions and Regulation of Intestinal Epithelial Barrier Function: From Physiology to Pathology." *World Journal of Gastrointestinal Pathophysiology* 3, nº 1 (fevereiro 2012): 27-43.

Zakout, Y. M., M. M. Salih e H. G. Ahmed. "Frequency of Candida Species in Papanicolaou Smears Taken from Sudanese Oral Hormonal Contraceptives Users." *Biotech and Histochemistry* 87, nº 2 (fevereiro 2012): 95-97.

Capítulo 5: Livre-se do glúten, dos cereais e das leguminosas

Antoniou, M., C. Robinson e J. Fagan. "GMO Myths and Truths: An Evidence-Based Examination of the Claims Made for the Safety and Efficacy of Genetically Modified Crops and Foods." Earth Open Source. Junho de 2012. http://earthopensource.org/files/pdfs/GMO_Myths_and_Truths/GMO_Myths_and_Truths_1.3.pdf.

Ballantyne, S. *The Paleo Approach: Reverse Autoimmune Disease and Heal Your Body*. Las Vegas: Victory Belt, 2013.

Bergmans, H., C. Logie, K. van Maanen, H. Hermsen, M. Meredyth e C. van der Vlugt. "Identification of Potentially Hazardous Human Gene Products in GMO Risk Assessment." *Environmental Biosafety Research* 7, nº 1 (janeiro-março 2008): 1-9.

Bjarnason, I., P. Williams, A. So, G. D. Zanelli, A. J. Levi, J. M. Gumpel, T. J. Peters et al. "Intestinal Permeability and Inflammation in Rheumatoid Arthritis: Effects of Non-Steroidal Anti-Inflammatory Drugs." *Lancet* 2, nº 8413 (novembro 1984): 1171-74.

Bonds, R. S., T. Midoro-Horiuti e R. Goldblum. "A Structural Basis for Food Allergy: The Role of Cross-Reactivity." *Current Opinion in Allergy and Clinical Immunology* 8, nº 1 (fevereiro 2008): 82-86.

Catassi, C., J. C. Bai, B. Bonaz, G. Bouma, A. Calabrò, A. Carroccio, G. Castillejo et al. "Non-Celiac Gluten Sensitivity: The New Frontier of Gluten Related Disorders." *Nutrients* 5, nº 10 (outubro 2013): 3839-53.

Cordain, L., L. Toohey, M. J. Smith e M. S. Hickey. "Modulation of Immune Function by Dietary Lectins in Rheumatoid Arthritis." *British Journal of Nutrition* 83 (2000): 207-17.

David, W. *Wheat Belly*. Emmaus, PA: Rodale, 2011.

Dieterich, W., B. Esslinger, D. Trapp, E. Hahn, T. Huff, W. Seilmeier, H. Wieser et al. "Cross Linking to Tissue Transglutaminase and Collagen Favours Gliadin Toxicity in Coeliac Disease." *Gut* 55, nº 4 (abril 2006): 478-84.

Drago, S., R. el Asmar, M. di Pierro, M. Grazia Clemente, A. Tripathi, A. Sapone, M. Thakar et al. "Gliadin, Zonulin, and Gut Permeability: Effects on Celiac and Non-Celiac Intestinal Mucosa and Intestinal Cell Lines." *Scandinavian Journal of Gastroenterology* 41, nº 4 (abril 2006): 408-19.

Eswaran, S., J. Tack e W. D. Chey. "Food: The Forgotten Factor in the Irritable Bowel Syndrome." *Gastroenterological Clinics of North America* 40, nº 1 (março 2011): 141-62.

Farrell, R. J. e C. P. Kelly. "Celiac Sprue." *New England Journal of Medicine* 346, nº 3 (janeiro 2002): 180-88.

Fasano, A. "Physiological, Pathological, and Therapeutic Implications of Zonulin-Mediated Intestinal Barrier Modulation: Living Life on the Edge of the Wall." *American Journal of Pathology* 173, nº 5 (novembro 2008): 1243-52.

Fasano, A. "Zonulin, Regulation of Tight Junctions, and Autoimmune Diseases." *Annals of the New York Academy of Sciences* 1258, nº 1 (julho 2012): 25-33.

Freed, D. L. J. "Do Dietary Lectins Cause Disease?" *British Medical Journal* 318 (17 de abril de 1999): 1023.

Gasnier, C., C. Dumont, N. Benachour, E. Clair, M. C. Chagnon e G. E. Séralini. "Glyphosate-Based Herbicides Are Toxic and Endocrine Disruptors in Human Cell Lines." *Toxicology* 262, nº 3 (agosto 2009): 184-91.

Hadjivassiliou, M., R. A. Grünewald, M. Lawden, G. A. Davies-Jones, T. Powell e C. M. Smith. "Headache and CNS White Matter Abnormalities Associated with Gluten Sensitivity." *Neurology* 56, nº 3 (fevereiro 2001): 385-88.

Hadjivassiliou, M., D. S. Sanders, R. A. Grünewald, N. Woodroofe, S. Boscolo e D. Aeschlimann. "Gluten Sensitivity: From Gut to Brain." *Lancet Neurology* 9 (2010).

Hansen, C. H., L. Krych, K. Buschard, S. B. Metzdorff, C. Nellemann, L. H. Hansen, D. S. Nielsen et al. "A Maternal Gluten-Free Diet Reduces Inflammation and Diabetes Incidence in the Offspring of NOD Mice." *Diabetes* (2 de abril de 2014).

Hausch, F., L. Shan, N. A. Santiago, G. M. Gray e C. Khosla. "Intestinal Digestive Resistance of Immunodominant Gliadin Peptides." *American Journal of Physiology: Gastrointestinal and Liver Physiology* 283, nº 4 (outubro 2002): G996-G1003.

Humbert, P., F. Pelletier, B. Dreno, E. Puzenat e F. Aubin. "Gluten Intolerance and Skin Diseases." *European Journal of Dermatology* 16, nº 1 (janeiro-fevereiro 2006): 4-11.

Ingenbleek, Y. e K. S. McCully. "Vegetarianism Produces Subclinical Malnutrition, Hyperhomocysteinemia, and Atherogenesis." *Nutrition* 28, nº 2 (fevereiro 2012): 148-53.

The Institute for Responsible Technology. "Health Risks." www.responsibletecnology.org/health-risks.

The Institute for Responsible Technology, site do. www.responsibletechnology.org.

Jackson, J. R., W. W. Eaton, N. G. Cascella, A. Fasano e D. L. Kelly. "Neurologic and Psychiatric Manifestations of Celiac Disease and Gluten Sensitivity." *Psychiatric Quarterly* 83, nº 1 (março 2012): 91-102.

Ji, S. *The Dark Side of Wheat: A Critical Appraisal of the Role of Wheat in Human Disease.* http://curezone.com/upload/PDF/Articles/jurplesman/DarkSideWheat_GreenMedInfo.pdf.

Jönsson, T., S. Olsson, B. Ahrén, T. C. Bøg-Hansen, A. Dole e S. Lindeberg. "Agrarian Diet and Diseases of Affluence–Do Evolutionary Novel Dietary Lectins Cause Leptin Resistance?" *BMC Endocrine Disorders* 5 (dezembro 2005): 10.

Junker, Y., S. Zeissig, S. J. Kim, D. Barisani, H. Wieser, D. A. Leffler, V. Zevallos et al. "Wheat Amylase Trypsin Inhibitors Drive Intestinal Inflammation via Activation of Toll-Like Receptor 4." *Journal of Experimental Medicine* 209, nº 13 (dezembro 2012): 2395-408.

Kagnoff, M. F. "Celiac Disease: Pathogenesis of a Model Immunogenetic Disease." *Journal of Clinical Investigation* 117, nº 1 (janeiro 2007): 41-49.

Kharrazian, D. "The Gluten, Leaky Gut, Autoimmune Connection™ Seminar." Apex Seminars, 2013.

Koerner, T. B., C. Cléroux, C. Poirier, I. Cantin, A. Alimkulov e H. Elamparo. "Gluten Contamination in the Canadian Commercial Oat Supply." *Food Additives and Contaminants: Part A; Chemistry, Analysis, Control, Exposure, and Risk Assessment* 28, nº 6 (junho 2011): 705-10.

Kornbluth, A., D. B. Sachar e the Practice Parameters Committee of the American College of Gastroenterology. "Ulcerative Colitis Practice Guidelines in Adults: American College of Gastroenterology, Practice Parameters Committee." *American Journal of Gastroenterology* 105, nº 3 (março 2010): 501-23.

Ludvigsson, J. F. e A. Fasano. "Timing of Introduction of Gluten and Celiac Disease Risk." *Annals of Nutrition and Metabolism* 60, supl. 2 (2012): 22-29.

Mesnage, R., S. Gress, N. Defarge e G.-E. Séralini. "Human Cell Toxicity of Pesticides Associated to Wide Scale Agricultural GMOs." *Theorie in der Ökologie* 17 (2013): 118-20.

Nachbar, M. S. e J. D. Oppenheim. "Lectins in the United States Diet: A Survey of Lectins in Commonly Consumed Foods and a Review of the Literature." *American Journal of Clinical Nutrition* 33, nº 11 (novembro 1980): 2338-45.

Pascual, V., R. Dieli-Crimi, N. López-Palacios, A. Bodas, L. M. Medrano e C. Núñez. "Inflammatory Bowel Disease and Celiac Disease: Overlaps and Differences." *World Journal of Gastroenterology* 20, nº 17 (maio 2014): 4846-56.

Pellegrina, D., O. Perbellini, M. T. Scupoli, C. Tomelleri, C. Zanetti, G. Zoccatelli, M. Fusi et al. "Effects of Wheat Germ Agglutinin on Human Gastrointestinal Epithelium: Insights from an Experimental Model of Immune/Epithelial Cell Interaction." *Toxicology and Applied Pharmacology* 237, nº 2 (junho 2009): 146-53.

Perlmutter, D. *Grain Brain*. Nova York: Little Brown, 2013.

Richard, S., S. Moslemi, H. Sipahutar, N. Benachour e G. E. Seralini. "Differential Effects of Glyphosate and Roundup on Human Placental Cells and Aromatase." *Environmental Health Perspectives* 113, nº 6 (2005): 716-20.

Rubio-Tapia, A., R. A. Kyle, E. L. Kaplan, D. R. Johnson, W. Page, F. Erdtmann, T. L. Brantner et al. "Increased Prevalence and Mortality in Undiagnosed Celiac Disease." *Gastroenterology* 137, nº 1 (julho 2009): 88-93.

Samsel, A. e S. Seneff. "Glyphosate, Pathways to Modern Diseases II: Celiac Sprue and Gluten Intolerance." *Interdisciplinary Toxicology* 6, nº 4 (2013): 159-84.

Samsel, A. e S. Seneff. "Glyphosate's Suppression of Cytochrome P450 Enzymes and Amino Acid Biosynthesis by the Gut Microbiome: Pathways to Modern Diseases." *Entropy* 15 (2013): 1416-63.

Sapone, A., L. de Magistris, M. Pietzak, M. G. Clemente, A. Tripathi, F. Cucca, R. Lampis et al. "Zonulin Upregulation Is Associated with Increased Gut Permeability in Subjects with Type 1 Diabetes and Their Relatives." *Diabetes* 55, nº 5 (maio 2006): 1443-49.

Sapone, A., K. M. Lammers, G. Mazzarella, I. Mikhailenko, M. Carteni, V. Casolaro e A. Fasano. "Differential Mucosal IL–17 Expression in Two Gliadin-Induced Disorders: Gluten Sensitivity and the Autoimmune Enteropathy Celiac Disease." *International Archives of Allergy and Immunology* 152, nº 1 (2010): 75-80.

Shaoul, R. e A. Lerner. "Associated Autoantibodies in Celiac Disease." *Autoimmunity Reviews* 6, nº 8 (setembro 2007): 559-65.

Shor, D. B. B., O. Barzilai, M. Ram, D. Izhaky, B. S. Porat-Katz, J. Chapman, M. Blank et al. "Gluten Sensitivity in Multiple Sclerosis: Experimental Myth or Clinical Truth?" *Annals of the New York Academy of Sciences* 1173 (setembro 2009): 343-49.

Sjöberg, V., O. Sandström, M. Hedberg, S. Hammarström, O. Hernell e M. L. Hammarström. "Intestinal T-Cell Responses in Celiac Disease–Impact of Celiac Disease Associated Bacteria." *PLoS ONE* 8, nº 1 (2013): e53414.

Smith, J. M. "Genetically Engineered Foods May Cause Rising Food Allergies–Genetically Engineered Corn." Em *Spilling the Beans*, newsletter do Institute for Responsible Technology. Junho de 2007.

Smith, J. M. e Institute for Responsible Technology. *Genetic Roulette*. DVD. Direção de Jeffrey M. Smith. Fairfield, Ia.: The Institute for Responsible Technology, 2012. 85 min. http://geneticroulettemovie.com.

Sollid, L. M. e B. Jabri. "Triggers and Drivers of Autoimmunity: Lessons from Coeliac Disease." *Nature Reviews: Immunology* 13, nº 4 (abril 2013): 294-302.

Thompson, T., A. R. Lee e T. Grace. "Gluten Contamination of Grains, Seeds, and Flours in the United States: A Pilot Study." *Journal of the American Dietetic Association* 110, nº 6 (junho 2010): 937-40.

Tripathi, A., K. M. Lammers, S. Goldblum, T. Shea-Donohue, S. Netzel-Arnett, M. S. Buzza, T. M. Antalis et al. "Identification of Human Zonulin, a Physiological Modulator of Tight Junctions, as Prehaptoglobin-2." *Proceedings of the National Academy of Sciences of the United States of America* 106, nº 39 (setembro 2009): 16799-804.

Urbano, G., M. López-Jurado, P. Aranda, C. Vidal-Valverde, E. Tenorio e J. Porres. "The Role of Phytic Acid in Legumes: Antinutrient or Beneficial Function?" *Journal of Physiology and Biochemistry* 56, nº 3 (setembro 2000): 283-94.

Verdu, E. F., D. Armstrong e J. A. Murray. "Between Celiac Disease and Irritable Bowel Syndrome: The 'No Man's Land' of Gluten Sensitivity." *American Journal of Gastroenterology* 104 (junho 2009): 1587-94.

Vojdani, A. "The Characterization of the Repertoire of Wheat Antigens and Peptides Involved in the Humoral Immune Responses in Patients with Gluten Sensitivity and Crohn's Disease". *ISRN Allergy* 2011 (2011), ID 950104.

Vojdani, A. e I. Tarash. "Cross-Reaction Between Gliadin and Different Food and Tissue Antigens." *Food and Nutrition Sciences* 4, nº 1 (janeiro 2013): 20-32.

Capítulo 6: Controle as toxinas

Amy Myers MD. "Biological Dentistry with Stuart Nunnally DDS." *Podcast*. www.dramymyers.com/2013/07/08/tmw-episode-12-biological-dentistry-with-stuart-nunnally-dds/.

Burazor, I. e A. Vojdani. "Chronic Exposure to Oral Pathogens and Autoimmune Reactivity in Acute Coronary Atherothrombosis." *Autoimmune Diseases* 2014 (2014), Artigo ID 613157.

Carvalho, A. N., J. L. Lim, P. G. Nijland, M. E. Witte e J. van Horssen. "Glutathione in Multiple Sclerosis: More than Just an Antioxidant?" *Multiple Sclerosis* (19 de maio de 2014).

Centers for Disease Control and Prevention. "Fourth National Report on Human Exposure to Environmental Chemicals." 2009. www.cdc.gov/exposurereport/pdf/FourthReport.pdf. [Este Quarto Relatório apresenta dados relativos a 212 substâncias químicas e inclui as conclusões da análise de amostras representativas de todos os Estados Unidos no período que vai de 1999 a 2004.]

Centers for Disease Control and Prevention. "Fourth National Report on Human Exposure to Environmental Chemicals. Updated Tables, July 2014." 2014. www.cdc.gov/exposurereport/pdf/FourthReport_UpdatedTables_Jul2014.pdf.

Clauw, D. J. "Fibromyalgia: A Clinical Review." *Journal of the American Medical Association* 311, nº 15 (abril 2014): 1547-55.

Crinnion, W. *Clean, Green, and Lean*. Nova York: John Wiley & Sons, 2010.

Darbre, P. D. e P. W. Harvey. "Paraben Esters: Review of Recent Studies of Endocrine Toxicity, Absorption, Esterase, and Human Exposure, and Discussion of Potential Human Health Risks." *Journal of Applied Toxicology* 28, nº 5 (julho 2008): 561-78.

Di Pietro, A., B. Baluce, G. Visalli, S. La Maestra, R. Micale e A. Izzotti. "Ex Vivo Study for the Assessment of Behavioral Factor and Gene Polymorphisms in Individual Susceptibility to Oxidative DNA Damage Metals-Induced." *International Journal of Hygiene and Environmental Health* 214, nº 3 (junho 2011): 210-18.

Dr. Ben Lynch Network Sites. "MTHFR.Net." http://MTHFR.net.

Environmental Working Group. "EWG's 2014 Shopper's Guide to Pesticides in Produce." Abril 2014. www.ewg.org/foodnews/.

Environmental Working Group. "Pollution in People: Cord Blood Contaminants in Minority Newborns." 2009. http://static.ewg.org/reports/2009/minority_cord_blood/2009-Minority-Cord-Blood-Report.pdf.

Fujinami, R. S., M. G. von Herrath, U. Christen e J. L. Whitton. "Molecular Mimicry, Bystander Activation, or Viral Persistence: Infections and Autoimmune Disease." *Clinical Microbiology Reviews* 19, nº 1 (janeiro 2006): 80-94.

Genetics Home Reference. "What Are Single Nucleotide Polymorphisms (SNPs)?" http://ghr.nlm.nih.gov/handbook/genomicresearch/snp.

Gill, R. F., M. J. McCabe e A. J. Rosenspire. "Elements of the B Cell Signalosome Are Differentially Affected by Mercury Intoxication." *Autoimmune Diseases* 2014 (2014), ID 239358.

Houlihan, J., R. Wiles, K. Thayer e S. Gray. "Body Burden: The Pollution in People." Environmental Working Group. 2003.

Huggins, H. A. *Uninformed Consent: The Hidden Dangers in Dental Care*. Newburyport, MA: Hampton Roads Publishing, 1999.

Hybenova, M., P. Hrda, J. Procházková, V. D. Stejskal e I. Sterzl. "The Role of Environmental Factors in Autoimmune Thyroiditis." *Neuro Endocrinology Letters* 31, nº 3 (2010): 283-89.

The Institute for Functional Medicine. "Advanced Practice Detoxification Modules." www.functionalmedicine.org/conference.aspx?id=2744&cid=35&section=t324.

The Institute for Functional Medicine. "Illuminating the Energy Spectrum: Exploring the Evidence and Emerging Clinical Solutions for Managing Pain, Fatigue, and Cognitive Dysfunction." Conferência Anual Internacional, Dallas, TX, 30 de maio-1º de junho de 2013. https://www.functionalmedicine.org/conference.aspx?id=2664&cid=0&section=t241.

Johansson, O. "Disturbance of the Immune System by Electromagnetic Fields-A Potentially Underlying Cause for Cellular Damage and Tissue Repair Reduction Which Could Lead to Disease and Impairment." *Pathophysiology* 16, n°s 2-3 (agosto 2009): 157-77.

Kaur, S., S. White e P. M. Bartold. "Periodontal Disease and Rheumatoid Arthritis: A Systematic Review." *Journal of Dental Research* 92, nº 5 (maio 2013): 399-408.

Liang, S., Y. Zhou, H. Wang, Y. Qian, D. Ma, W. Tian, V. Persaud-Sharma et al. "The Effect of Multiple Single Nucleotide Polymorphisms in the Folic Acid Pathway Genes on Homocysteine Metabolism." *BioMed Research International* 2014 (2014), ID 560183.

Motts, J. A., D. L. Shirley, E. K. Silbergeld e J. F. Nyland. "Novel Biomarkers of Mercury-Induced Autoimmune Dysfunction: A Cross-Sectional Study in Amazonian Brazil." *Environmental Research* 132C (julho 2014): 12-18.

Nakazawa, D. J. *The Autoimmune Epidemic: Bodies Gone Haywire in a World Out of Balance and the Cutting Edge Science That Promises Hope*. Nova York: Simon and Schuster, 2008.

Nuttall, S. L., U. Martin, A. J. Sinclair e M. J. Kendall. "Glutathione: In Sickness and in Health." *Lancet* 351, nº 9103 (fevereiro 1998): 645-46.

Ong, J., E. Erdei, R. L. Rubin, C. Miller, C. Ducheneaux, M. O'Leary, B. Pacheco et al. "Mercury, Autoimmunity, and Environmental Factors on Cheyenne River Sioux Tribal Lands." *Autoimmune Diseases* 2014 (2014), Artigo ID 325461.

Pinhel, M. A., C. L. Sado, S. Longo Gdos, M. L. Gregório, G. S. Amorim, G. M. Florim, C. M. Mazeti et al. "Nullity of GSTT1/GSTM1 Related to Pesticides Is Associated with Parkinson's Disease." *Arquivos de Neuropsiquiatria* 71, nº 8 (agosto 2013): 527-32.

Procházková, J., I. Sterzl, H. Kucerova, J. Bartova e V. D. Stejskal. "The Beneficial Effect of Amalgam Replacement on Health in Patients with Autoimmunity." *Neuro Endocrinology Letters* 25, nº 3 (junho 2004): 211-18.

Salehi, I., K. G. Sani e A. Zamani. "Exposure of Rats to Extremely Low-Frequency Electromagnetic Fields (ELF-EMF) Alters Cytokines Production." *Electromagnetic Biology and Medicine* 32, nº 1 (março 2013): 1-8.

Seymour, G. J., P. J. Ford, M. P. Cullinan, S. Leishman e K. Yamazaki. "Relationship Between Periodontal Infections and Systemic Disease." *Clinical Microbiology and Infection* 13, supl. 4 (outubro 2007): 3-10.

Sirota, M., M. A. Schaub, S. Batzoglou, W. H. Robinson e A. J. Butte. "Autoimmune Disease Classification by Inverse Association with SNP Alleles." *PLoS Genetics* 5, nº 12 (dezembro 2009): e1000792.

Song, G. G., S. C. Bae e Y. H. Lee. "Association of the MTHFR C677T and A1298C Polymorphisms with Methotrexate Toxicity in Rheumatoid Arthritis: A Meta-Analysis." *Clinical Rheumatology* (3 de maio de 2014).

Stejskal, J. e V. D. Stejskal. "The Role of Metals in Autoimmunity and the Link to Neuroendocrinology." *Neuro Endocrinology Letters* 20, nº 6 (1999): 351-64.

Teens Turning Green. "Sustainable Food Resources: Dirty Thirty." http://www.teensturninggreen.org/wordpress/wp-content/uploads/2013/03/dirtythirty-10-11-10.pdf.

Tsai, C. P. e C. T. Lee. "Multiple Sclerosis Incidence Associated with the Soil Lead and Arsenic Concentrations in Taiwan." *PLoS ONE* 8, nº 6 (junho 2013): e65911.

Yang, Q., Y. Xie e J. W. Depierre. "Effects of Peroxisome Proliferators on the Thymus and Spleen of Mice." *Clinical and Experimental Immunology* 122, nº 2 (novembro 2000): 219-26.

Bisfenol A (em inglês, BPA)

Alizadeh, M., F. Ota, K. Hosoi, M. Kato, T. Sakai e M. A. Satter. "Altered Allergic Cytokine and Antibody Response in Mice Treated with Bisphenol A." *Journal of Medical Investigation* 53, n°s 1-2 (fevereiro 2006): 70-80.

Kharrazian, D. "The Potential Roles of Bisphenol A (BPA) Pathogenesis in Autoimmunity." *Autoimmune Diseases* 2014 (2014), ID 743616.

Rogers, J. A., L. Metz e V. W. Yong. "Review: Endocrine Disrupting Chemicals and Immune Responses: A Focus on Bisphenol-A and Its Potential Mechanisms." *Molecular Immunology* 53, nº 4 (abril 2013): 421-30.

Estatísticas da Agência de Proteção Ambiental dos Estados Unidos (EPA) sobre substâncias químicas

Faber, S. e T. Cluderay. "1,000 Chemicals." *EnviroBlog* (blogue). Environmental Working Group. 15 de maio de 2014. www.ewg.org/enviroblog/2014/05/1000-chemicals.

U.S. Environmental Protection Agency. "TSCA Chemical Substance Inventory." www.epa.gov/oppt/existingchemicals/pubs/tscainventory/basic.html.

U.S. Environmental Protection Agency, site da. www.epa.gov.

Materiais antifogo

Lunder, S. "Flame Retardants Are Everywhere in Homes, New Studies Find." *EnviroBlog* (blogue). Environmental Working Group. 28 de novembro de 2012. www.ewg.org/enviroblog/2012/12/toxic-fire-retardants-are-everywhere-homes-new-studies-find.

Qualidade do ar em espaços internos

American Thoracic Society. "HEPA Filters Reduce Cardiovascular Health Risks Associated with Air Pollution, Study Finds." Science Daily. 21 de janeiro de 2011. www.sciencedaily.com/releases/2011/01/110121144009.htm.

Environmental Working Group. "EWG's Healthy Home Tips for Parents." 2008. http://static.ewg.org/reports/2008/EWGguide_goinggreen.pdf.

Reisman, R. E., P. M. Mauriello, G. B. Davis, J. W. Georgitis e J. M. DeMasi. "A Double-Blind Study of the Effectiveness of a High-Efficiency Particulate Air (HEPA) Filter in the Treatment of Patients with Perennial Allergic Rhinitis and Asthma." *Journal of Allergy and Clinical Immunology* 85, nº 6 (junho 1990): 1050-57.

U.S. Environmental Protection Agency. "Indoor Air Quality (IAQ)." www.epa.gov/iaq/.

U.S. Environmental Protection Agency. "Targeting Indoor Air Pollutants: EPA's Approach and Progress." Março 1993. http://nepis.epa.gov.

Ácido perfluoro-octanoico (em inglês, PFOA)

Environmental Working Group and Commonweal. "PFOA (Perfluorooctanoic Acid)." Human Toxome Project. www.ewg.org/sites/humantoxome/chemicals/chemical.php?chemid=100307.

U.S. Environmental Protection Agency. "Perfluorooctanoic Acid (PFOA) and Fluorinated Telomers." www.epa.gov/oppt/pfoa/pubs/pfoainfo.html.

Produtos para a pele, cosméticos

Amy Myers MD. "Chemical-Free, Gluten-Free Skin Care with Bob Root." *Podcast*. www.dramymyers.com/2013/07/01/tmw-episode-11-chemical-free-gluten-free-skin-care-with-bob-root/.

Amy Myers MD. "Green Beauty with W3LL PEOPLE." *Podcast*. www.dramymyers.com/2013/08/12/tmw-episode-17-green-beauty-with-w3ll-people/.

Environmental Working Group. "EWG's Skin Deep Cosmetics Database." www.ewg.org/skindeep/.

Root, B. *Chemical-Free Skin Health*. N.p.: M42 Publishing, 2010.

Sigurdson, T. e S. Fellow. "Exposing the Cosmetics Cover-Up: True Horror Stories of Cosmetic Dangers." Environmental Working Group. 29 de outubro de 2013. www.ewg.org/research/exposing-cosmetics-cover/true-horror-stories-of-cosmetic-dangers.

Fungos tóxicos/micotoxinas

Guilford, F. T. e J. Hope. "Deficient Glutathione in the Pathophysiology of Mycotoxin-Related Illness." *Toxins* [Basileia] 6, nº 2 (fevereiro 2014): 608-23.

Schaller, J. *Mold Illness and Mold Remediation Made Simple: Removing Mold Toxins from Bodies and Sick Buildings*. Tampa, Fla.: Hope Academic Press, 2005.

Shoemaker, R. C. *Mold Warriors: Fighting America's Hidden Health Threat*. Baltimore: Gateway Press, 2005.

Shoemaker, R. C. *Surviving Mold: Life in the Era of Dangerous Buildings*. Baltimore: Otter Bay Books, 2010.

Surviving Mold, site do. www.survivingmold.com.

Tricloroetileno (TCE)

Gilbert, K. M., B. Przybyla, N. R. Pumford, T. Han, J. Fuscoe, L. K. Schnackenberg, R. D. Holland et al. "Delineating Liver Events in Trichloroethylene-Induced Autoimmune Hepatitis." *Chemical Research in Toxicology* 22, nº 4 (abril 2009): 626-32.

Gilbert, K. M., B. Rowley, H. Gomez-Acevedo e S. J. Blossom. "Coexposure to Mercury Increases Immunotoxicity of Trichloroethylene." *Toxicological Sciences* 119, nº 2 (fevereiro 2011): 281-92.

Qualidade da água, flúor

Centers for Disease Control and Prevention. "Community Water Fluoridation." www.cdc.gov/fluoridation/faqs/.

Choi, A. L., G. Sun, Y. Zhang e P. Grandjean. "Developmental Fluoride Neurotoxicity: A Systematic Review and Meta-Analysis." *Environmental Health Perspectives* 120, nº 10 (outubro 2012): 1362-68.

Connett, P. "50 Reasons to Oppose Fluoridation." Fluoride Action Network. Modificado pela última vez em setembro de 2012. http://fluoridealert.org/articles/50-reasons/.

Diesendorf, M., J. Colquhoun, B. J. Spittle, D. N. Everingham e F. W. Clutterbuck. "New Evidence on Fluoridation." *Australia and New Zealand Journal of Public Health* 21, nº 2 (abril 1997): 187-90.

Environmental Working Group. "Dog Food Comparison Shows High Fluoride Levels: Health Effects of Fluoride." 26 de junho de 2009. www.ewg.org/research/dog-food-comparison-shows-high-fluoride-levels/health-effects-fluoride.

Environmental Working Group. "EPA Proposes to Phase Out Fluoride Pesticide." 14 de julho de 2011. www.ewg.org/news/testimony-official-correspondence/epa-proposes-phase-out-fluoride-pesticide.

Environmental Working Group. "FDA Should Adopt EPA Tap Water Health Goals as Enforceable Limits for Bottled Water." 18 de novembro de 2008. www.ewg.org/news/testimony-official-correspondence/fda-should-adopt-epa-tap-water-health-goals-enforceable.

Environmental Working Group. "Is Your Bottled Water Worth It?: Bottle Vs. Tap–Double Standard." 10 de junho de 2009. www.ewg.org/research/your-bottled-water-worth-it/bottle-vs-tap-double-standard.

Environmental Working Group. "Over 300 Pollutants in U.S. Tap Water." dezembro de 2009. www.ewg.org/tapwater/.

Null, G. "Fluoride: Killing Us Softly." Global Research. 5 de dezembro de 2013. www.globalresearch.ca/fluoride-killing-us-softly/5360397.

U.S. Environmental Protection Agency. "Ground Water and Drinking Water." http://water.epa.gov/drink/.

Capítulo 7: Cure suas infecções e alivie seu estresse

Fadiga adrenal, site sobre. www.adrenalfatigue.org.

Alam, J., Y. C. Kim e Y. Choi. "Potential Role of Bacterial Infection in Autoimmune Diseases: A New Aspect of Molecular Mimicry." *Immune Network* 14, nº 1 (fevereiro 2014): 7-13.

Allen, K., B. E. Shykoff, J. L. Izzo Jr. "Pet Ownership, but Not ACE Inhibitor Therapy, Blunts Home Blood Pressure Responses to Mental Stress." *Hypertension* 38 (outubro 2001): 815-20.

American College of Rheumatology. "Study Provides Greater Understanding of Lyme Disease-Causing Bacteria." Press release. Julho 2009. www.rheumatology.org/about/newsroom/2009/2009_07_steere.asp.

Assaf, A. M. "Stress-Induced Immune-Related Diseases and Health Outcomes of Pharmacy Students: A Pilot Study." *Saudi Pharmaceutical Journal* 21, nº 1 (janeiro 2013): 35-44.

Bach, J.-F. "The Effect of Infections on Susceptibility to Autoimmune and Allergic Diseases." *New England Journal of Medicine* 347 (setembro 2002): 911-20.

Bagi, Z., Z. Broskova e A. Feher. "Obesity and Coronary Microvascular Disease–Implications for Adipose Tissue-Mediated Remote Inflammatory Response." *Current Vascular Pharmacology* 12, nº 3 (2014): 453-61.

Brady, D. M. "Molecular Mimicry, the Hygiene Hypothesis, Stealth Infections, and Other Examples of Disconnect Between Medical Research and the Practice of Clinical Medicine in Autoimmune Disease." *Open Journal of Rheumatology and Autoimmune Diseases* 3 (2013): 33-39.

Campos-Rodríguez, R., M. Godínez-Victoria, E. Abarca-Rojano, J. Pacheco-Yépez, H. Reyna-Garfias, R. E. Barbosa-Cabrera e M. E. Drago-Serrano. "Stress Modulates Intestinal Secretory Immunoglobulin A." *Frontiers in Integrative Neuroscience* 7 (2 de dezembro de 2013): 86.

Casiraghi, C. e M. S. Horwitz. "Epstein-Barr Virus and Autoimmunity: The Role of a Latent Viral Infection in Multiple Sclerosis and Systemic Lupus Erythematosus Pathogenesis." *Future Virology* 8, nº 2 (2013): 173-82.

Chastain, E. M. L. e S. D. Miller. "Molecular Mimicry as an Inducing Trigger for CNS Autoimmune Demyelinating Disease." *Immunological Reviews* 245, nº 1 (janeiro 2012): 227-38.

Collingwood, J. "The Power of Music to Reduce Stress." Psych Central. http://psychcentral.com/lib/the-power-of-music-to-reduce-stress/000930?all=1.

Cusick, M. F., J. E. Libbey e R. S. Fujinami. "Molecular Mimicry as a Mechanism of Autoimmune Disease." *Clinical Reviews in Allergy and Immunology* 42, nº 1 (fevereiro 2012): 102-11.

Davis, S. L. "Environmental Modulation of the Immune System via the Endocrine System." *Domestic Animal Endocrinology* 15, nº 5 (setembro 1998): 283-89.

De Brouwer, S. J., H. van Middendorp, C. Stormink, F. W. Kraaimaat, I. Joosten, T. R. Radstake, E. M. de Jong et al. "Immune Responses to Stress in Rheumatoid Arthritis and Psoriasis." *Rheumatology* [Oxford] (20 de maio de 2014).

Delogu, L. G., S. Deidda, G. Delitala e R. Manetti. "Infectious Diseases and Autoimmunity." *Journal of Infection in Developing Countries* 5, nº 10 (outubro 2011): 679-87.

Draborg, A. H., K. Duus e G. Houen. "Epstein-Barr Virus in Systemic Autoimmune Diseases." *Clinical and Developmental Immunology* 2013 (2013), ID 535738.

Ercolini, A. M. e S. D. Miller. "The Role of Infections in Autoimmune Disease." *Clinical and Experimental Immunology* 155, nº 1 (janeiro 2009): 1-15.

Gądek-Michalska, A., J. Tadeusz, P. Rachwalska e J. Bugajski. "Cytokines, Prostaglandins, and Nitric Oxide in the Regulation of Stress-Response Systems." *Pharmacological Reports* 65, nº 6 (2013): 1655-62.

Gagliani, N., B. Hu, S. Huber, E. Elinav e R. A. Flavell. "The Fire Within: Microbes Inflame Tumors." *Cell* 157, nº 4 (maio 2014): 776-83.

Getts, D. R., E. M. L. Chastain, R. L. Terry e S. D. Miller. "Virus Infection, Antiviral Immunity, and Autoimmunity." *Immunological Reviews* 255, nº 1 (setembro 2013): 197-209.

Godbout, J. P. e R. Glaser. "Stress-Induced Immune Dysregulation: Implications for Wound Healing, Infectious Disease, and Cancer." *Journal of Neuroimmune Pharmacology* 1, nº 4 (dezembro 2006): 421-27.

Gomez-Merino, D., C. Drogou, M. Chennaoui, E. Tiollier, J. Mathieu e C. Y. Guezennec. "Effects of Combined Stress During Intense Training on Cellular Immunity, Hormones, and Respiratory Infections." *Neuroimmunomodulation* 12, nº 3 (2005): 164-72.

Grossman, P., L. Niemann, S. Schmidt e H. Walach. "Mindfulness-Based Stress Reduction and Health Benefits: A Meta-Analysis." *Journal of Psychosomatic Research* 57, nº 1 (julho 2004): 35-43.

Gupta, A., R. Rezvani, M. Lapointe, P. Poursharifi, P. Marceau, S. Tiwari, A. Tchernof, et al. "Downregulation of Complement C3 and C3aR Expression in Subcutaneous Adipose Tissue in Obese Women." *PLoS ONE* 9, nº 4 (abril 2014): e95478.

The Institute for Functional Medicine. "The Challenge of Emerging Infections in the 21st Century: Terrain, Tolerance, and Susceptibility." Conferência Anual Internacional, Bellevue, Wash., 28-30 de abril de 2011.

Irwin, M., M. Daniels, S. C. Risch, E. Bloom e H. Weiner. "Plasma Cortisol and Natural Killer Cell Activity During Bereavement." *Biological Psychiatry* 24, nº 2 (junho 1988): 173-78.

Kabat-Zinn, J., A. O. Massion, J. Kristeller, L. G. Peterson, K. E. Fletcher, L. Pbert, W. R. Lenderking et al. "Effectiveness of a Meditation-Based Stress Reduction Program in the Treatment of Anxiety Disorders." *American Journal of Psychiatry* 149, nº 7 (julho 1992): 936-43.

Khansari, D. N., A. J. Murgo e R. E. Faith. "Effects of Stress on the Immune System." *Immunology Today* 11 (1990): 170-75.

Labrique-Walusis, F., K. J. Keister e A. C. Russell. "Massage Therapy for Stress Management: Implications for Nursing Practice." *Orthopedic Nursing* 29, nº 4 (julho-agosto 2010): 254-57; teste 258-59.

Lunemann, J. D., T. Kamradt, R. Martin e C. Münz. "Epstein-Barr Virus: Environmental Trigger of Multiple Sclerosis?" *Journal of Virology* 81, nº 13 (julho 2007): 6777-84.

Mameli, G., D. Cossu, E. Cocco, S. Masala, J. Frau, M. G. Marrosu e L. A. Sechi. "Epstein-Barr Virus and Mycobacterium Avium Subsp. Paratuberculosis Peptides Are Cross Recognized by Anti-Myelin Basic Protein Antibodies in Multiple Sclerosis Patients." *Journal of Neuroimmunology* 270, n°s 1-2 (maio 2014): 51-55.

Marshall, T. "VDR Receptor Competence Induces Recovery from Chronic Autoimmune Disease." Apresentado no Sexto Congresso Internacional de Autoimunidade, Porto, Portugal, 10-14 de setembro de 2008. Direção de Autoimmunity Research Foundation. http://autoimmunityresearch.org/transcripts/ICA2008 _Transcript_TrevorMarshall.pdf.

Maru, G. B., K. Gandhi, A. Ramchandani e G. Kumar. "The Role of Inflammation in Skin Cancer." *Advances in Experimental Medicine and Biology* 816 (2014): 437-69.

Nelson, P., P. Rylance, D. Roden, M. Trela e N. Tugnet. "Viruses as Potential Pathogenic Agents in Systemic Lupus Erythematosus." *Lupus* 23, nº 6 (maio 2014): 596-605.

Pender, M. P. "CD8+ T-Cell Deficiency, Epstein-Barr Virus Infection, Vitamin D Deficiency, and Steps to Autoimmunity: A Unifying Hypothesis." *Autoimmune Diseases* 2012 (2012), ID 189096.

Pohl, J., G. N. Luheshi e B. Woodside. "Effect of Obesity on the Acute Inflammatory Response in Pregnant and Cycling Female Rats." *Journal of Neuroendocrinology* 25, nº 5 (maio 2013): 433-45.

Prasad, R., J. C. Kowalczyk, E. Meimaridou, H. L. Storr e L. A. Metherell. "Oxidative Stress and Adrenocortical Insufficiency." *Journal of Endocrinology* 221, nº 3 (junho 2014): R63-R73.

Rapaport, M. H., P. Schettler e C. Bresee. "A Preliminary Study of the Effects of Repeated Massage on Hypothalamic-Pituitary-Adrenal and Immune Function in Healthy Individuals: A Study of Mechanisms of Action and Dosage." *Journal of Alternative and Complementary Medicine* 18, nº 8 (agosto 2012): 789-97.

Rashid, T. e A. Ebringer. "Autoimmunity in Rheumatic Diseases Is Induced by Microbial Infections via Crossreactivity or Molecular Mimicry." *Autoimmune Diseases* 2012 (2012), ID 539282.

Rigante, D., M. B. Mazzoni e S. Esposito. "The Cryptic Interplay Between Systemic Lupus Erythematosus and Infections." *Autoimmunity Reviews* 13, nº 2 (fevereiro 2014): 96-102.

Rose, N. R. "The Role of Infection in the Pathogenesis of Autoimmune Disease." *Seminars in Immunology* 10, nº 1 (fevereiro 1998): 5-13.

Sapolsky, R. *Why Zebras Don't Get Ulcers*. Nova York: Holt, 2004.

Segerstrom, S. C. e G. E. Miller. "Psychological Stress and the Human Immune System: A Meta-Analytic Study of 30 Years of Inquiry." *Psychological Bulletin* 130, nº 4 (julho 2004): 601-30.

Sfriso, P., A. Ghirardello, C. Botsios, M. Tonon, M. Zen, N. Bassi, F. Bassetto et al. "Infections and Autoimmunity: The Multifaceted Relationship." *Journal of Leukocyte Biology* 87, nº 3 (março 2010): 385-95.

Shoenfeld, Y., G. Zandman-Goddard, L. Stojanovich, M. Cutolo, H. Amital, Y. Levy, M. Abu-Shakra, et al. "The Mosaic of Autoimmunity: Hormonal and Environmental Factors Involved in Autoimmune Diseases–2008." *Israel Medical Association Journal* 10, nº 1 (janeiro 2008): 8-12.

Smolders, J. "Vitamin D and Multiple Sclerosis: Correlation, Causality, and Controversy." *Autoimmune Diseases* 2011 (2011), ID 629538.

Szymula, A., J. Rosenthal, B. M. Szczerba, H. Bagavant, S. M. Fu e U. S. Deshmukh. "T Cell Epitope Mimicry Between Sjögren's Syndrome Antigen A (SSA)/Ro60 and Oral, Gut, Skin, and Vaginal Bacteria." *Clinical Immunology* 152, n°s 1-2 (maio-junho 2014): 1-9.

Uchakin, P. N., D. C. Parish, F. C. Dane, O. N. Uchakina, A. P. Scheetz, N. K. Agarwal e B. E. Smith. "Fatigue in Medical Residents Leads to Reactivation of Herpes Virus Latency." *Interdisciplinary Perspectives on Infectious Diseases* 2011 (2011), ID 571340.

Vojdani, A. "A Potential Link Between Environmental Triggers and Autoimmunity." *Autoimmune Diseases* 2014 (2014), ID 437231.

Wilson, J. e J. V. Wright. *Adrenal Fatigue: The 21st Century Stress Syndrome*. Petaluma, CA: Smart Publications, 2001.

Wucherpfennig, K. W. "Mechanisms for the Induction of Autoimmunity by Infectious Agents." *Journal of Clinical Investigation* 108, nº 8 (outubro 2001): 1097-104.

Wucherpfennig, K. W. "Structural Basis of Molecular Mimicry." *Journal of Autoimmunity* 16, nº 3 (maio 2001): 293-302.

Yang, C. Y., P. S. Leung, I. E. Adamopoulos e M. E. Gershwin. "The Implication of Vitamin D and Autoimmunity: A Comprehensive Review." *Clinical Reviews in Allergy and Immunology* 45, nº 2 (outubro 2013): 217-26.

Yeung, S.-C. J. "Graves' Disease." Medscape. Última atualização em 30 de maio de 2014. http://emedicine.medscape.com/article/120619-overview.

Capítulo 8: Como pôr em prática o Método Myers

Amy Myers MD. "Sleep Expert Dan Pardi." *Podcast*. www.dramy myers.com/2013/06/24/tmw-episode-10-sleep-expert-dan-pardi/.

Burkhart, K. e J. R. Phelps. "Amber Lenses to Block Blue Light and Improve Sleep: A Randomized Trial." *Chronobiology International* 26, nº 8 (dezembro 2009): 1602-12.

Cordain, L., S. B. Eaton, A. Sebastian, N. Mann, S. Lindeberg, B. A. Watkins, J. H. O'Keefe et al. "Origins and Evolution of the Western Diet: Health Implications for the 21st Century." *American Journal of Clinical Nutrition* 81, nº 2 (fevereiro 2005): 341-54.

Environmental Working Group. "Cell Phone Radiation Depends on Wireless Carrier." 12 de novembro de 2013. www.ewg.org/research/cell-phone-radiation-depends-wireless-carrier.

The Institute for Functional Medicine. *Clinical Nutrition: A Functional Approach Textbook*. 2ª ed. 2004.

The Institute for Functional Medicine. "Functional Perspectives on Food and Nutrition: The Ultimate Upstream Medicine." Conferência Anual Internacional, São Francisco, CA, 29-31 de maio de 2014. www.functionalmedicine.org/conference.aspx?id=2711&cid=35&section=t281.

The Institute for Functional Medicine. *Textbook of Functional Medicine*. Setembro de 2010. www.functionalmedicine.org/listing_detail.aspx?id=2415&cid=34.

Johansson, O. "Disturbance of the Immune System by Electromagnetic Fields–A Potentially Underlying Cause for Cellular Damage and Tissue Repair Reduction Which Could Lead to Disease and Impairment." *Pathophysiology* 16, n°s 2-3 (agosto 2009): 157-77.

Liu,Y., A. G. Wheaton, D. P. Chapman e J. B. Croft. "Sleep Duration and Chronic Diseases Among U.S. Adults Age 45 Years and Older: Evidence from the 2010 Behavioral Risk Factor Surveillance System." *Sleep* 36, nº 10 (outubro 2013): 1421-27.

Wu, C., N. Yosef, T. Thalhamer, C. Zhu, S. Xiao, Y. Kishi, A. Regev et al. "Induction of Pathogenic TH17 Cells by Inducible Salt-Sensing Kinase SGK1." *Nature* 496, nº 7446 (abril 2013): 513-17.

Capítulo 9: Seu protocolo de 30 dias

Garcia-Niño, W. R. e J. Pedraza-Chaverrí. "Protective Effect of Curcumin Against Heavy Metals-Induced Liver Damage." *Food and Chemical Toxicology* 69C (julho 2014): 182-201.

Gleeson, M. "Nutritional Support to Maintain Proper Immune Status During Intense Training." *Nestlé Nutrition Institute Workshop Series* 75 (2013): 85-97.

Lieberman, S., M. G. Enig e H. G. Preuss. "A Review of Monolaurin and Lauric Acid: Natural Virucidal and Bactericidal Agents." *Alternative and Complementary Therapies* 12, nº 6 (dezembro 2006): 310-14.

Ogbolu, D. O., A. A. Oni, O. A. Daini e A. P. Oloko. "In Vitro Antimicrobial Properties of Coconut Oil on Candida Species in Ibadan, Nigeria." *Journal of Medicinal Food* 10, nº 2 (junho 2007): 384-87.

Özdemir, Ö. "Any Role for Probiotics in the Therapy or Prevention of Autoimmune Diseases? Up-to-Date Review." *Journal of Complementary and Integrative Medicine* 10 (agosto 2013).

Patavino, T. e D. M. Brady. "Natural Medicine and Nutritional Therapy as an Alternative Treatment in Systemic Lupus Erythematosus." *Alternative Medicine Review* 6, nº 5 (outubro 2001): 460-71.

Ramadan, G. e O. El-Menshawy. "Protective Effects of Ginger-Turmeric Rhizomes Mixture on Joint Inflammation, Atherogenesis, Kidney Dysfunction, and Other Complications in a Rat Model of Human Rheumatoid Arthritis." *International Journal of Rheumatic Diseases* 16, nº 2 (abril 2013): 219-29.

Wang, G., J. Wang, H. Ma, G. A. Ansari e M. F. Khan. "N-Acetylcysteine Protects against Trichloroethene-Mediated Autoimmunity by Attenuating Oxidative Stress." *Toxicology and Applied Pharmacology* 273, nº 1 (novembro 2013): 189-95.

Notas

a. A maioria das doenças autoimunes é muito mais comum entre as mulheres. Os pesquisadores atribuem esse fato à taxa de estrógeno, que é mais alta na mulher, e ao maior número de mudanças hormonais.

b. Uma vez que esse medicamento afeta o revestimento interno do intestino, sabe-se que ele também pode produzir uma doença chamada "intestino permeável". Para saber mais sobre como o intestino permeável contribui para as doenças autoimunes, leia os capítulos 4 e 5.

c. Falo sempre das bactérias "nocivas" para deixar claro que também existe um sem-número de bactérias úteis e amigas que são bem-vindas no intestino e no resto do corpo. Saberemos mais sobre elas no capítulo 4.

d. Se você tem uma doença autoimune ou está num ponto elevado do espectro, talvez precise de dois a três meses para curar completamente o intestino. Vamos usar apenas remédios naturais neste livro, mas em alguns casos recomenda-se que o paciente consulte um médico especialista em medicina funcional para obter alguns medicamentos vendidos somente com receita médica. Seja qual for o seu estado, porém, se você observar o Método Myers à risca, deverá notar melhoras significativas nos primeiros 30 dias, e isso o motivará a seguir em frente.

e. Embora os cientistas não saibam exatamente como categorizar essas doenças, as hipóteses mais recentes são que a colite ulcerativa, a doença de Crohn e outros tipos de transtornos do intestino irritável são todas doenças autoimunes em que o corpo ataca seus próprios tecidos intestinais.

Índice remissivo

Abacate Recheado com Salmão ao Coentro, 225
abacate, receitas com
   molho, 221
   petiscos, 220, 221, 248
   pratos principais, 226, 227, 228, 230, 234, 239
   saladas, 214, 216, 221, 223, 225
ablação da tireoide, 14, 16-7
Abóbora Bolota Cremosa, 202
abóbora bolota, receita com, 202
Abóbora Espaguete com Molho Pesto Cremoso, 238
abóbora espaguete, receita com, 238
Abóbora Japonesa Assada com Canela, 203
abóbora japonesa, receita com, 213
abóbora madura, receitas com, 207, 213, 220, 234
Abóbora-Menina com Especiarias e Cúrcuma, 203
abóbora-menina, receitas com, 203, 211
abóbora, receitas com
   pratos principais, 238
   pratos secundários, 202, 203, 207, 208
   sopas, 211, 213
Abobrinha Amarela ao Óleo de Coco, 207
abobrinha, receitas com
   pratos principais, 226, 227, 234, 238
   pratos secundários, 207, 208
   saladas, 216, 239
   sopa, 212, 213
absorção, 69, 78, 81
acelga, receita com, 202
acetil-glutationa, 181, 182, 183
ácido caprílico, 143, 183
ácido dimercaptossuccínico (ADMS), 313
ácido húmico, 183
ácido micofenólico, 35, 44-5, 303
ácido perfluoro-octanoico (APFO), 122-4, 126
ácidos estomacais, 76-80, 82

acne
   causada pela sensibilidade a laticínios, 75, 79
   como indicadora da autoimunidade, 7, 20, 25
   cura, 173, 272
   e a saúde do intestino, 67, 70, 71
   sintoma de inflamação, 52, 54
açúcar
   e transtornos digestivos, 71, 76-8
   eliminar da dieta, 57, 171, 174-5, 271-2
   em alimentos "sem glúten", 98
   geneticamente modificado, 310
   no álcool, 278-9
açúcar no sangue, 67, 97, 165
adalimumabe, 37
aglutininas, 102, 106
água fluoretada, 120
água, 115-20, 127, 128, 174, 333
Alabote de Pesca Extrativa com Cebolas Doces Caramelizadas, 223
alabote, receita de, 223
Alcachofra com Vinagrete de Umeboshi, 207
alcaçuz, raiz de, 82, 181, 182
álcool, 71, 80, 89, 167, 278-9, 327
alergias alimentares, 51, 55, 71-4, 91, 93, 172
alergias respiratórias, 55, 67, 314, 324
alimentos fermentados, 81-2
Aloe vera (babosa), 82, 181, 182, 243
amigos, vida social com os, 270, 275, 278-9
aminoácidos, 76, 78, 82, 162
anacinra, 37, 299
ansiedade, 7, 52, 55, 67, 70, 74
anti-inflamatórios não esteroidais, 35
antibióticos
   perigos dos, 27, 71, 74-6, 78, 79, 297
   reparação dos danos provocados por, 81, 143, 285
anticorpos
   e a resposta inflamatória, 52, 58, 71, 72, 91
   e o TCE, 119

infecção viral, 140, 141
  papel no sistema imunológico, 48-51
  parecidos com o glúten, 93, 98, 99-100
  produzidos pelas solanáceas, 104
  tipos de, 51-2
  transmitidos no parto, 163
anticorpos IgA, 51, 74-5
anticorpos IgG, 52, 53, 91, 93
antígenos crípticos, 140
antígenos, 100
antinutrientes, 103
aparelhos ortodônticos, 320
aparelhos ortodônticos móveis, 319
arroz, 87, 98-9, 100, 128, 171, 310-1
arsênico, exposição ao, 128
articulações, dor nas
  como sinal de alerta, 7, 20, 56
  durante o programa do Método Myers, 173, 174
  e a saúde do intestino, 67, 70
  em razão de inflamação crônica, 53-5
  relação com o glúten, 279-80
artrite reumatoide, 36, 37, 55, 94, 143, 297-300
artrite, 7, 25, 35, 55, 67, 144
asma, 7, 55, 67, 314, 324
aspargos, receitas com, 208, 235
Assado Lento de Cenoura e Beterraba com Cúrcuma, 204
Assado Simples de Aspargos Orgânicos, 208
ativação do circunstante, 140
autismo, 8, 9
autoimunidade, mitos sobre a
  desdenhar a importância do glúten, 34-5
  efeitos colaterais dos medicamentos, 35-7
  genética, 32-3, 39
  irreversibilidade, 32-3, 42
  necessidade de medicamentos, 33-7
  qualidade de vida, 39-40
  questões digestivas, 34
  tratamento sintomático, 39-40
  visão geral dos, 30-1
aveia, 87, 88, 89, 98-100, 168
azatioprina, 36

bacalhau assado, 226-7
Bacalhau com Espinafre Assado ao Forno no Óleo de Coco, 226-7
bactérias
  alimentos que promovem bactérias não saudáveis, 103, 105
  combatidas pelo sistema imunológico, 45-8, 51, 52

e a odontologia, 318-9
e os ácidos estomacais, 78
importância das bactérias "amigas", 26, 72-5, 78, 162
infecções bacterianas, 139-40, 143-5
reinoculação, 80, 81-2, 285
Ver também SBID
batata-doce, receitas com
  pratos principais, 232, 234-5, 238-9
  pratos secundários, 201, 205, 206, 208
  sopas, 211, 212
Batatas-Doces Perfeitas com Canela e Noz-Moscada Assadas Duas Vezes, 205
bebês alimentados com mamadeira, 73, 297
bebidas, receitas de, 167, 243
beterraba, receitas com, 204, 208, 217
Bife Orgânico Selado com Batata-Doce, 238-9
Bolinho de Carne Saboroso Matinal, 240
Bolinhos de Creme de Banana, 250
Bolinhos de Frango com Maçã, 240-1
bolo, receita de, 250
BPA, plásticos com, 118, 122, 123, 335
Brócolis Japonês Orgânico com Alho e Limão-Siciliano, 209
brócolis japonês, receita com, 209
brócolis, receitas com, 208, 209, 213, 239

cafeína, 57, 167-9
Caldo de Cura do Intestino, 210-3, 236, 237, 241
caldo, receitas de, 210-3, 236, 237, 241
Camarão com Molho Verde Tailandês, 224-5
Camarão Crocante com Coco, 228-9
camarão, receitas com, 224-5, 226, 228-9
câncer, 14, 44, 54, 70, 307
Candizol, 183
capim-limão, receitas com, 224-5
carboidratos, 15-6, 167, 180
carga viral, 142
carne, 97, 108, 166, 334
carne bovina, receitas com, 234, 238, 241
carne de porco ao fogo lento, 242
carne, receitas com, 214, 234-5, 237-9, 241-2
casomorfina, 73
catecol-O-metiltransferase (COMT), enzima, 134
cavitação óssea, 319
células B, 48, 49, 69, 140
células T, 48, 49, 113-4
cenoura, receitas com, 204, 208
cereais
  "avanços" na moderna produção de, 96-8
  causam inflamação, 10-1, 15, 85, 86, 168

e o intestino permeável, 71, 104, 105
e o vegetarianismo, 101, 107-8
em dietas "saudáveis", 14, 86-8
em produtos de higiene pessoal, 126
indigeríveis, 102-4
perigos dos que não contêm glúten, 97-102
Ver também glúten
cereja, receitas com, 208, 215
cerveja, 279
cesariana, bebês nascidos por, 72-3, 297
Chá com Leite e Especiarias, 243
chá, receita com, 243
charutinho de alface, receita com, 239
Charutinhos de Repolho com Peru, 235
chocolate, 270-1
chumbo, exposição ao, 127-8
5-HTP (5-hidroxitriptofano), 327
coco, propriedades antivirais do, 141-2
cofatores, 132
cogumelos, receitas com, 224, 229
colágeno, 182
colchões, 322-3
colite ulcerativa, 85-6, 360
combinação herbácea adaptogênica, 153, 184
complexos imunológicos, 56
compostos orgânicos voláteis (COVs), 130, 314, 324
comunidade de apoio, 175-6, 272, 276-7, 333
condimentos, receitas de, 167, 219-21
confusão mental, 7, 52, 70, 74-6
convencional, medicina. Ver medicina convencional
cordeiro, receitas com, 237, 241
cortinas de chuveiro, 323, 332
cortinas, 323, 325, 332
cortisol, 146, 147, 151-2, 156, 157
Couve Crocante, 209
Couve-de-Bruxelas com Cerejas Roxas Orgânicas, 208
couve-flor, receitas com, 169, 204, 208, 213, 224-5
couve, receitas com, 202, 209, 227, 237
cozinha, utensílios de, 122, 124, 127, 250, 335-6
creatinofosfoquinase (CPK), 296, 302
Crie Seu Molho para Salada, 246-7
Crie Sua Refeição, 247
Crie Sua Salada Mista Orgânica, 245, 246
Cúpula Autoimune, 10-1
cura do intestino
 anticorpos e inflamação, 51-3, 55
 avaliação da saúde do intestino, 67-9
 importância da, 8, 10, 82-3

pensamento convencional sobre a, 34
4Rs (passos), 80-2
relação com o sistema imunológico, 45, 66-7
suplementos, 181
Ver também intestino permeável; SBID
curcumina fitossomizada, 182
Curry de Frango com Coco, 232
curry, receitas com, 224-5, 232, 237

Deliciosas Batatas-Doces Assadas, 205, 238
depressão
 causada por inflamações, 52, 54
 causada por toxinas, 314
 como sinal de alerta, 7
 e medicamentos, 35, 36, 63, 64
 e problemas intestinais, 67, 70, 74-77, 79
desaminação, 95, 96
desintoxicação. Ver toxinas, estratégias de controle de
desintoxicação da casa, 322-5, 332-4
dieta
 alergias alimentares, 50-1, 55, 71-5, 91, 93, 172
 arsênico na, 128
 convencional, pensamentos sobre a, 30-1, 33
 eliminação de toxinas, 114, 117, 121-5
 mudanças modernas na, 96-9
 perigos das dietas "saudáveis" 14-5, 86-8, 298-300
 recursos online, 331, 332
 vegetariana, 15, 86, 103, 107-110
 Ver também Método Myers, estilo de vida do; Método Myers, planos alimentares do
digestão
 ácidos estomacais, 76-80, 82
 enzimas digestivas, 80-1
 impacto das sementes sobre a, 102-4
 sinais de uma digestão saudável, 67-9
 sistema e processo, 66-69
 Ver também curando seu intestino; intestino permeável; SBID
doença celíaca, 90, 91, 93, 102, 339
doença de Addison, 153
doença de Crohn, 37, 360
doença de Graves, 12-8, 41-2, 137-8, 142, 143, 158-9
doença de Lyme, 143-4
dor de cabeça, 7, 35-7, 52, 67, 169-74

eczema, 7, 55, 67, 70, 131, 314
efeitos colaterais de medicamentos, 35-8, 38-9, 137-8
Enroladinhos Fáceis de Frango com Alface, 239

Ensopado de Cordeiro Marroquino ao Fogo
    Lento, 237
enterócitos, 68
envolvimento da família, 97-8, 272-4
enzimas digestivas, 79, 80-1, 182
epigenética, 32
epitélio, 45, 72
Epstein-Barr, vírus de (VEB), 16, 141-8, 150-1,
    183
equipamento de cocção, 122, 124, 127, 250,
    335-6
ERMI (teste do índice relativo de fungos no
    ambiente), 315-6
esclerose múltipla, 19-20, 36, 58, 138, 139,
    141, 339
especiarias, 167, 168, 244
espectro autoimune, 8, 19-24, 42
espectro da sensibilidade ao glúten, 90-1
espinafre, receitas com, 215, 226, 238, 239
esteroides, 35, 44, 149, 298
estévia, 167, 171, 248
estilo de vida. *Ver* Método Myers, estilo de
    vida do
estresse
    agudo *vs.* crônico, 147-9
    causa de intestino permeável, 71
    desgaste das glândulas suprarrenais
        produzida pelo, 153-5
    e infecções, 10, 137-8, 144-5, 149-51
    reação das zebras, 149, 157, 158
    recursos online, 331-2, 333
    redução do, 156-8, 175, 337-8
    relação com a função imunológica, 10, 25,
        137, 144-9, 297-8
    relação com o ganho de peso, 151-2
estresse físico, 151
estudos de caso. *Ver* histórias de sucesso
etanercepte, 36
exames de laboratório, 285, 336
exercícios, 156, 174

fadiga adrenal, 152-5, 174, 184
farinha de coco, 228, 236, 249, 250
fármacos antirreumáticos modificadores da
    doença, 35-6
fatores genéticos
    autoimunidade e, 5, 21, 24-5, 31-2, 39, 64
    no tratamento personalizado, 133-4, 163
feijões. *Ver* leguminosas
fibromialgia, 8, 67, 109-10, 141, 314
fígado, apoio ao, 132, 181, 182, 183
filtro HEPA, 117, 118-9
filtros de ar, 116, 117-8, 332

frango, 89, 97, 128, 166, 277
Frango Assado com Limão-Siciliano e Alho,
    231
Frango Orgânico com Maçã, 233
frango, receitas com, 248
    pratos principais, 231-4, 238-41
    saladas, 214-7
    sopas/ensopados, 210, 212, 236
Fritas Crocantes de Batata-Doce, 206
frutas, 121, 131, 166, 180, 310
frutos do mar, plano de sete dias de, 107,
    197-200, 263-4
frutos do mar, receitas com, 222, 230
funcho, receita de salada de, 217
fungos, 71, 130-1, 296, 314-7, 340
fungos tóxicos, 71, 131-2, 298, 314-7, 340

gliadina, 92, 93-4
glicoalcaloides, 105
glutationa, 132-3, 134, 181-3, 296, 316
glúten
    alimentos que imitam o, 99-100
    como uma ameaça moderna, 95-7
    cuidados com alimentos "sem glúten", 96-9
    e o intestino permeável, 91, 94-5
    evitar indefinidamente, 58-9, 270, 272
    fontes de, 89-90, 97, 126, 279
    gestantes e mães no pós-parto, 163
    nas dietas "saudáveis", 14, 86-8, 298
    recursos online, 331
    relação com a autoimunidade, 10-1, 15, 80,
        90-4
    sobre, 85-8
    teste de sensibilidade ao, 93-4
    visão da medicina convencional, 10, 34-5
gluteomorfinas, 74
gordura corporal, 151
gorduras, 166-7
gravidez, dieta na, 73, 163
GSTM1 (gene), 134
guacamole, receita de, 215, 220
Gumbo Apimentado de Frango, 236
gumbo de pato, 236
gumbo, receita de, 236

Hambúrgueres/Almôndegas de Gado Orgânico
    ao Alecrim e Manjericão, 206, 215, 241
hemácias, exame de, 312
herbicidas, 106
herpes, 140, 141, 150-1, 183
hibridização, 95-7
hidrocloreto de betaína, 182
hidroxicloroquina, 36, 63

higiene pessoal, produtos de, 88, 89, 96, 116-7, 126-30, 330-3
higiene, hipótese da, 26
histórias de sucesso
   artrite reumatoide, 298-301
   colite ulcerativa, 85-8
   doença de Graves, 12-17, 40-1, 137-40, 158-9
   fibromialgia, 109-10, 135-6
   intestino permeável, 72-80
   mielite transversa, 294-5
   polimiosite, 295-7, 302-5
Hortaliças Assadas, 208
hortaliças, receitas com, 201-9

impotência, 9-10, 38, 42-3
imunoglobulina (Ig), tipos, 51-2
imunossupressores, 34, 44, 57
infecções
   bacterianas, 143-5
   desencadeiam a autoimunidade, 16, 138-40
   e o intestino permeável, 70, 71
   relação com o estresse, 10, 138-9, 144-5, 149-51
   suplementos, 183
   virais, 139-143
infecções de ouvido, 73, 78
inflamação
   aguda, 46, 53
   alimentos que causam, 10, 15, 87, 88, 168
   contribuição das toxinas, 113-4
   crônica, 46, 55-9
   e ganho de peso, 20, 151-2
   e os anticorpos, 48-51, 52
   efeitos colaterais dos medicamentos, 35
   no espectro autoimune, 20-21, 25
   reação do sistema imunológico à, 52-6
   suplementos para reduzir, 182
inflamação aguda, 46, 53
inflamação crônica, 10, 46, 54-9
ingestão de alimento. *Ver* dieta
ingestão de hortaliças, 121-2, 166-7, 310
inibidores de enzimas, 103-4
insônia. *Ver* sono, problemas de
insuficiência hepática, 291-4
inter-reatividade, 99-100, 105
intercontaminação, 87, 98-9, 273, 276, 277
intestino delgado, 68-9
intestino permeável
   causas, 71, 74, 104-5
   como fator da doença autoimune, 10, 15, 26, 70
   como reparar, 59, 79-83

e o glúten, 94-5
história de sucesso, 72-84
sintomas, 70
vs. intestino saudável, 68-72
lecitinas, 98, 101-6
intestino. *Ver* digestão; cura do intestino

L-glutamina, 82, 181, 182
L-lisina, 183
lâmpadas âmbar, 326
lanches, ideias para, 248
laranja-vermelha, receita com, 217
lauricidin, 183
leguminosas
   e o intestino permeável, 71, 109
   em produtos de higiene pessoal, 126
   mudanças nas, 97
   numa dieta "saudável", 14, 85-7
   problemas digestivos decorrentes de, 104-8
   provocam inflamação, 10, 98, 168
   vegetarianismo, 101, 107-8
leite de coco
   em pratos de hortaliças, 205, 211
   em sobremesas, 248, 250
   para substituir leite e derivados, 170, 243
   pratos principais com, 224, 226, 232, 237
leite e laticínios
   causa de intestino permeável, 71
   causam inflamação, 140, 168
   em produtos de higiene pessoal, 126
   evitar indefinidamente, 58, 270, 272
   semelhantes ao glúten, 99, 100
   sensibilidade a, 73-6, 78, 80, 163, 297
   substitutos de, 170
leveduras, supercrescimento de
   como proteção contra o mercúrio, 312
   consumo de álcool, 278-9
   e problemas digestivos, 45, 70, 71, 77-8, 80, 103
   exame e tratamento, 165, 170, 172, 177-80, 183
   relação com antibióticos, 76-8, 82
linfócitos, 49, 69
lisozima, 105-6
lúpus, 36, 63-4, 78, 121, 127, 141-2

"Macarrão" com Molho Pesto Cremoso e Camarão, 226
maçã, receitas com, 233, 249
macrófagos, 53
magnésio, 327-8
manga, receitas com, 216, 221-2, 228, 230
medicamentos

aumentam a permeabilidade do intestino, 71
dependência da medicina convencional em relação aos, 31, 33-4
durante o programa de 30 dias, 165
efeitos colaterais, 34-7, 40, 137-8
imunossupressores, 44, 57
medicamentos biológicos, 37
medicina convencional
  e o Método Myers, 274-5, 283-4, 288-9
  para consultas médicas, 284-7
  plano de saúde, 287-8
  tratamento dos transtornos autoimunes, 3-10, 43-4, 57
  Ver também autoimunidade, mitos sobre a
medicina funcional, 10, 18-20, 24, 65-6, 283-288, 337
mercúrio, exposição a
  no tratamento odontológico, 130, 317-8, 319-20
  peixe, 121, 126, 127
  recursos online, 127, 331, 334
  vacinações, 15
  visão geral dos focos, 127
metabólicos, problemas, 53, 55, 70
metais pesados, exposição a, 126-130, 133-4, 312-3
metilenotetra-hidrofolato redutase (MTHFR), mutação da, 133-4
Método Myers, estilo de vida do
  automotivante, 269-71
  comer em restaurantes, 276-7
  como lidar com a tentação, 270-1
  comunidade de apoio, 175-6, 272, 275-6, 332
  e a medicina convencional, 274-5
  envolvimento da família, 272-4
  estabelecer limites, 273-4
  festas, 280-2
  reuniões de amigos, 269, 274, 277-9
  viagens, 279-80
Método Myers, planos alimentares do
  dicas, 178-9
  plano de 30 dias, 270-1
  plano de frutos do mar de sete dias, 107, 197-200, 263-5
  pré-testes e suplementos, 178-84
  preparação para os, 166-9
  sal marinho nos, 192
  tabelas detalhadas, 252-262
  visão geral diária, 185-96
Método Myers, Programa Autoimune do
  benefícios do, 161, 172, 272

desintoxicação natural, 131-2
eliminação da cafeína e dos açúcares, 167-9
espectro autoimune no, 19-24
exames para detectar leveduras, SBID, parasitas, 178-80
exercício e sono, 174-5
fundamentos do, 10-2, 79-82, 162-4
inspiração do, 18-20, 291-4
manter registros, 284-5
para vegetarianos, 107
preparação da dieta, 166-9
Rastreador de Sintomas do Método Myers, 21-4, 329-30
redução do estresse, 153-8, 175
sintomas que surgem durante o, 172-3
suplementos, 132-4, 162-4, 181-4
teste de desgaste das glândulas suprarrenais, 154-5
visão geral do, 164-6
Método Myers, receitas do
  aves e carnes, 231-42
  bebidas, 243
  condimentos, 219-21
  crie suas, 245-8
  especiarias, 244
  frutos do mar, 222, 230
  hortaliças, 201-9
  ideias de lanches, 248
  saladas, 214-18
  sobremesas, 248-50
  sopas e caldos, 210-13
  utensílios de cozinha, 250
metotrexato, 36, 44, 299, 300
micotoxinas, 71, 130-1, 296, 314-6, 340
microvilosidades, 68-9, 91, 101-2
milho
  geneticamente modificado, 97, 98, 307, 310
  inflamatório, 167-8
  semelhante ao glúten, 87, 89, 99, 100, 101
mimese molecular, 92-3, 140
mitos sobre as doenças autoimunes.
  Ver autoimunidade, mitos sobre a
Molho Azedinho de Manga, 221, 222
Molho Batido de Abacate e Limão-Siciliano, 221
molho de seiva de coqueiro, 218, 228, 242
molho de soja, 87, 91, 97, 277
Molho Pesto Cremoso, 219, 226
Molho Pesto, 219, 226, 238
molhos para salada, receitas de, 207, 221, 246-7
molhos, receitas de, 207, 221, 246-7
mononucleose, 16, 139-42

mostarda (verdura), receita com, 202
móveis, 324, 334
MTHFR (metilenotetra-hidrofolato redutase), mutação da, 133-4
mudança na dieta
  alimentos a serem eliminados, 87-8
  alimentos que imitam o glúten, 99-100
  cereais e leguminosas, 10, 16, 87, 95, 100-5, 126
  organismos geneticamente modificados, 98, 99, 106-7, 307-11, 335-6
  ovos, 106
  para vegetarianos, 107-9
  solanáceas, 104-6
  Ver também glúten
musculoesquelético, problemas do sistema, 7, 36, 52, 55, 70, 326
Musse Cremosa de Coco, 248
musse, receita de, 248

N-acetilcisteína, 181, 182, 183

obesidade, 7, 20, 25, 55, 70
odontologia biológica, 317-20, 331
OGMs (organismos geneticamente modificados), 71, 105-6, 167, 307-11, 334-5
óleo de peixe ômega 3, 82, 181
óleos, 167, 168, 310
olhos, problemas nos, 7, 35-7
ovos, 58, 71, 89, 105, 168

pâncreas, estresse no, 103-4
parabenos, 125-6
parasitas, 70, 71, 76-8, 80, 180-1, 184
Parfait de Frutas Vermelhas com Creme de Coco, 249
Peito de Frango Orgânico Assado com Ervas, 217, 233
peixe-branco, receita de, 230
peixe, 121, 127, 128, 165-6, 334
peixe, receitas de, 222-3, 225-6
pele, problemas de, 52, 55, 67, 70, 172, 330
perigos eletrônicos, 129-30
peru, receitas com, 235, 240-1
peso, problemas de
  corrigidos pelo Método Myers, 173, 270
  e a saúde digestiva, 67, 70, 77
  impacto no sistema imunológico, 7, 20, 52
  relação com o estresse, 138, 151-2, 156
pesticidas, 106, 121-2, 127, 322, 325
pesto, receitas de, 219, 226, 238
Pilaf de Couve-Flor, 204
pílulas anticoncepcionais, 71, 77-8, 81

piso, 333
plano alimentar de 30 dias
  preparação e visão geral, 185-93
  tabelas detalhadas, 251-62
plano alimentar. *Ver* Método Myers, plano alimentar do
plano de frutos do mar de sete dias, 197-200, 263-4
plano de saúde, dicas sobre o, 287
plásticos, 117, 121, 122, 335
pó para reparação do intestino, 181, 182
polimiosite, 14, 59, 281, 295-7, 300-3
polimorfismo de nucleotídeo único, 133-4
Porco ao Fogo Lento com Tempero Chinês, 242
pós-parto, dieta no, 163
Poupança-Saúde (HSA), 287
prednisona, 35, 43, 71, 295
pressão sanguínea, monitoramento da, 165
probióticos, medicamentos, 81, 143, 181, 182, 184
produtos de limpeza, 323, 333-4
prolaminas, 101-2
propiltiouracil, 13, 16
psoríase, 36, 37, 42, 338
Purê Nutritivo de Batata-Doce, 201

qualidade de vida, questões de, 9, 38, 41-2, 272. *Ver também* Método Myers, estilo de vida do
questões hormonais, 53, 55, 70, 152
quinoa, 87, 98, 99, 168

Rastreador de Sintomas do Método Myers, 21-4
receitas. *Ver* Método Myers, receitas do
refluxo ácido, 7, 40, 55, 76, 77, 79
Refogado de Frango Caipira Orgânico e Hortaliças, 234
Refogado de Frutos do Mar de Pesca Extrativa, Couve e Abobrinha, 227
relaxamento, técnicas de, 156-7, 175, 337
Repolho com Alho Assado no Forno, 206
repolho fermentado, 81
repolho, receitas com, 206, 230, 235
restaurantes, 276-7, 334
resveratrol, 182
retomar o controle, 9-10, 39, 43-4
roupa de cama, 322, 332

sal, 154
Salada Cítrica Orgânica de Couve com *Cranberry*, 215
Salada Cobb Limpa, 214

Salada de "Macarrão" de Abobrinha, 216, 239
salada de algas, 218
Salada de Couve e Espinafre com Hambúrgueres de Gado Orgânico ao Alecrim e Manjericão, 215
Salada de Pepino e Algas, 218
Salada de Rúcula, Laranja-Vermelha e Funcho, 217
Salada Doce de Salmão com Laranja, 223
Salada Tropical Nicaraguense, 216
saladas, receitas de, 214-8, 223, 245-6
Salmão de Pesca Extrativa Assado com Molho Azedinho de Manga, 222
salmão, receitas com, 222, 223, 225, 227, 228
Sanduíche de Batata-Doce, 234-5
saponinas, 105
sauna, 132, 332
SBID (supercrescimento bacteriano no intestino delgado)
    causas, 74, 76-7
    e os alimentos fermentados, 82
    exame e protocolo dietético, 179-80
    relação com o intestino permeável, 70, 71
    tratamento, 80, 183
sementes, 102-4
sensibilidade alimentar, 51-2, 55, 71-5, 92, 94, 173
síndrome da fadiga crônica, 8, 16, 55, 67, 314
síndrome de Sjögren, 42, 141-2
sistema imunológico
    adaptativo, 45, 47-50
    alimentos que irritam o, 10
    anticorpos, 48-53
    apoio e cura, 34, 39-40, 45, 58, 182
    impacto do estresse sobre o, 10, 26, 138, 145-9, 297
    impacto sobre o intestino permeável, 70
    inato, 45-6
    papel do, 45-6
    reação às toxinas, 113-15
    resposta à inflamação, 52-56
    resposta autoimune, 43-4, 56-9
    tolerância a si mesmo, 58-9
    vitamina D e, 144
sobremesas, receitas de, 248-50
soja
    causa de inflamação, 126, 169
    geneticamente modificada, 97, 98, 106, 167, 310
solanáceas, 104-5, 169
sono, problemas de
    como sintoma de autoimunidade, 7, 12, 21, 137

    dicas para melhorar, 326-8
    durante o programa do Método Myers, 175
    inflamação e intestino, 58, 71, 74
    recursos online, 326, 328, 339-40
Sopa Nutritiva de Frango com "Macarrão" da Vovó, 212
Sopa Orgânica de Cinco Hortaliças, 213
Sopa-Creme de Abóbora-Menina com Canela, 211
sopas, receitas de, 210-3
suco de pepino, receita de, 243
Suco Verde Primavera, 243
suco, receita de, 243
sulfato de magnésio, 327
supercrescimento bacteriano no intestino delgado. *Ver* SBID
Superguacamole, 215, 220
suplementos de ervas, 183-4
suplementos, 132-5, 144, 162-4, 181-2, 340
Sushi de Sábado à Noite, 228
sushi, receita de, 228
taco, receita com, 230

Tacos de Peixe Apimentados, 230
Tapenade de Azeitonas, 219
tapenade, receita de, 219
tapetes, 324
TCE (tricloroetileno), 119-20
Teflon, 122, 124
tempero chinês, 244
Tempero Crioulo, 236, 244
temperos, 167, 172-3, 244
teste de quelação, 313
teste do índice relativo de fungos no ambiente (ERMI), 315-6
timo, 113, 146-7
tinta, 324, 330
tipo de parto, 72-73
tireoide, transtornos da, 6-7, 12-13, 16-8, 137
tireoidite de Hashimoto, 6-8, 92, 95, 141, 145
Torta de Maçã e Canela com Massa Seca, 249
toxinas
    contribuem para o intestino permeável, 96
    desencadeiam a autoimunidade, 11, 15, 26, 113-5
    estudos de sobrecarga corporal, 110-2
    onipresença, 110
    perigos eletrônicos, 129
    sintomas de desintoxicação, 172-3
toxinas da lavagem a seco, 323
toxinas, estratégias de controle de
    em produtos de higiene pessoal, 124-6
    fungos/micotoxinas, 130-1, 314-7

metais pesados, 127-9, 317-8
  na água, 119-21
  na odontologia, 129, 320-3
  na sua casa, 322-5, 333-5
  no ar, 117-8
  nos alimentos, 120-4
  processo natural de desintoxicação, 131-2
  suplementos, 132-4, 163, 182
  visão geral das, 115-8, 126, 134-5
transtornos autoimunes
  abordagens convencionais, 3-9, 43-4, 57
    (Ver também autoimunidade, mitos sobre a)
  desencadeados por inflamação crônica, 54-8
  hipótese da higiene, 26-7
  medicamentos, 33-7, 43-4
  onipresença, 19, 24-5
  recursos online, 331-2
  relação com infecções, 139-44
  sinais de alerta, 7, 19-24
  soluções, 18-9, 26-8, 41-3
  Ver também Método Myers, Programa Autoimune do
transtornos cerebrais, 52, 70, 74-5, 77
transtornos cognitivos, 55, 74-6
transtornos emocionais, 55, 87. Ver também depressão
transtornos ósseos, 55, 70
transtornos respiratórios, 7, 55, 67, 314, 324

tratamento de canal, 129, 318
tratamento odontológico, 127, 129, 317-21, 331
tratamentos para janelas, 323, 325, 333
tricloroetileno (TCE), 119-20
Truta Assada com Limão-Siciliano e Cogumelos, 229
truta, receita, com, 229

urticária, 52, 67, 298, 299
usinas termoelétricas a carvão, 312
uso do computador, 326-7

vacinações, 47, 49, 127
VEB (vírus de Epstein-Barr), 16, 141-5, 150-1, 183
vegetariana, dieta, 15, 86, 101, 107-9
Verduras Mistas Orgânicas Salteadas com Alho, 202
verduras, receitas com, 202, 237, 245
viagens, 279-80
vilosidades, 69-70, 102-3
Vinagrete de Umeboshi, 207, 220
vinho, 278-9
virais, infecções, 139-43, 149-51
vitamina C, 181, 182, 183
vitamina D, 144, 181

zebra, sua reação ao estresse, 149, 155, 156
zonulina, 69, 95